"十二五"国家重点图书出版规划项目

协和手术要点难点及对策 丛书

总主编／赵玉沛 王国斌

器官移植手术

要点难点及对策

主编 董念国 夏家红

科学出版社
龙门书局
北京

内 容 简 介

本书系《协和手术要点难点及对策丛书》之一，全书共 2 篇 15 章，内容包括器官移植主要手术，按照适应证、禁忌证、术前准备、手术要点难点及对策、术后监测与处理、术后常见并发症的预防与处理的顺序予以介绍，最后对该手术的临床效果给出评价。临床上，外科医生的主要"武器"是手术，而手术成功的关键在于手术难点的解决，同样的手术，难点处理好了就成功了大半。本书作者均有着丰富的手术经验，且来自于全国，所介绍的手术方式及技巧也来源于临床经验的总结。全书紧密结合临床工作实际，重点介绍手术要点、难点及处理对策，具有权威性高、实用性强、内容丰富、重点突出、图文并茂的特点，可供各级医院器官移植低年资医师和具有一定手术经验的中高年资医师参考使用。

图书在版编目（CIP）数据

器官移植手术要点难点及对策/董念国，夏家红主编.—北京：龙门书局，2018.11

（协和手术要点难点及对策丛书/赵玉沛，王国斌总主编）

"十二五"国家重点图书出版规划项目·国家出版基金项目

ISBN 978-7-5088-5518-9

Ⅰ.①器… Ⅱ.①董…②夏… Ⅲ.①移植术（医学） Ⅳ.① R615

中国版本图书馆 CIP 数据核字（2018）第 262609 号

责任编辑：杨卫华 戚东桂 / 责任校对：张小霞
责任印制：肖 兴 / 封面设计：黄华斌

科学出版社 **龍門書局** 出版

北京东黄城根北街16号
邮政编码：100717
http://www.sciencep.com

北京汇瑞嘉合文化发展有限公司 印刷
科学出版社发行 各地新华书店经销

*

2018年11月第 一 版 开本：787×1092 1/16
2018年11月第一次印刷 印张：20 1/4
字数：453 000

定价：**148.00元**

（如有印装质量问题，我社负责调换）

《协和手术要点难点及对策丛书》编委会

李毅清　华中科技大学同济医学院附属协和医院
李子禹　北京大学肿瘤医院
刘　勇　华中科技大学同济医学院附属协和医院
刘昌伟　北京协和医院
刘存东　南方医科大学第三附属医院
刘国辉　华中科技大学同济医学院附属协和医院
刘金钢　中国医科大学附属盛京医院
路来金　吉林大学白求恩第一医院
苗　齐　北京协和医院
乔　杰　北京大学第三医院
秦新裕　复旦大学附属中山医院
桑新亭　北京协和医院
邵新中　河北医科大学第三医院
沈建雄　北京协和医院
孙家明　华中科技大学同济医学院附属协和医院
孙益红　复旦大学附属中山医院
汤绍涛　华中科技大学同济医学院附属协和医院
陶凯雄　华中科技大学同济医学院附属协和医院
田　文　北京积水潭医院
王　硕　首都医科大学附属北京天坛医院
王春友　华中科技大学同济医学院附属协和医院
王国斌　华中科技大学同济医学院附属协和医院
王建军　华中科技大学同济医学院附属协和医院
王任直　北京协和医院
王锡山　哈尔滨医科大学附属第二医院
王晓军　北京协和医院
王泽华　华中科技大学同济医学院附属协和医院
卫洪波　中山大学附属第三医院
夏家红　华中科技大学同济医学院附属协和医院
向　阳　北京协和医院
徐文东　复旦大学附属华山医院
许伟华　华中科技大学同济医学院附属协和医院

杨　操　华中科技大学同济医学院附属协和医院

杨述华　华中科技大学同济医学院附属协和医院

姚礼庆　复旦大学附属中山医院

余可谊　北京协和医院

余佩武　第三军医大学西南医院

曾甫清　华中科技大学同济医学院附属协和医院

张　旭　中国人民解放军总医院

张保中　北京协和医院

张美芬　北京协和医院

张明昌　华中科技大学同济医学院附属协和医院

张顺华　北京协和医院

张太平　北京协和医院

张忠涛　首都医科大学附属北京友谊医院

章小平　华中科技大学同济医学院附属协和医院

赵洪洋　华中科技大学同济医学院附属协和医院

赵继志　北京协和医院

赵玉沛　北京协和医院

郑启昌　华中科技大学同济医学院附属协和医院

钟　勇　北京协和医院

朱精强　四川大学华西医院

总编写秘书　舒晓刚

《器官移植手术要点难点及对策》编写人员

主　　编　董念国　夏家红

副 主 编　陈静瑜　万赤丹　李　恒

编　　委　（按姓氏汉语拼音排序）

蔡　杰　陈静瑜　董念国　何晓顺　李　恒

刘金平　刘隽炜　毛文君　明长生　史嘉玮

孙家明　孙永丰　万赤丹　王国华　王振迪

夏家红　谢华桃　熊凌云　叶　平　张　菁

张明昌

主 编 秘 书　王国华

《协和手术要点难点及对策丛书》序

庄子曰："技进乎艺，艺进乎道。"外科医生追求的不仅是技术，更是艺术，进而达到游刃有余、出神入化"道"的最高境界。手术操作是外科的重要组成部分之一，是外科医生必不可少的基本功，外科技术也被称为天使的艺术。如果把一台手术比喻成一个战场，那么手术中的难点和要点则是战场中的制高点；也是外科医生作为指挥者面临最大的挑战和机遇；同时也是赢得这场战争的关键。

手术的成功要有精准的策略作为指导，同时也离不开术者及其团队充分的术前准备，对手术要点、难点的精确把握，以及对手术技术的娴熟运用。外科医生需要在手术前对患者的病情有全面细致的了解，根据患者病情制定适合患者的详细手术治疗策略，在术前就必须在一定程度上预见可能在术中遇到的困难，并抓住主要矛盾，确定手术需要解决的关键问题。在保证患者生命安全的前提下，通过手术使患者最大获益，延长生存期，提升生活质量。在医疗理论和技术迅猛发展的今天，随着外科理论研究的不断深入，手术技术、手术器械、手术方式等均在不断发展；同时随着精准医疗理念的提出，针对不同患者进行不同的手术策略制定、手术要点分析及手术难点预测，将会成为外科手术的发展趋势，并能从更大程度上使患者获益。

百年协和，薪火相传。北京协和医院与华中科技大学同济医学院附属协和医院都是拥有百年或近百年历史的大型国家卫计委委属（管）医院，在百年历史的长河中涌现出了大量星光熠熠的外科大师。在长期的外科实践当中，积累了丰富的临床经验，如何对其进行传承和发扬光大是当代外科医生的责任与义务。本丛书的作者都是学科精英，同时也是全国外科领域的翘楚，他们同国内其他名家一道，编纂了本大型丛书，旨在分享与交流对手术的独到见解。

众所周知，外科学涉及脏器众多，疾病谱复杂，手术方式极为繁多，加之患者病情各不相同，手术方式也存在着诸多差异。在外科临床实践中，准确掌握各种手术方式的要点、全面熟悉可能出现的各种难点、充分了解手术策略的制定、尽可能规避手术发生危险、提高手术安全性、减少术后并发症、努力提高手术治疗效果并改善患者预后，是每一位外科医师需要不断学习并提高的重要内容。古人云："操千曲而后晓声，观千剑而后识器。"只有博览众家之长，才能达到"端州石工巧如神，踏天磨刀割紫云"的自如境界。

"不兴其艺，不能乐学。"如何在浩瀚如海的医学书籍中寻找到自己心目中的经典是读者的一大困惑。编者在丛书设计上也是独具匠心，丛书共分为20个分册，包括胃肠外科、肝胆外科、胰腺外科、乳腺甲状腺外科、血管外科、心外科、胸外科、神经外科、泌尿外科、创伤骨科、关节外科、脊柱外科、手外科、整形美容外科、小儿外科、器官移植、妇产科、眼科、耳鼻咽喉－头颈外科及口腔颌面外科。内容涵盖常见病症和疑难病症的手术治疗要点、难点，以及手术策略的制定方法。本丛书不同于其他外科手术学参考书，其内容均来源于临床医师的经验总结：在常规手术方式的基础上，结合不同患者的具体情况，详述各种手术方式的要点和危险点，并介绍控制和回避风险的技巧，对于特殊病情的手术策略制定亦有详尽的描述。丛书内容丰富，图文并茂，展示了具体手术中的各种操作要点、难点及对策：针对不同病情选择不同策略；运用循证医学思维介绍不同的要点及难点；既充分体现了精准医疗的理念，也充分体现了现代外科手术的先进水平。

"荆岫之玉，必含纤瑕，骊龙之珠，亦有微隙"。虽本丛书编者夙夜匪懈、殚精竭思，但囿于知识和经验的不足，缺陷和错误在所难免，还望读者不吝赐教，以便再版时改进。

中国科学院院士　北京协和医院院长

赵玉沛

华中科技大学同济医学院附属协和医院院长

王国斌

2016 年 9 月

前　言

应用器官移植的方法治疗疾病是人类从古代就开始追求的一个梦想。我国古书《列子·汤问》中就记载了 2500 年前关于名医扁鹊为两位患者开胸换心的传说，文艺复兴时期，欧洲出现了描述肢体移植的油画，但直到 20 世纪初，免疫学的蓬勃发展才为这一梦想的实现奠定了理论基础。1954 年，Murray 从同卵双胎皮肤移植不发生排斥反应中受到启发，成功实施了人类首例同卵双胎肾移植手术并获长期存活；1962 年，他又在同种异体肾移植患者中首次应用免疫抑制剂（硫唑嘌呤）获得抗排斥效果。新型免疫抑制药物（如环孢素、他克莫司等）的不断问世使器官移植进入了一个飞速发展的新时期。器官移植被认为是 21 世纪现代医学之巅。迄今全球已有 70 余万名身患不治之症的患者通过器官移植术获得第二次生命。肾、肝移植是目前世界范围内开展最广泛、数量最多的实体器官移植，心、肺移植起步和发展较缓慢，但在近 20 年内心、肺移植也有长足的发展，在移植效果和数量上突飞猛进，根据国际心肺移植协会（ISHLT）的报道，截至 2016 年 6 月全球共完成 135 387 例心脏移植、60 107 例成人肺移植和 3992 例成人心肺联合移植。

我国首例肾移植实施于 1972 年，肝移植于 1977 年，心脏移植于 1978 年，经过 40 余年艰难的发展过程，现已与世界先进水平接轨。21 世纪初我国的实体器官移植年数量已经超过 10 000 例，特别是 2015 年全面取消死囚供体来源，随之公民自愿捐献器官立法与建设"人体捐献器官转运绿色通道"之后，器官移植数量并没有受之影响而减少，反而在 2015 年后国内脑死亡供体应用快速发展的背景下，器官移植的发展有了新活力。目前，我国肝、肾等器官移植已与国际水平接轨，但心、肺移植仍有较大的发展空间。

本书汇集了华中科技大学同济医学院附属协和医院、华中科技大学同济医学院附属同济医院、中山大学附属第一医院、无锡市人民医院为代表的国内器官移植领域专家们多年的治疗经验，系统全面地介绍了器官移植手术适应证、禁忌证、术前准备、器官获取与保存、手术要点难点及对策、术后监测、免疫抑制方案、术后常见并发症的预防与处理及临床效果评价，对住院医师和有一定手术经验的中高年资医师均有很好的指导意义，希望本书对读者能有切实的帮助。

感谢所有专家辛勤编写、反复修稿，书中如有不足之处敬请读者指正。

董念国

华中科技大学同济医学院附属协和医院

心血管外科主任、器官移植中心主任、博士生导师、教授

2018 年 5 月

目　　录

第一篇 总 论

Section1

第一章　器官移植发展现状

第一节　器官移植发展史

　　器官或组织移植一直是人类的梦想，期望通过器官置换来治疗疾病或使人类变得更健康和完美。这个关乎人类自身生命的梦想变为现实经历了漫长的岁月。近半个多世纪以来，器官移植终于成为临床终末期器官衰竭的重要治疗手段，成为 20 世纪最令人瞩目的医学成就，这些成就归功于无数先辈的不懈努力。器官移植几乎涉及现代医学的所有领域和学科，并且不断向其他医学领域延伸，提出新的挑战。而由于器官移植的独特性，目前又形成一门独立的学科——移植学（transplantology）。移植学能够取得如今的成就主要基于下列研究进展：对移植抗原系统和移植免疫的深入研究、血管吻合和移植手术技术的成熟、器官保存技术及各种免疫抑制剂的开发和应用。

　　虽然器官移植取得了令人瞩目的成就，但事实上器官移植尚未达到理想水平，仍有许多问题亟待解决，如扩大供体的来源，解决紧张的供需矛盾；研究移植排斥反应及移植物功能慢性减退的机制和预防措施，提高患者和移植物的长期存活率；开发高效、低毒副作用的免疫抑制剂，以及诱导临床免疫耐受，提高移植受者的长期生活质量等。

　　追溯移植发展的历史，一般可分为幻想阶段、实验起步阶段、早期临床阶段、免疫抑制剂阶段和快速发展阶段。

一、幻想阶段

　　多数人看来，移植科学发展于近几十年，但人类对于移植术的设想和实践却可上溯至数千年前。我们在大量的历史神话和古代典籍中发现了早期人类记载的各种关于移植的幻想。移植术的创意当归于我们的先人——公元前 4 世纪我国伟大的医学家扁鹊，他为两位男性患者进行的换心术是迄今有关器官移植术最早的文字记录。在古书《列子·汤问》中记载了扁鹊为两人换心的故事。国际器官移植学界一致认为，扁鹊是器官移植的鼻祖，且在西方的学术著作中多有提及。

　　西方社会有一个众所周知的神话故事，即《圣经》里关于人类的祖先亚当和夏娃的传说，上帝用泥土造出了始祖亚当，并以亚当的一根肋骨造就了夏娃。当今的克隆技术便有此含义。在中东的阿拉伯世界，公元 3 世纪左右，一对出生于阿拉伯的孪生医圣 St.Cosmos 和

St.Damian 曾为一位患下肢坏疽的年老教民施行肢体移植术，而供者则是一位在手术当天死亡，但肢体健全的摩尔人。无论这些记载是传说还是幻想，至少表明早在 2000 多年前就有了器官移植的设想。除了神话传说、传奇故事、医学史料记录移植术早期的实践外，文学艺术作品中也有相关描述，15 世纪意大利诗人 Calenzio 曾描述当时的奴隶为自己的主人献出鼻子。上述内容均表明移植在当时社会生活中占有特殊地位。

在相当长的时间里，移植术经历了从幻想到尝试和探索，虽然用目前的眼光来看，当年移植术的实践很难证明有其理论基础，但是至少它展示了我们的先人一直在进行着一个有价值的大胆新奇的探索，说明了人类对于该项医疗技术寄予的殷切期望，这种不懈的探索一直持续到 18 世纪。现在的事实证明器官置换并不是幻想，其已经成为现实。

二、实验起步阶段

1880 ～ 1930 年已经开始了组织移植的实验，主要集中在内分泌组织，如甲状腺、睾丸和卵巢等，期望替代移植组织的内分泌功能。在血管重建技术建立之前，主要开展一些不需要血管重建的组织移植，如皮肤和角膜移植的动物实验研究。Payr 创建的金属圆管套接血管法激起了人们对器官移植的兴趣，其中主要的著名实验中心在奥地利的维也纳、罗马尼亚的布加勒斯特（Bucharest）和法国的里昂。奥地利维也纳的 Ullmann 在 1902 年首次报道动物肾移植实验获得成功，同年还施行了将犬肾移植给山羊的异种移植实验。法国里昂的 Jaboulay 在 1906 年首次施行将猪和山羊的肾移植给人的临床异种肾移植，可想而知，这些移植均以失败告终。

1902 年，法国医生 Alexi Carrel 创建了现代血管缝合技术，而且该技术沿用至今。这项血管缝合技术迅速在器官移植实验中应用和推广。1904 ～ 1910 年，Carrel 到芝加哥与 Guthrie 等合作开展了一系列实验性的动物移植手术，包括血管、心脏、肾、脾、卵巢、睾丸、甲状腺、甲状旁腺、肾上腺、小肠、下肢等。Guthrie 甚至将犬的整个头移植到另外一只犬的颈部。大量的实践经验使他们注意到，炎症反应可能引起移植器官的破坏，因而开始重视免疫反应。Carrel 因在血管吻合和器官移植方面的贡献，获得了 1912 年诺贝尔生理学或医学奖。

在此期间，其他科学家也注意到移植中的免疫反应及其重要性，并进行了相关研究。例如，1903 年，生物学家 Jensen 观察到了移植过程中的免疫排斥反应现象；1912 年，德国外科医生 Schone 提出了"移植免疫"（transplantationsimmunitat）一词；美国 Carl Willamson 在 1923 年详细描述了自体肾移植和同种肾移植在疗效方面的显著差别，首先使用了"排斥反应"（rejection）这一名词；1924 年 Holmon 观察到了皮肤移植过程中的免疫排斥反应。

虽然 20 世纪 30 ～ 50 年代大批医学工作者尝试动物移植和临床同种肾移植，但均因缺少对免疫反应的充足认识，而未获得良好效果。第二次世界大战期间，大面积烧伤催生了皮肤移植的发展。英国人 Medawar 发现，当第二次移植同一个供者的皮肤时，移植的皮肤比第一次坏死的时间更短，因而认为移植物被破坏与免疫机制被激活有关。随后，Medawar 通过一系列经典实验证实，排斥反应是供者抗原激活受者免疫系统而产生的活性反应，详细描述了免疫排斥反应，发现免疫排斥反应的基本机制，提出了移植免疫学的概念，由此建立了移植免疫学的基础和各分支，诠释了异体之间移植失败的主要原因。20 世纪 40 年代中期，Owen 发现异卵孪生牛不发生排斥反应。澳大利亚的 Burnet 在 Owen 发现的基础上提出抗体形成的新理论，而且还对 Owen 的新发现做出理论性解释，即提出免疫耐受的概念。此后 Medawar 在此理论基础上与 Billingham 和 Brent 合作，通过将同种血细胞注射给胚胎或新生小鼠，于成年后行同种皮肤移植，移植物不再被排斥，肯定了 Burnet 理论的正确性，经该经典实验发现获得性免疫耐受现象。Medawar 与 Burnet 因此分享了 1960 年诺贝尔生理学或医学奖。也正是由于 Medawar 等揭示了移植排斥反应现象的免疫学本质，才使得医学工作者逐渐看到了移植术进一步探索和研究的方向。1901 ～ 1903 年，奥地利 Karl Landsteiner 发现人体有 A、B、AB 和 O 血型，成为迄今器官移植供受者选择的最基本条件。Karl Landsteiner 因该重大发现获得 1930 年诺贝尔生理学或医学奖。

三、早期临床阶段

20 世纪 40 年代，第二次世界大战中大量烧伤病人需要进行植皮，人们从中获得了宝贵的经验。人们对人体免疫系统有了深入了解，逐步形成移植免疫学的理论并被证实，为器官移植奠定了理论基础。与此同时，人工肾透析设备也有了改进，尿毒症患者能够依靠透析维持等待肾移植的时机。1954 年美国波士顿的 Joseph E. Murray 医生为一对同卵孪生兄弟进行肾移植，终于获得了首次临床肾移植的成功，患者在术后 2 个月出院。

Murray 还施行了 7 例同卵孪生肾移植，其中一位受者正常妊娠并娩出健康男婴。Murray 的成功极大地增强了人们对器官移植研究的兴趣和信心。经过 30 多年，器官移植得到全面发展，事实证明器官移植是治疗器官终末期疾病的有效措施，因此人们也才真正认识到 Murray 的功绩。Murray 与在骨髓移植研究领域取得突出成就的 E. Donnall Thomas 分享了 1990 年诺贝尔生理学或医学奖。

四、免疫抑制剂阶段

6- 巯基嘌呤（6-mercaptopurine，6-MP）是可抑制细胞增殖的药物，并于 1959 年首先被报道用于移植研究，可抑制免疫反应，延长皮肤移植物的存活。1960 年英国伦敦 Sir Roy Caine 等将 6-MP 用于同种犬肾移植，证明其具有明显延长肾存活的作用。Elion 和 Hitchings 随后对 6-MP 进行改进后也具有同样的作用，且治疗指数更高，后将其命名为硫唑嘌呤（azathioprine，Aza，Imuran），在随后的 20 多年该药在全世界器官移植术后作为主要免疫抑制剂使用，迄今仍与其他免疫抑制剂联合应用。

Murray 和 Merrill 将硫唑嘌呤作为免疫抑制剂开始在人同种临床肾移植术后试用，共完成了 13 例，第 3 例存活期超过 6 个月，成为第一例免疫抑制剂用于尸体肾移植获得成功的病例，开启了现代器官移植的新纪元，成为一个新的里程碑。1963 年 Goodwin 在肾移植患者中应用大剂量可的松，证明可延长移植肾的存活时间，并认为皮质类固醇激素与硫唑嘌吟合用效果更佳。1951 年 Woodruff 首次发现了大鼠抗淋巴血清（ALS）是一种很有潜力的免疫抑制剂。1967 年 Starzl 在临床应用抗淋巴细胞血清后又成功研制出抗淋巴细胞球蛋白（ALG）、抗胸腺细胞球蛋白（ATG），形成了以硫唑嘌呤和激素加抗淋巴细胞多克隆抗体制剂联合用药的免疫抑制剂方案。

在上述发现的基础上，1964 年 Terasaki 应用微量淋巴细胞毒方法，奠定了 HLA 分型方法的基础，为选择良好的供受者间配对提供了可能。1966 年 Terasaki 等开始用组织配型选择供受者，认识到交叉配型的差异对于移植后排斥反应的发生具有重要意义。由于器官移植的发展，为了充分使用异地切取的器官，以及完成移植前受者的选择和必要的准备，需使切取的器官尽可能在一定时间内保存活力，因此需要对器官保存技术不断改进。1967 年 Belzer 最初用持续灌注法保存肾 3 天。随后相继研制了 Collins 液、改良 Collins 液、柯林液（Euro-Collins 液，EC 液）及 Sacks Ⅱ 液等。尤其是 1988 年 Belzer 等在美国威斯康星大学（University of Wisconsin）研制出新型的器官保存液，名为威斯康星大学溶液（University of Wisconsin solution，UW 液），应用 UW 液首次实现了保存肝达 30 小时以上，保存肾 72 小时，保存胰腺 72 小时。器官保存液的不断改进也是推动器官移植发展的基本保障。

免疫抑制药物和器官保存技术的发展使器官移植在临床快速发展，除肾移植外，其他各器官移植也相继开展起来，如 1963 年原位肝移植，1963 年肺移植，1966 年胰肾联合移植，1967 年原位心脏移植，1968 年心肺联合移植。在上述各种器官移植的初次尝试阶段，患者均在短期甚至在手术台上死亡。随着经验的积累，同种移植逐步获得成功，移植后存活半年以上即认为移植手术成功。

五、快速发展阶段

1976 年瑞士 Dreyfuss 从真菌中发现环孢素。Borel 使用小鼠、大鼠和豚鼠进行同种皮肤移植，证明其具有强大的免疫抑制作用，而且没有硫唑嘌呤和环磷酰胺（cyclophosphamide，CTX）的骨髓抑制等毒副作用。1977 ~ 1979 年，剑桥大学的 Calne 和 Kostakis 及其团队在各种器官移植的动物模型中，在预防排斥反应方面获得了满意效果。1978 ~ 1979 年，Calne 在肾移植、胰腺移植和肝移植术后使用环孢素取得满意的效果。20 世纪 80 年代初开展了环孢素在各种器官移植中广泛应用的临床研究，成为与皮质类固醇和硫唑嘌呤三联用药的常规免疫抑制剂。环孢素的广泛应用大大提高了临床各类器官移植的效果，器官移植从此进入了具有历史意义的环孢素时代，推动了各项器官移植的全面发展，使器官移植临床工作逐渐进入成熟阶段。

1987 年日本 Kino 等在链霉菌中提取出 FK506，体外实验证明其具有免疫抑制作用。随后，Starzl 领导的团队在各种器官移植的各种动物模型中也证实了 FK506 的强大免疫抑制作用。在动物实验的基础上，先后在临床肝移植、心脏移植、肾移植和其他器官移植中证明 FK506 均具有预防排斥反应的作用。1994 年美国 FDA 正式批准日本藤泽公司研制的 FK506 上市，后正式命名为他克莫司（tacroiimus），用于器官移植，进一步推动了器官移植的发展。进入 20 世纪 90 年代后，多种抗增殖药不断被研制出来。多种免疫抑制剂的联合使用减少了各种药物的剂量，从而减少了免疫抑制剂的毒副作用，提高了移植的效果。随后各种新型免疫抑制剂的推出，使器官移植工作在临床快速发展，肾移植的进展推动了其他器官移植的迅速发展。进入 21 世纪后，各种新型单克隆抗体不断涌现，如抗 CD25 单克隆抗体（巴利昔单抗和达利珠单抗），人源化抗 CD52 单克隆抗体阿仑单克隆抗体，利妥昔单抗和共刺激分子阻断剂贝拉西普（belatacept，Nulojix）等，使预防和治疗排斥反应有了更多的选择。多种免疫抑制剂联合使用，减少了各种药物的剂量，从而减少了免疫抑制剂的毒副作用，提高了移植效果。

全球迄今已有 130 万余人接受了各种器官移植。截至 2009 年底，全球统计近年来每年肾移植近 3 万例，累计 84.3 万余例，活体亲属肾移植最长存活时间达 46 年，尸体肾移植超过 40 年，活体非亲属肾移植超过 37 年，接受肾移植者目前仍存活的最小受者为出生后4 个月，存活超过 20 年，最年长受者为 86 岁，存活超过 7 年；肝移植近年来每年移植 1 万余例，累计 19.4 万余例，最长存活时间超过 40 年，接受肝移植者目前仍存活的最小受者是出生后仅 10 天，该受者已存活超过 8 年，最年长受者为 78 岁，已存活超过 4 年；心脏移植近年来每年 3000 余例，累计 8.7 万余例，最长存活时间超过 31 年，接受心脏移植者目前仍存活的最小受者是出生后仅 3 小时，该受者已存活 21 年，最年长受者为 79 岁，已存活超过9 年；胰肾联合移植近年来每年 1000 余例，累计 2.4 万余例，最长存活时间达 27 年；单纯胰腺移植近年来每年 400 余例，累计 8000 余例，最长存活达 25 年；肾移植后胰腺移植最长存活时间超过 28 年；肺移植近年来每年 2000 余例，累计 2.8 万余例，最长存活时间超过 21 年，最年长受者为 62 岁，已存活超过 10 年；心肺联合移植累计 3644 例，最长存活时间超过 25 年，目前仍存活的最小受者是 3 岁，该受者已存活 15 年，最年长受者为 58 岁，已存活超过 4 年；小肠移植近年来每年 70 余例，累计 937 余例，最长存活者系在出生 5 个月时接受小肠移植，目前存活已超过 19 年；骨髓和造血干细胞移植近年来每年近万例，累计 20 万余例，移植后急性淋巴细胞白血病受者最长存活达 36 年，恶性淋巴瘤受者达 38 年。在单个器官移植经验的基础上为多个器官衰竭患者实施了各种多器官联合移植，目前几乎各种器官的联合移植均有出现，不仅 2 个、3 个，甚至超过 3 个的多器官移植都有报道，使多器官衰竭患者有了治愈的可能，临床器官移植的水平达到一个新的高度。

六、中国移植历史回顾 *

与国外相比，我国器官移植工作起步约晚 10 年。我国临床器官移植始于 20 世纪 60 年代，70 年代末逐渐开展起来，80 年代形成一定规模，到了 90 年代已能开展国外主要施行的各种不同类型的器官移植。1960 年吴阶平等率先进行了 2 例尸体肾移植，当时因缺乏免疫抑制药物，移植肾仅存活了 3 ~ 4 周。1964 年陆道培首例同基因骨髓移植获得成功。1972 年梅骅、于惠元等在中山医学院第一附属医院成功开展了首例活体亲属肾移植。1970 年尸体肾移植重新起步，上海第一医学院中山医院完成国内首例尸体肾移植，熊汝成率先实施尸体肾移植，直到 1976 年，我国的器官移植工作才有一定规模，在器官移植动物实验的基础上，

---

* 本部分文字中的全国数据不含港澳台数据。

陆续开展了各种临床器官移植。20世纪70年代中后期，国内各地陆续成功地开展了同种肾移植，肾移植取得成功后也推动了其他器官移植的开展。1977年，上海瑞金医院林言箴等和武汉同济医院裘法祖、夏穗生等揭开了我国临床肝移植的序幕，裘法祖、夏穗生等一批肝移植前辈为我国肝移植的发展起到积极的推动作用。1978年上海瑞金医院张世泽等开展了临床原位心脏移植。1979年北京胸部肿瘤研究所辛育龄等施行临床首例肺移植。1982年和1989年武汉同济医院陈实、夏穗生等分别开展了首例胰腺移植和首例胰肾联合移植。

1988年我国已经形成一支从事器官移植工作的专业队伍，器官移植学科已逐步建立，开展器官移植的单位已近200个，至1989年，肾移植年移植量超过1000例，肾移植累计达4500余例；但肝移植在1978~1983年共行57例，最长存活时间仅264天，除了技术和条件，如器官保存及免疫抑制剂的限制外，主要因为几乎所有选择肝移植的受者都是肝癌晚期，移植后效果不佳，在此后的10年，肝移植与心脏移植和肺移植均几乎完全停顿，但其他器官和细胞组织移植如脾移植及睾丸、卵巢、甲状旁腺、肾上腺、胸腺、异基因骨髓、胰岛等各种移植进行了研究和尝试。进入20世纪90年代初，肝移植只有零星的尝试；直到20世纪90年代中期肝移植才在广州中山医科大学、武汉同济医科大学率先重新起步，并取得长期存活的效果；到90年代末肝移植开展单位和地区扩大到天津市第一中心医院、杭州浙江医科大学和成都华西医科大学，形成当时国内五大肝移植中心。1999年，全国肝移植数量达118例，其中80%是由上述5个单位完成的。1993年刘晓程在牡丹江心血管病医院开展了首例心肺联合移植，1994年黎介寿在南京军区南京总医院成功开展了首例小肠移植。停顿多年的心脏移植和肺移植也开始起步，并取得长期存活的效果。

21世纪各种器官移植全面迅速发展，2000年肾移植数量超过5000例，2001年肝移植超过500例，2003年超过1500例。随后，器官移植进入一个无限扩张和无序发展的阶段，为了进一步规范管理和保证器官移植的质量，2007年国务院颁布了《人体器官移植条例》，卫生部审定了器官移植的准入单位，我国器官移植将进入有序、健康发展的新阶段。截至2009年底，据中华医学会器官移植学分会中国器官移植登记处统计，我国共施行各种实质大器官移植12万余例，其中肾移植10.1万余例，活体肾移植近6000例，尸体肾移植最长存活时间超过33年；肝移植超过1.8万余例，其中活体肝移植近1700例；心脏移植808例，最长存活时间超过18年；胰肾联合移植200余例，最长存活时间超过10年；肺移植200余例，最长存活时间超过7年，以及小肠移植。此外，国内还曾开展少量的脾移植、肾上腺移植、甲状旁腺移植和睾丸移植。我国已成为肾移植数量仅次于美国的第二大国。综上所述，近10年来我国器官移植的临床工作已取得较满意的成绩，正在向前迈进，为进入国际先进行列而不懈努力。除了中国大陆（内地），在台湾和香港地区器官移植也取得了非常骄人的成就，部分项目已达到世界领先水平。

21世纪各种器官移植得到全面迅速的发展，虽然国际上目前开展的各种器官移植我国均已开展，在一些先进的移植中心某些器官的移植效果已经接近甚至达到国际先进水平，但总体水平距离国际先进水平尚有一段差距。在移植领域，我们医务工作者任重道远。

第二节　器官移植相关法律法规

器官移植相关法律法规有《人体器官移植条例》（具体见附录1）、《人体捐献器官获取与分配管理规定（试行）》（具体见附录2）、《卫生部关于规范活体器官移植的若干规定》（具体见附录3）。

器官移植相关法律的健全能够推进器官移植技术的发展，除了附录介绍的器官移植相关法律法规外，相关部门还制定了其他相关的法律法规，如《颜面部同种异体器官移植技术管理规范（试行）》《中国人体器官分配与共享基本原则和肝脏与肾脏移植核心政策》等，从各个方面对器官移植中的各种行为做出明文规定。除此之外，我国上海、深圳等地也制定了相应的地方性法规。然而，我国的器官移植相关法律法规还不健全，也给不法分子留下法律空白，导致公民的合法权益遭受侵害，给社会的安定团结带来不利影响。因此，在大力发展人体器官移植技术的同时，也必须不断加强相关法律法规建设，为器官移植创造一个安全有序的环境，从而挽救更多患者的生命。

第三节　器官移植面临的问题

器官移植是目前临床治疗各类器官终末期功能衰竭患者最有效的手段之一，随着器官移植技术的发展、移植免疫基础研究的不断深入及各种免疫抑制剂的出现，器官移植已经取得令人瞩目的成就。与此同时，我国的器官移植近些年也得到飞速的发展，无论器官移植的种类还是器官移植技术都已经与国际接轨，国内许多先进的移植中心从器官移植的开展种类到器官移植效果也已经接近和达到国际先进水平。然而，器官移植仍未达到人们的期望，还有很多问题尚未解决，器官移植的发展仍面临重重困难。目前，器官移植仍待研究解决的问题有移植器官供体的极度短缺、器官移植的组织配型、移植器官的切取保存、免疫耐受的有效诱导、术后并发症的预防与处理、器官移植的相关伦理问题等。本节将对部分问题进行着重讨论，其他问题将会在之后的章节中详细讲述。

一、移植器官供体短缺

合适的移植器官供体是器官移植的前提，没有供体器官，器官移植手术无法顺利开展，供体器官的质量也直接影响移植术后效果。起初器官移植的供体器官主要来自心脏死亡的供者和活体供者，但是考虑到心脏死亡供者常伴随着缺血和缺氧，可能对器官产生损害，所以目前通常不推荐使用心脏死亡的尸体作为器官移植供体。随着脑死亡概念的提出和脑死亡器官捐赠相关法律的建立，如今器官移植更多地使用脑死亡的尸体作为器官移植供体，脑死亡尸体作为器官移植供体模式的建立极大地推动了器官移植的发展。

随着器官移植技术的飞速发展，以及相关辅助设备的升级，器官移植的种类及适应证也在不断扩大，越来越多的患者迫切地需要通过器官移植手术进行治疗。然而，器官的来源短缺，远远不能满足大量患者通过器官移植来拯救生命的需要，许多患者因为器官的短缺，在等待器官移植的过程中病情不断加重，直至死亡，移植器官的严重短缺与大量等待器官移植的患者的迫切需求之间的矛盾，是目前限制器官移植发展的主要原因之一。在欧美等发达地区，近年来器官短缺的问题也开始不断突显，需要器官移植的患者的平均等待时间不断增加，能够成功实施器官移植手术的患者比例也在逐渐降低，而在亚非拉美等公众器官捐赠意识和制度不完善的国家和地区，患者最终能够获得器官移植的机会更少。

为了缓解移植器官的极度短缺，提高捐赠器官的比例，某些器官移植发展较快的国家在实施脑死亡器官捐赠模式的基础上，采取了许多相应的措施，如目前欧洲的某些国家在采用一种称为推定同意的方式来增加器官捐献，即一个符合器官捐献标准的患者，除非生前特别申明不同意捐赠器官或因特殊原因不宜捐赠器官，否则就自动认定该患者死后愿意捐赠器官；而有些国家则采用了一种称为强制选择的器官捐献制度，即所有人都必须表明自己是否愿意捐赠器官，同时对家属予以适当的补偿。然而，美国和大多数国家捐赠器官前仍然要征得家属同意，而处于巨大悲痛之中的患者家属往往难以做出同意捐赠器官的决定。

与此同时，许多国家为了迅速缓解器官移植供体短缺，不得不放宽供移植器官的标准和要求，如开始使用心脏死亡的尸体作为器官移植的供体，脑死亡供体的数量往往十分有限，所以目前器官移植使用心脏死亡供体的数量逐渐增多。心脏死亡的患者常为严重脑外伤或已无法救治，只能依靠生命支持系统来维持生命体征，一旦撤出生命支持系统，心脏即刻停跳，如前所述，心脏死亡供者的器官常因缺血和缺氧而产生损害。所以，一旦患者心跳活动停止且确定已不可逆后，必须迅速完成供体器官的切取，并在合适的条件下进行保存，目前这种移植器官获取方式已经越来越普遍。然而，心脏死亡尸体来源的移植器官往往质量不高，因此，在移植器官获取前后需要采取相应的措施来改善器官质量。器官移植供体的另一重要来源为活体器官移植，因为在伦理学、社会学等问题上引发了许多争议，欧美等西方国家活体器官移植的数量已逐年减少。

在国家采取相应措施的同时，医务人员也开始不断改进和探索器官移植新技术、新方式，以增加供体移植器官来源，解决供者短缺的问题。例如，通过分切供体器官来提高移植器官的利用率，将移植器官如肝、肺甚至胰腺分割后分别移植给多个患者，从而达到一个器官移植给多位患者的目的。有时器官移植受体切除下来的病变器官往往仍存有部分功能，这种器官也可以全部或部分移植给合适的患者。某些曾经接受器官移植的患者，术后因心脑血管意外或其他致死疾病而死亡，移植物功能仍基本正常，在取得家属同意的情况下，也可以将仍有功能的移植物切取移植给其他患者，这种方法是最近才出现的，已经应用于肝、肾及心脏移植。

随着基因工程、细胞工程及组织工程的发展，基因工程改造的动物器官已进入试验阶段，临床已经开始尝试细胞移植、组织移植。使用患者自体干细胞定向培育出适合移植的器官是未来器官移植发展的热门方向，因为自身干细胞培育成的器官一般不会排斥，所以被认为是最理想的移植器官来源，然而，干细胞体外培养技术、干细胞定向诱导培养成特定器官技术、自身基因突变导致癌变、胚胎干细胞提取涉及的伦理问题，都制约着自身干细胞培育为移植器官的发展。

二、移植器官的保存

当实施移植器官切取后，移植器官血液供应停止，通过血液循环运输的氧和各种代谢底物无法有效供应，细胞内储存的能量迅速耗尽，虽然其他代谢途径如糖原分解和无氧糖酵解过程可以在短时间内提供能量，但很快细胞内的能量供不应求、乳酸积累，使细胞膜上的钠泵功能丧失。钠泵的失活导致离子及水分进入细胞器，细胞器水肿，从而导致蛋白质合成障碍及溶酶体酶释放等相应细胞器功能异常，细胞结构发生破坏，最终导致器官功能障碍。

移植器官切除后需迅速置于合适的环境进行保存，其目的在于使移植器官在离体缺乏有效血液供应的情况下，仍尽可能保持器官自身最大的活力，减少缺血、缺氧带来的细胞、组织损伤，从而在完成移植手术，开放血液循环，恢复移植器官血液供应后，能够迅速恢复其原有功能，以有效替代患者原器官的作用。因此，安全有效的移植器官保存是移植手术成功实施、挽救患者生命的必要条件。随着非移植器官保存技术的不断改进和各种保存液的应用，移植器官的保存效果也有所提高，然而，大多数器官保存的效果仍然不能令人满意。

目前临床广泛应用的两种保存器官的方法为单纯低温灌洗保存法和持续低温机械灌注法，两者均是在低温情况下进行的，通过低温技术降低细胞对必需物质的需求，同时通过灌注供给移植器官必需的营养物质。移植器官处于低温情况下，一方面器官组织细胞的新陈代谢降低，对代谢底物的需求减少，移植器官对能量供应的依赖性降低，细胞能量缺乏程度相对减轻；另一方面，低温可以减少线粒体的损伤，维持线粒体功能，而线粒体作为细胞内能量产生的主要场所，其功能的维持可以有效保证细胞的能量代谢。但是，移植器官本身的组织细胞也会因为低温环境受到损害，低温环境下各种细胞内酶的活性受到抑制，线粒体也会因此出现功能降低，低温环境同样可以引起细胞水肿，因此低温环境只能降低组织细胞的损伤，延缓细胞死亡的速度，并不能防止细胞死亡。因此，更加有效的移植器官离体后保存方法仍在不断探索中。

三、免疫耐受的有效诱导

器官移植术后各类型排斥反应的发生是导致器官移植失败的主要原因，如何使器官移植术后移植器官不被受体免疫系统排斥，同时移植器官也不排斥受体，是目前从事器官移植研究人员的终极追求，目前患者在行器官移植手术后，须终身使用免疫抑制剂，通过降低患者的自身免疫功能，减少或抑制患者对移植器官的免疫排斥反应，从而延长移植器官的存活时间，改善器官移植术后患者的预后。然而，尽管器官移植术后患者长期使用相关的免疫抑制剂，器官移植物的远期存活率仍不理想。同时，免疫抑制剂的长期使用常导致感染和肿瘤的发生率升高，并且各种免疫抑制药物的副作用如胃肠道反应、血液系统障碍及肝肾功能损伤等，严重降低受者的生存质量。

特异性免疫耐受是指在不降低器官移植受体全身免疫功能的前提下，特异性诱导受体对供体器官移植物免疫耐受，因为这种方式使受体全身免疫功能不受损害，避免了因免疫功能降低导致的感染、肿瘤等并发症，被认为是解决器官移植术后排斥反应最理想的方式，在器官移植术后患者身上建立稳定可靠的特异性免疫耐受的措施和手段仍在不断探索当中。除此之外，有效检测和诊断患者器官移植术后排斥反应的发生，准确评估免疫耐受是否有效建立，是指导免疫抑制剂安全使用的前提，有助于免疫抑制剂的合理使用，减少其带来的毒副作用，而如何检测和诊断排斥反应，判断及鉴定免疫耐受的建立，到目前为止仍未得到完美解决。

四、器官移植相关社会伦理问题

器官移植作为一门新兴的高科技医学技术，其有效性已经得到广泛认可。器官移植技术飞速发展，取得重大成就的同时，也引起了社会学家及伦理学家的高度关注。器官移植是否符合伦理道德、器官移植的社会影响、器官捐赠的伦理学问题、器官移植受体的优先选择问题、器官资源合理分配问题等，都引发了社会学家及伦理学家的激烈争论，对于器官移植社会伦理学相关问题的廓清，有助于社会对器官移植技术更加合理规范的使用，为这一飞速发展的医学技术清除伦理障碍，使器官移植技术造福更多的患者，为社会带来更大的贡献。

器官移植需要摘除人体的某一器官并把它置于同一个（自体移植）或同种另一个体（同种异体移植），或不同种个体（异体移植）的相同部位（常位）或不同部位（异位）。尊重、敬畏尸体是人类的共性，中国古代有"身体发肤，受之父母，不敢毁伤，孝之始也"的古训，西方历史中也有反对尸体解剖等行为的记载，甚至曾引起暴动，因此，从人体中摘取器官是否符合伦理，一直存在着争论。随着移植技术的不断发展，器官移植取得了辉煌的成就，挽救了无数患者的生命，器官移植的治疗价值也逐渐被广泛认可，人们也慢慢改变了传统的思想及观念，许多人表示死后自愿捐出遗体，为医学科学做出最后的贡献。

如前所述，供体移植器官来源的极度短缺是目前器官移植面临的主要问题之一，为了改善供体移植器官供不应求的现象，满足社会对器官移植的巨大需求，各国采取了许多措施来扩大供体移植器官获得范围，器官移植学家也通过各种技术手段增加了器官获取渠道，同时，也引发了许多相应的社会伦理问题。

活体器官移植是指在健康器官捐献者身体上切取部分移植器官移植给患者的手术方式，由于供体为活体，移植器官在切取前不存在缺血、缺氧的情况，所以活体器官移植术后移植器官功能恢复快，移植效果较好。活体器官移植最基本的原则是不危及供体生命，且不严重影响供体未来的生活质量。所以活体器官移植的对象只能是体内成对存在的器官，以及代偿能力极强的部分器官，如皮肤、肾、部分肝、肺叶等。活体器官移植在世界范围内已经广泛开展，随着活体器官移植的大量开展，供者术后并发症也逐渐增多，如疼痛、伤口感染、切口疝、肺炎、血栓形成、出血、输血反应、麻醉药过敏反应、相应器官功能衰竭等，甚至有供者术后死亡的事件发生。活体器官移植供体死亡事件的发生，不仅对其家属造成极大的痛苦，且对器官移植工作的开展产生了巨大的负面影响，公众对相关医疗机构的信任下降，活体移植也受到了舆论及社会伦理方面的诸多质疑。

尸体器官移植供体根据死亡情况可分为脑死亡供体和心脏死亡供体，尸体器官移植供体是目前移植器官的主要来源。目前死后自愿捐献遗体的人并不多，而从医学的角度出发，患者脑死亡后，心跳、呼吸尚未停止之前摘取移植器官，器官移植的效果较好，而往往此时家属仍处于巨大的悲痛之中，若是等待患者呼吸及心跳停止，移植器官往往又因缺血、缺氧时间过长，影响器官移植后效果，这就需要在医学角度与社会伦理学角度之间寻找平衡点。除此之外，脑死亡的准确界定直接决定何时停止对患者生命抢救，若是为了保持移植器官活力而过早放弃抢救，无疑严重违反医学道德及社会伦理。

移植器官的极度短缺，同样引发了在受体选择上的社会伦理学问题，移植器官如此珍贵，究竟何种患者可以优先使用？从医学的标准来看，要考虑患者行器官移植手术的适应证与禁忌证，而在实施器官移植手术时，实施者往往还要考虑到其他非医学因素，如将来对社会的贡献潜力、社会价值及经济支付能力，这无疑是不符合社会伦理学的，社会伦理学认为以非医学因素挑选手术对象均不符合平等原则，目前基本的原则仍是优先考虑医学标准，再考虑其他标准。

（叶　平　夏家红）

参 考 文 献

陈实. 2002. 移植学前沿. 武汉：湖北科学技术出版社.

陈实. 2011. 移植学. 北京：人民卫生出版社.

卢启华，阮丽萍，邹从清. 2006. 医学伦理学. 武汉：华中科技大学出版社.

Baicu SC，Taylor MJ. 2002. Acid-base buffering in organ preservation solutions as a function of temperature：New parameters for comparing buffer capacity and efficiency. Cryobiology，45：33-48.

Carrel A. 1902. Presentation dum chien porteur dune anastomose arterioveineuse. Lyon Med，99：152.

Collins GM，Bravo Shgarman M，Terasaki PI. 1969. Kidney preservation for transplantation：Initial perfusion and 30 hours ice storage. Lancet，2：219-222.

Dreyfuss M，Harri E，Hofmann H，et al. 1976. Cyclosporin A and C：New metabolites from Trichoderma polysporum（Link ex Pers）Rifai. Eur J Appl Microbiol，3：125.

Grace P，Mathie R. 1999. Ischaemia-Reperfusion Injury. Boston：Blackwell Science.

Kauffman HM，Bennett LE，McBride MA，et al. 1997. The expanded donor. Transplnat Rev，11：165-190.

Kim JS，He L，Qian T，et al. 2003. Role of the mitochondrial permeability transition in apoptotio and necrotic death after ischemia/reperfusion injury to hepatocytes. Curr Mol Med，3：527-535.

Lee P，Murase N，Todo ST，et al. 1987. The immunosuppressive effects of FR 900506 in rata receiving heterotopic carciiac allografts. Surg Res Commun，1：25-31.

Lexer E. 1925. Joint transplantation and arthroplasty. Surg Cynec Obstet，40：782-788.

Merfawar PB. 1944. The behavior and fate of skin autografts and skin homvografts in rabbits. J Anat，78：176.

Murray JE，Merrill JP，Harrison JH. 1955. Renal homotransplantations in identical twins. Surg Forum，6432-6436.

Ochiai T，Nakajima K，Nagata M，et al. 1987. Effect of a new immunosuppressive agent，FK506，on heterotopic allotransplantation in the rat. Transplant Proc，19（1 Pt 2）：284-286.

Owen RD. 1954. Immunogenetic consequences of vascular anastomoses between bovine twins. Science，102：400-401.

Rous P, Murphy JB. 1914. On immumty to transplantable chicken tumors. J Exp Med, 20: 419-432.

Schwartz R, Dameshek W. 1959. Drug-induced immunological tolerance. Nature, 183: 1682.

Srhachter M, Foulds S. 1999. Free radicals and the xanthine oxidase pathway. In: Grace P, Mathie R. Ischaemia-Reperfusion Injuiy- Boston. Oxford: Blackwell Science: 137-156.

Todo S, Podesta L, ChapChap P, et al. 1987. Orthotopic liver transplantation in dogs receiving FK-506. Transplant Proc, 19（5 Suppl 6）: 4-7.

Tullius SG, Volk HD, Heuhaus P. 2001. Transplantation of organs from marginal donors. Transplantation, 72: 1341-1349.

Woodruff MFA . 1967. Antilymphocyte serum: Summary and further observations. Transplantation, 5（4）: 127-133.

第二章　器官移植排斥反应的免疫学基础

第一节　移植免疫学概论

一、免疫学概述

（一）免疫学相关概念

免疫（immunity）是人体自我保护的一种生理功能，通过识别"自己"和"非己"，进而对"非己"性抗原物质进行破坏和排除，从而保护"自己"，维持人体内环境的平衡。免疫分为固有免疫（或称非特异性免疫）和适应性免疫（或称特异性免疫）。固有免疫（innate immunity）是机体在发育和进化过程中形成的天然性免疫功能，不需要抗原刺激，即机体出生后即已具备的免疫功能，也称非特异性免疫（non-specific immunity）。适应性免疫（adaptive immunity）又称获得性免疫（acquired immunity）或特异性免疫（specific immunity），是指机体的免疫系统因后天感染或人工接种发生免疫反应并对特定抗原物质产生免疫能力，当该种抗原再次进入机体时机体可迅速激活免疫系统产生免疫效应物质，对抗原进行快速清除的功能。抗原（antigen，Ag）是指能够刺激机体产生特异性免疫反应，并能够与免疫反应产生的抗体及致敏淋巴细胞发生特异性结合，产生免疫效应的物质。在器官移植中，移植的器官相对于受者就是抗原。抗体（antibody，Ab）是指机体的免疫系统在抗原的刺激下，B 淋巴细胞或记忆细胞分化为浆细胞产生，并能与相应抗原发生特异性结合的免疫球蛋白（immunoglobulin，Ig）。免疫反应（immune response）是指机体的免疫系统识别并清除外来抗原的整个过程。免疫耐受（immunologic tolerance）是指机体免疫系统对抗原物质表现出的特异性无应答状态。正常情况下，当抗原物质进入机体后，机体的免疫系统可以识别"非己"成分，并发生免疫反应，清除抗原物质。

（二）免疫系统组成

机体的免疫系统由免疫器官、免疫组织、免疫细胞和免疫分子组成。免疫器官分为中枢免疫器官和外周免疫器官。人的中枢免疫器官主要包括胸腺和骨髓；外周免疫器官主要包括脾、淋巴结、扁桃体、阑尾及黏膜相关淋巴组织、皮肤相关淋巴组织等。免疫细胞主要包括淋巴细胞、单核/巨噬细胞、抗原提呈细胞等。免疫分子主要包括免疫球蛋白、补体、细胞因子、免疫细胞各种表面分子 ［CD 分子、黏附分子、主要组织相容性复合体（MHC）］ 等。

（三）免疫系统功能

免疫系统具有三大功能。

1. 免疫防御（immunologic defence）　是针对外来病原体及其毒性产物的免疫保护作用，帮助机体消灭外来的细菌、病毒，使机体免受感染。该功能亢进会发生超敏反应，过于低下则会发生免疫缺陷病。

2. 免疫自稳（immunological homeostasis）　机体组织细胞时刻不停地新陈代谢，会出现细胞的变性、衰老和死亡，免疫系统能及时识别以上细胞，并将其从体内清除，从而维持机体内环境的稳态。该功能异常时会发生自身免疫病。

3. 免疫监视（immunologic surveillance）　免疫系统具有及时识别、杀伤并清除染色体畸变、基因突变或持续性感染的细胞，防止发生癌变和持续性感染的功能。该功能低下时会发生持续性感染或癌变。

（四）免疫系统应答的类型及特点

免疫系统应答根据起源不同通常可以分为固有免疫和适应性免疫。通常所说的免疫应答是指适应性免疫。

1. 固有免疫　是机体对各种外来抗原物质的生理性排异反应。

（1）固有免疫组成：皮肤黏膜等屏障结构，吞噬细胞系统，补体系统及体液中的抗菌物质。

（2）人体固有免疫细胞：主要有单核 - 吞噬细胞系统、树突状细胞、NK 细胞、NKT 细胞、γδT 细胞、B-1 细胞、肥大细胞、嗜酸粒细胞、嗜碱粒细胞等。

（3）固有免疫的特点

1）作用范围广，无特异性，不针对单一特定抗原。

2）发挥作用早，反应快，第一个与入侵抗原物质起作用，将其排斥并清除，但作用强度较弱。

3）相对的稳定性，不受抗原性质、抗原刺激强度或刺激次数的影响，但当机体受到共同抗原或佐剂的作用时，也可产生获得性非特异性免疫，以增强非特异性免疫力。

4）固有免疫反应由多种免疫细胞共同参与，有吞噬细胞（包括巨噬细胞和中性粒细胞）、树突状细胞、NKT 细胞及 NK 细胞等。

5）生物个体出生后即具备，具有可遗传性。

6）固有免疫是一切免疫应答的基础，特异性免疫是在固有免疫的基础上建立起来的。增强固有免疫是提高机体整个免疫力的一个重要方面。

2. 适应性免疫　是需要外来的微生物等抗原物质刺激后才建立起来的，可形成免疫球蛋白和免疫淋巴细胞，并能与该抗原起特异性反应，能抵抗同一种微生物的重复感染，不能遗传。

根据参与成分及功能的不同，适应性免疫又可分为细胞免疫（cellular immunity）和体液免疫（humoral immunity）。

（1）细胞免疫：是指 T 细胞受到抗原刺激后，增殖、分化、转化为致敏 T 细胞（或称效应 T 细胞），当相同抗原再次进入机体时，表现出特异性免疫应答，通过直接作用或释放细胞因子杀灭抗原的免疫过程。

适应性免疫的反应过程分为感应阶段、反应阶段、效应阶段。细胞免疫的主要作用是抗感染、免疫监视、移植排斥及参与迟发型变态反应，辅助性 T 细胞与抑制性 T 细胞还参与体液免疫的调节。

（2）体液免疫：是指 B 细胞在抗原刺激下转化为浆细胞，合成免疫球蛋白（即抗体），免疫球蛋白与靶抗原结合并促进抗原清除的免疫反应过程。免疫球蛋白（Ig）分为以下五大类。

1）IgG：是血清中含量最多的免疫球蛋白，占免疫球蛋白总量的 70% ~ 75%。IgG 是人体血清中初级免疫应答中最持久、最重要的抗体，它仅以单体形式存在，是唯一能通过胎盘的抗体，在自然被动免疫中起重要作用。它是抗感染的主力军，具有抗菌、抗病毒、抗毒素等特性，对毒性产物起中和、沉淀、补体结合作用。

2）IgM：是分子质量最大的免疫球蛋白，因为分子质量较大，故不能通过胎盘，是抗原刺激诱导体液免疫应答中最先产生的抗体。主要分布于血清中，具有较高的结合价，是高效能的抗生物抗体，其杀菌、溶菌、促吞噬和凝集作用比 IgG 高 500 ~ 1000 倍。IgM 在机体的早期防御中起着重要作用，血清中检出特异性 IgM 作为传染病早期诊断的标志，提示新近感染或持续感染。

3）IgA：有两型，即分泌型与血清型。血清型多为单体，也有二聚体，分泌型都是二聚体，且含有分泌片。分泌型 IgA 是黏膜免疫系统的主要成分，主要存在于鼻、支气管分泌物、唾液、胃肠液及初乳中。其作用是将病原体黏附于黏膜表面，阻止扩散，是机体的第一道防线。血清型 IgA 可介导调理吞噬、抗体依赖细胞介导的细胞毒作用（antibody dependent cell mediated cytotoxicity，ADCC）。

4）IgE：是出现最晚的免疫球蛋白，可致敏肥大细胞及嗜碱粒细胞，使之脱颗粒，释放组胺。寄生虫感染时，血清 IgE 含量增高。

5）IgD：是一类进化较晚的抗体，它主要出现在成熟的 B 细胞表面，其免疫功能不清。

在免疫系统中，还有一类细胞既无 T 细胞标志，也无 B 细胞标志，具有 ADCC，能杀伤特异性抗体结合的靶细胞，又称杀伤细胞（killer cell），简称 K 细胞，参与 ADCC，在抗病毒、抗寄生虫感染中起作用。此外还有一类具有自然杀伤作用的细胞，称为自然杀伤细胞（natural killer cell），即 NK 细胞，不需要抗体与补体参与即可杀伤靶细胞。

适应性免疫的特点：

1）具有特异性（或称专一性）：机体的适应性免疫只特异性针对再次进入机体的抗原，而不是针对其他初次进入机体的抗原，特定的记忆细胞及抗体只能特异性识别单一抗原。

2）具有免疫记忆性：当抗原初次刺激免疫系统时，淋巴细胞一部分分化为效应细胞清除外来抗原，另一部分则分化为记忆细胞进入静止期。当外来抗原再次进入机体时，特异性的记忆细胞可以快速激活并转化为效应细胞，对抗原进行杀伤和清除。

3）有正反应和负反应：正常情况下，适应性免疫可以产生特异性抗体和致敏淋巴细胞以发挥免疫功能，称为正反应。在某些情况下，免疫系统对抗原的再次入侵不再产生特异性抗体和（或）致敏淋巴细胞，表现为特异性的反应低下或无反应，称为负反应，又称免疫耐受性。

4）有多种细胞参与：适应性免疫反应的主要效应细胞是 T 细胞和 B 细胞，但在特异性免疫的过程中，还需要其他辅助细胞的参与，如抗原提呈细胞。

5）具有个体差异：特异性免疫是出生后，由于抗原的反复刺激而在固有免疫的基础上建立的一种保护机制，这种免疫保护功能具有质和量的差别，不同于非特异性免疫，不同个体之间适应性免疫针对的抗原种类不同，对于同种抗原而言不同个体的免疫功能强弱也会不同。

二、移植免疫概述

（一）移植免疫相关概念

排斥反应（rejection）是机体通过特异性免疫应答破坏、清除移植物（异体细胞、组织或器官）的过程。一般是指移植术后，受者的免疫系统识别移植物抗原并产生应答，同时移植物中残留的免疫细胞也可识别受者抗原组织并产生应答，最终导致免疫系统的激活，产生效应细胞及细胞因子，对移植物及受体器官产生破坏作用。一般同基因供受体之间移植不会发生排斥反应，排斥反应主要发生在同种异体及异种移植中。

免疫耐受是指免疫系统中的免疫活性细胞接触抗原后表现出的一种特异性的无应答状态。

（二）免疫排斥的类型

在移植中，根据发生机制的不同，排斥反应可以分为两种基本类型：宿主抗移植物排斥反应（host versus graft rejection，HVGR）和移植物抗宿主排斥反应（graft versus host rejection，GVHR）。在临床中 HVGR 最常见。根据发生的时间、速度、病理表现和临床表现，HVGR 又可分为超急性排斥反应（hyperacute rejection，HAR）、加速性排斥反应（accelerated rejection）、急性排斥反应（acute rejection，AR）和慢性排斥反应（chronic rejection，CR）。GVHR 又可以分为急性 GVHR 和慢性 GVHR。不同种排斥反应在同一患者中可以同时存在，排斥反应往往是多种排斥反应发生的综合表现。

（三）免疫耐受

免疫耐受的特点：产生免疫耐受的个体免疫系统发育成熟，有正常的免疫力，并非处于免疫功能缺陷或低下状态；免疫耐受并非先天遗传，而是一种获得性、功能性、处于活性状态下的免疫学状态；免疫耐受既可天然发生，也可以通过人工诱导获得；免疫耐受的对象必须与受者基因背景不同；免疫耐受仅针对特异性的耐受原，对其他抗原免疫力正常；一旦免疫耐受形成，免疫耐受状态即可长期稳定存在。

免疫耐受可以根据免疫反应类型的不同分为固有性免疫耐受（天然性免疫耐受）和适应性免疫耐受（获得性免疫耐受）。其中适应性免疫耐受又可分为中枢耐受和外周耐受。

第二节　移植抗原

移植抗原也称组织相容性抗原（HLA），是指在移植中能引起排斥反应的细胞膜表面分子。在同一种属不同个体间，等位基因的不同引起细胞表面分子多态性的产物，称作同种异体抗原。人类的同种异体抗原主要有四大类：主要组织相容性抗原（major histocompatibility antigen，MHC 抗原）、次要组织相容性抗原（minor histocompatibility antigen，mH 抗原）、ABO 血型抗原及组织特异性抗原。

一、主要组织相容性抗原

在不同种属或同种不同系的动物个体间进行正常组织或肿瘤移植会出现排斥，它是供者与受者组织不相容的反映，排斥反应本质上是一种免疫反应，它是由组织表面的同种异型抗原诱导的。这种代表个体特异性的同种抗原称为组织相容性抗原（histocompatibility antigen）或移植抗原（transplantation antigen）。机体内与排斥反应有关的抗原系统多达 20 种以上，其中能引起强而迅速的排斥反应者称为主要组织相容性抗原，其编码基因是一组紧密连锁的基因群，称为主要组织相容性复合体（MHC）。不同种属的哺乳类动物的 MHC 及编码的抗原系统有不同的命名，小鼠的主要组织相容性抗原系统称为 H-2 系统，人的则称为人白细胞抗原（human leucocyte antigen，HLA）系统。

由 MHC 编码的分布于生物体有核细胞表面的抗原性物质，在人体称为 HLA。人类的主要组织相容性抗原由 MHC 的经典 I 类基因组编码，分为 HLA I 类分子和 HLA II 类分子，前者表达在除红细胞外所有细胞的表面，后者表达在一些淋巴组织的特定细胞表面。MHC 抗原是决定移植物排斥的关键成分，MHC 的多态性是造成移植物免疫排斥发生的遗传学基础。MHC 不仅在临床上与器官移植的排斥反应有关，而且与抗原提呈细胞参与的特异性免疫应答有重要关系，它可以经抗原提呈细胞摄取并加工成抗原肽提呈给 T 细胞识别，进而激活 T 细胞，产生特异性免疫应答。

MHC I 类抗原主要被 $CD8^+T$ 细胞识别，MHC II 类抗原主要被 $CD4^+T$ 细胞识别，引起 T 细胞的激活，增殖分化为效应 T 细胞并分泌细胞因子参与排斥反应的发生。

MHC 是目前多态性变异幅度最大的基因，这决定了它在移植免疫中扮演重要角色。在高等动物体内，MHC 既存在可比性，也存在变异性。在同种移植中，免疫排斥只涉及 MHC 的多态性，而在异种移植中则涉及多基因性及多态性。在人类中，主要组织相容性抗原 HLA 可以分为三大类：HLA-I 类抗原（HLA-A、HLA-B、HLA-C）、HLA-II 类抗原（HLA-DP、HLA-DQ、HLA-DR）及 HLA-III 类抗原。HLA-I 类抗原主要分布于所有有核细胞表面，HLA-II 类分子主要表达于 B 细胞、单核 / 巨噬细胞及树突状细胞等表面，参与免疫反应的发生与发展，同时也奠定了 HLA 在移植免疫中的重要作用。HLA 的变异性是导致免疫排斥的根本原因。表 2-1 列出了 2005 年 WHO 命名的 HLA 抗原特异性。

表 2-1 **WHO 命名的 HLA 抗原特异性**（2005）

A	B		C	D	DR	DQ	DP
A1	B5	B50（21）	Cw1	Dw1	DR1	DQ1	DPw1
A2	B7	B51（5）	Cw2	Dw2	DR103	DQ2	DPw2
A203	B703	B5102	Cw3	Dw3	DR2	DQ3	DPw3
A210	B8	B5103	Cw4	Dw4	DR3	DQ4	DPw4
A3	B12	B52（5）	Cw5	Dw5	DR4	DQ5（1）	DPw5
A9	B13	B53	Cw6	Dw6	DR5	DQ6（1）	DPw6
A10	B14	B54（22）	Cw7	Dw7	DR6	DQ7（3）	
A11	B15	B55（22）	Cw8	Dw8	DR7	DQ8（3）	
A19	B16	B56（22）	Cw9	Dw9	DR8	DQ9（3）	
A23（9）	B17	B57（17）	Cw10（w3）	Dw10	DR9		
A24（9）	B18	B58（17）		Dw11（w7）	DR10		
A2403	B21	B59		Dw12	DR11（5）		
A25（10）	B22	B60（40）		Dw13	DR12（5）		
A26（10）	B27	B61（40）		Dw14	DR13（6）		
A28	B2708	B62（15）		Dw15	DR14（6）		
A29（19）	B35	B63（15）		Dw16	DR1403		
A30（19）	B37	B64（14）		Dw17（w7）	DR1404		
A31（19）	B38（16）	B65（14）		Dw18（w6）	DR15（2）		
A32（19）	B39（16）	B67		Dw19（w6）	DR16（2）		
A33（19）	B3901	B70		Dw20	DR17（3）		
A34（10）	B3902	B71（70）		Dw21	DR18（3）		
A36	B40	B72（70）		Dw22			
A43	B4005	B73		Dw23	DR51		
A66（10）	B41	B75（15）		Dw24	DR52		
A68（28）	B42	B76（15）		Dw25	DR53		
A69（28）	B44（12）	B77（15）		Dw26			
A74（19）	B45（12）	B78					
A80	B46	B81					
	B47	Bw4					
	B48	Bw6					
	B49（21）						

　　目前研究已经证实，控制机体免疫应答能力与调节功能的基因（immune response gene，Ir gene）也存在于 MHC 内。因此，MHC 不仅与移植排斥反应有关，也广泛参与免疫应答的诱导与调节。

二、次要组织相容性抗原

次要组织相容性抗原（mH 抗原）是指能引起较弱排斥反应的移植抗原，主要分布于机体组织细胞表面。mH 抗原主要包括性别相关 mH 抗原和常染色体编码的 mH 抗原。由于 mH 抗原的存在，即使是在 HLA 完全相同的供、受者之间进行移植，仍可发生程度较弱、较缓慢的排斥反应，尤其是 GVHR。

mH 抗原诱导的急性排斥反应的主要特点如下：

1. mH 抗原以 MHC 限制方式被细胞毒性 T（CTL）细胞及辅助性 T（Th）细胞识别，而不能被 T 细胞直接识别。

2. 不同类型的 mH 抗原能够被不同类型的 MHC 分子提呈。

3. 不同 mH 抗原分子结构不同，其与特定的 MHC 分子结合的能力也不同。

4. 单个 mH 抗原不符也可引起类似于 MHC 抗原不符所致的急性排斥反应。

供、受者之间 MHC 抗原或 mH 抗原不同，均能引起针对移植物的免疫排斥反应。在非致敏的移植患者中，只要供、受者的 MHC 相容，急性排斥反应仍然能够避免或延迟发生。但是，在骨髓移植中，即使是 HLA 完全相同的同胞之间，由于 mH 抗原的差异仍可引起急性排斥反应或 GVHR。

三、ABO 血型抗原

ABO 血型作为糖类抗原，是最重要的红细胞血型抗原系统，涉及的抗原有三种：H 抗原、A 抗原和 B 抗原。根据人类红细胞表面所含 A、B 抗原的不同，人类血型分为 A、B、AB 和 O 四种血型。A 型和 B 型红细胞上分别有 A 抗原和 B 抗原；AB 型红细胞上有 A、B 两种抗原；O 型红细胞上不含 A、B 抗原，但含有 A、B 抗原的前体物质——H 抗原。H、A、B 三种抗原来自共同的寡糖前体 Galβ-GlcNAc-R，这也是异种移植超急性排斥抗原得以形成的基本结构。同一人血清中不含与本人血清抗原相应的抗体。A 血型人血清中含有抗 B 抗体，B 血型人血清中含有抗 A 抗体，AB 血型人血清中既无抗 A 抗体，又无抗 B 抗体，O 血型人血清中既有抗 A 抗体又有抗 B 抗体。在器官移植的过程中，带有血型抗原的红细胞一旦进入血型不相容的受者体内，抗体即可与之结合，通过激活补体系统而引起血管内皮细胞和红细胞的损伤，血管内凝血，导致超急性排斥反应。不仅发生溶血，还会危及移植物的存活。ABO 血型抗原是一种同种异基因超急性排斥抗原，移植术前严格的 ABO 血型抗原和抗体交叉配对实验是必需的，可以避免因 ABO 血型抗原不同而导致的排斥反应。

四、组织特异性抗原

组织特异性抗原指特异性表达于某一器官、组织或细胞表面的抗原。在多细胞生物个体中，由于生物学功能不同，不同的组织器官都具有与其他组织器官相区别的特征。组成器官的细胞生物学功能及特征的不同决定了组织细胞特异性的存在。组织特异性主要表现在细胞表面抗原分子的特异性，所有器官组织细胞表面抗原分子的种类、数量及结构都有别于其他组织细胞，这导致了不同器官组织细胞的抗原性不同，在移植免疫中引起的免疫排斥的难易程度、强弱程度及持续时间都有差异，同时组织特异性抗原的存在也是对不同种类生物学特性的细胞进行分选的免疫学依据。

由于组织特异性抗原的存在，在同种异体组织器官移植中，不同种组织器官发生免疫排斥反应的强弱程度也不同，发生排序反应的强弱顺序：皮肤＞肾＞心脏＞胰腺＞肝。这是由于不同组织特异性抗原的免疫原性强弱不同。

第三节　同种异体移植物的免疫应答反应

一、移植物抗原的识别、加工提呈与淋巴细胞的激活

（一）抗原提呈细胞

抗原提呈细胞（antigen-presenting cell，APC）是指能够摄取、加工处理抗原，并将处理过的抗原提呈给 T、B 细胞的一类免疫细胞。APC 主要包括单核/巨噬细胞、树突状细胞（dendritic cell，DC）、B 细胞及内皮细胞、肿瘤细胞、病毒感染的靶细胞等，其中以 DC 的抗原提呈能力最强。

机体内所有的有核细胞均表达 MHC 分子，根据表达 MHC-I 类分子和 MHC-II 类分子的不同，又分为 MHC-I 类分子表达细胞和 MHC-II 类分子表达细胞。表达 MHC-I 类分子的细胞可以将自身抗原进行降解并形成 MHC-I 类分子抗原复合物，CD8$^+$T 细胞可以识别 MHC-I 类分子抗原复合物并被激活，并对细胞产生杀伤清除作用。MHC-I 类分子抗原复合物主要表达于病毒感染细胞或肿瘤细胞。表达 MHC-II 类分子的细胞可以摄取外来抗原，并加工形成 MHC-II 类分子抗原复合物提呈给 CD4$^+$T 细胞，CD4$^+$T 细胞被激活并激活细胞免疫和体液免疫反应，对相应的外来抗原进行破坏清除。根据是否表达 MHC-II 类分子，可以将 APC 分为专职 APC 和非专职 APC。专职 APC 主要包括 DC、单核/巨噬细胞和 B 细胞。非专职 APC 主要包括血管内皮细胞、各种上皮细胞和间质细胞、皮肤角质形成细胞和成纤维细胞及活化的 T 细胞等。非专职 APC 可以参与炎症反应和某些自身免疫病的发生与发展。

（二）抗原的识别和加工

在同种异体移植的免疫应答过程中，移植抗原主要是指主要组织相容性抗原。根据抗原性的强弱及引起免疫排斥反应的强弱又可分为主要组织相容性抗原（MHC 抗原）和次要组织相容性抗原（mH 抗原）两大类。根据移植抗原的识别与提呈机制的不同可以分为直接识别（direct recognition）和间接识别（indirect recognition）。

1. 直接识别　指在免疫排斥的过程中，受者体内的反应性 T 细胞的 TCR 特异性识别供

者 APC 表面提呈的同种异型基因 MHC 分子或抗原肽 -MHC 分子复合物（pMHC），并被激活产生免疫应答，而无须经受者 APC 处理的抗原识别过程。

移植物的组织细胞一般表达 MHC-Ⅰ类分子，可以被受者的 T 细胞识别。但部分移植物中残留的白细胞（即过客白细胞，passenger leukocyte）或 APC 表面表达的 MHC-Ⅱ类分子抗原肽复合物也可以激活受者体内的 T 细胞，移植物血管与受者血管接通后，受者 T 细胞可进入移植物中，移植物内的供者过客白细胞（或 APC）也可进入受者血液循环或局部引流淋巴组织；由此，供者 APC 可与受者 T 细胞接触，前者直接将同种异体抗原提呈给后者，可不经过 APC 的抗原提呈作用，直接激活 T 细胞，导致排斥反应的发生。直接识别是发生免疫排斥反应的重要机制。

直接识别的特点：免疫排斥反应非常剧烈，供受者 MHC 分子单个氨基酸的差异即可引起排斥反应的发生；排斥反应发生快，因可以不经过抗原的加工过程即直接被 T 细胞识别并激活 T 细胞，所以直接识别所致的免疫排斥反应可以在较短的时间内发生。一般进入受者体内的供者白细胞及其表达的 MHC 抗原和 MHC 分子 - 抗原复合物有限，在器官移植急性排斥反应的中、晚期，以及慢性排斥中很少涉及直接识别途径，因此直接识别在急性排斥反应的早期起重要作用。

2. 间接识别　指供者移植物的 MHC 抗原经受者 APC 加工和处理后，以受者 MHC 分子 - 供者抗原肽复合物的形式提呈给受者 T 细胞，使之活化，并触发免疫排斥反应发生的抗原识别过程。

间接识别机制：供者的同种异基因抗原从移植物的细胞上脱落后，被受者 APC 摄取、加工和处理，并以受者 APC 表面 MHC- 供者抗原肽复合物的形式提呈给受者的 T 细胞，受者 T 细胞的 TCR 特异性识别由受者 APC 提呈的同种异型 MHC 分子相关肽，从而启动受者 CD4$^+$ T 细胞的活化与增殖，导致排斥反应的发生。

间接识别也是移植排斥反应的重要机制。在急性排斥反应早期，间接识别与直接识别机制协同发挥作用；在急性排斥反应中、晚期和慢性排斥反应中，间接识别机制起更为重要的作用。

（三）淋巴细胞的激活

1. T 细胞的激活　T 细胞通过 TCR 识别 MHC- 抗原肽复合物，导致 T 细胞的激活、增殖与分化，在整个过程中受多种信号的激活和调节，根据阶段不同可以分为 3 种。第一信号：抗原识别；第二信号：激活信号；第三信号：增殖信号。

（1）T 细胞激活的第一信号：抗原的识别。T 细胞抗原识别信号主要由 TCR/CD3 复合体传递。当 T 细胞的 TCR 与特异性的 MHC- 抗原肽复合物结合时，细胞膜表面的 TCR 及其他参与 T 细胞激活的跨膜分子，如 CD3、CD4 或 CD8、CD45 等相互聚拢成簇，使与之相连的非受体型蛋白酪氨酸激酶（protein-tyrosine kinase，PTK）磷酸化而激活，被激活的 PTK 迅速作用于 CD3 分子胞质段的免疫受体酪氨酸活化基序（immune-receptor tyrosine-based activation motif，ITAM），使 ITAM 磷酸化。磷酸化的 ITAM 迅速募集胞质中的各种蛋白激酶和信号分子，并将识别信号进一步传递下去。

T 细胞识别信号转导的主要途径有磷脂酰肌醇途径（phosphatidylinositol pathway）和丝

裂原活化蛋白激酶（mitogen activated protein kinase，MAPK）相关途径。

1）磷脂酰肌醇途径：在磷脂酰肌醇信号通路中胞外信号分子与细胞表面受体结合，激活磷脂酶 C 的 γ 链（PLC-γ），使 4，5- 二磷酸磷脂酰肌醇（PIP2）水解为 1，4，5- 三磷酸肌醇（IP3）和二酰甘油（DG）两个第二信使，胞外信号转换为胞内信号，这一信号系统也称为"双信使系统"。

胞膜内侧形成的 IP3 迅速向胞质内扩散，激活内质网上的 IP3 配体门控钙通道，开启钙通道，使胞质内 Ca^{2+} 浓度升高。激活各类依赖 Ca^{2+} 的蛋白，并将信号进一步向细胞核内传递。

DG 可活化蛋白激酶 C（protein kinase C，PKC）。正常情况下，PKC 以非活性形式分布于细胞质中，当细胞接受刺激时，产生 IP3，使 Ca^{2+} 浓度升高，PKC 即转位到质膜内表面，被 DG 活化。活化的 PKC 可以使蛋白质的丝氨酸 / 苏氨酸残基磷酸化，通过调节转录因子 NF-κB 的活性调节细胞核内相关基因的转录。

2）MAPK 途径：MAPK 级联激活是多种信号通路的中心，是接收膜受体转换与传递的信号，并将信号转导至细胞核内的重要分子，在细胞增殖相关信号通路中具有关键作用。T 细胞识别 MHC- 抗原肽复合物后，胞质内处于静止状态的 MAPK 在信号分子的作用下被激活，并发生逐级磷酸化反应，激活 ERK、JNK 等信号转导分子，并进一步将信号传递至细胞核内，介导细胞的活化、增殖与凋亡等生物学活动。

（2）T 细胞激活的第二信号：激活信号。T 细胞的激活主要是激活信号和抑制信号双重作用的结果。通常 T 细胞的激活信号主要是 B7-CD28 信号，主要向 T 细胞内传递正向的活化信号。B7 主要表达于 APC 表面，分为 B7-1（CD80）和 B7-2（CD86），CD28 主要表达于 T 细胞表面。当 T 细胞表面的 TCR/CD3 与 APC 表面的 MHC- 抗原肽复合物结合时，激活了 PTK。活化的 PTK 同时促进 APC 表面的 B7 分子与 T 细胞表面的 CD28 分子的结合，B7-CD28 可以启动 T 细胞活化的第二信号，促进 T 细胞的激活与增殖。在 T 细胞活化的同时还表达细胞毒性 T 细胞抗原 4（CTLA-4，CD125）分子，CTLA-4 也可以与 APC 表面的 B7 结合，然而 B7-CTLA-4 可以传递针对 T 细胞活化的负调控信号，抑制 T 细胞活化，对 T 细胞活化具有负反馈作用。因此，T 细胞的活化实际上是正向激活信号与负向抑制信号综合作用的结果，既促进了 T 细胞的激活，同时又防止了 T 细胞的过度激活。

（3）T 细胞激活的第三信号：增殖信号。白细胞介素 -2（interleukin-2，IL-2），又名 T 细胞生长因子（T cell growth factor，TCRF）。主要由活化的 CD4+ Th1 细胞产生，具有广泛的生物活性，可促进 Th0 和 CTL 的增殖，故为调控免疫应答的重要因子。T 细胞在接受第一和第二信号的刺激后，可于 1 ~ 2 小时内开始分泌 IL-2 并同时表达 IL-2 受体。IL-2 通过这种自分泌的形式作用于激活的 T 细胞，促进激活的 T 细胞大量增殖。环孢素、他克莫司等免疫抑制剂可以抑制 IL-2 的活性和生成。

2. B 细胞的激活　与抗体的产生，介导特异性体液免疫应答有关。初始 B 细胞在遇到相应抗原时，表面的 BCR 可以识别并与抗原结合，启动 B 细胞的激活信号转导，引起 B 细胞的激活、增殖，并分化为浆细胞和记忆性 B 细胞。浆细胞可以产生针对特定抗原的特异性抗体，对相应抗原进行清除。当特异性抗原再次进入机体时，特异性的记忆细胞迅速被激活，增殖分化为浆细胞并产生大量抗体，清除抗原。

刺激B细胞激活的抗原根据是否需要Th细胞的参与，可分为T细胞依赖抗原（T-dependent antigen，TD抗原）和非T细胞依赖抗原（T-independent antigen，TI抗原）。TD抗原同时含有T细胞表位和B细胞表位，TI抗原只含有B细胞表位，两种抗原介导的免疫应答机制及其强度有所差异。

（1）B细胞对抗原的识别：B细胞通过BCR可以直接识别抗原的抗原表位，并通过多种抗原识别和信号转导辅助分子促进激活信号的转导，包括BCR-Igα/Igβ、CD21、CD19及CD81等辅助分子。TI分子可以直接作用于B细胞，引起大量相关辅助分子的聚集，直接导致B细胞的激活。然而TD分子聚集相关辅助分子的能力较弱，需要借助Th细胞的辅助才能提供足够的信号促进B细胞激活。BCR及辅助分子聚合后将信号转导至胞内，主要通过三条信号转导途径：磷脂酰肌醇途径、MAPK途径及磷脂酰肌醇3激酶途径。

1）磷脂酰肌醇途径：PTK可直接使膜结合磷脂酶C的γ链（PLCγ）发生磷酸化而激活，在磷脂酶C（PLC）的作用下，底物PIP2被水解为IP3、DAG。二者各自介导钙调磷酸酶和PKC参与通路激活相应转录因子，调控细胞基因的表达。

2）MAPK途径：与T细胞激活过程中的MAPK途径不同，在B细胞激活的过程中MAPK途径主要是Ras蛋白介导的信号转导途径。Ras和Rac与转接蛋白Grb2结合后，使鸟核苷酸置换因子（GEF）Vav游离并激活Rac，引发MAPK相关级联反应，进而调控基因的表达。

3）磷脂酰肌醇3激酶途径：PI3激酶可以活化磷脂酶C，进而活化转录因子NF-κB，调节细胞核内相关基因的表达。

（2）B细胞活化的第二信号：在抗原的识别过程中，通常T细胞和B细胞分别识别的是抗原的T细胞表位和B细胞表位。TI抗原只存在B细胞表位，可以直接激活B细胞而不需要Th细胞的辅助。而TD抗原同时具有T细胞表位和B细胞表位，在激活B细胞的过程中需要Th细胞的辅助。T细胞的TCR和B细胞的BCR分别结合于抗原的不同表位，同时T细胞能够提供促进B细胞激活的第二信号。

BCR和辅助分子交联抗原后启动B细胞活化的第一信号。与T细胞的活化相同，B细胞的活化也需要第二信号，若缺乏第二信号，B细胞将进入失能状态。而促进B细胞活化的第二信号通常由Th细胞提供，一般由Th2细胞提供。T-B细胞的相互作用既激活了Th细胞，同时也为B细胞的激活提供了第二信号。Th细胞为B细胞的激活提供的第二信号主要有CD40L（CD154）和IL-4。

1）活化的Th2细胞表达的CD40L（CD154）是B细胞激活过程中重要的第二信号。B细胞接受第一信号的刺激后，表面的CD40表达增加。活化的Th细胞表达的CD40L与B细胞表面的CD40相结合，向B细胞传递第二信号，促进B细胞的活化、增殖、抗体的产生及向记忆细胞的转化，同时还能够促进浆细胞产生抗体的类别转化，由亲和力较低的IgM抗体向亲和力高的IgG和IgA抗体转换。

2）活化的Th2细胞同时能够分泌IL-4作用于B细胞表面的IL-4受体，为B细胞的激活提供第二信号。同时Th2细胞还能够分泌IL-5、IL-6、IL-10、IL-13等细胞因子促进B

细胞的活化、增殖及抗体的产生。

由此可见，B 细胞活化的第一信号具有特异性，而第二信号是非特异性的。

在免疫排斥反应中，除了 T、B 细胞的激活外，还涉及许多细胞，免疫反应的发生是多种免疫细胞综合作用的结果，表 2-2 列出了免疫反应中主要淋巴细胞的种类及其功能。

表 2-2　淋巴细胞亚群及其功能

亚群	功能
辅助性 T 细胞（Th）	分泌细胞因子介导免疫应答
迟发型超敏反应 T 细胞（T_{DTH}）	介导迟发型超敏反应
细胞毒性 T 细胞	特异性杀伤靶细胞
抑制性 T 细胞	抑制免疫应答的活化
成熟的 B 细胞	抗原提呈，转化为浆细胞产生抗体，介导体液免疫
浆细胞	产生抗体
记忆 B 细胞	长期存活，再次接触抗原可快速分化为浆细胞产生抗体，介导体液免疫
K 细胞	杀伤抗体覆盖靶细胞
NK 细胞	在无抗体介导下杀伤病毒感染或癌变细胞

二、移植免疫耐受

免疫耐受是指机体的免疫系统在接触某种抗原性物质时表现出的一种特异性的免疫无应答或低应答状态，主要是指适应性免疫耐受。

（一）免疫耐受的形成条件

在下列情况下易形成免疫耐受。
1. 外来抗原具有与机体相同的抗原表位。
2. 免疫屏障部位的抗原。
3. 机体有免疫缺陷，淋巴细胞功能障碍。

（二）免疫耐受的类型

移植免疫耐受包括中枢耐受和外周耐受。

1. 中枢耐受　在中枢免疫器官胸腺和骨髓内，T 细胞和 B 细胞逐渐发育成熟，T 细胞、B 细胞的发育主要是其表面的 TCR、BCR，以及相关抗原识别辅助分子的发育成熟及筛选，在此过程中免疫系统能够筛选出能识别自身抗原的 T、B 细胞克隆，并将其清除，或使之处于无功能状态，防止自身细胞遭受免疫细胞的攻击，进而获得自身耐受。例如，T 细胞在胸腺内发育的过程中，要经过阳性选择和阴性选择，将能够识别自身抗原的 T 细胞克隆清除。B 细胞在骨髓内发育时，经过阴性选择将自身反应性 B 细胞克隆清除或使之处于无反应状态。因此，在器官移植的过程中，如供体的相关抗原能够进入中枢免疫器官，则发育中的 T、B 细胞也会将其视为自身抗原而发生中枢耐受。

2.外周耐受 是指在外周免疫器官，如脾、淋巴、扁桃体等，成熟的T、B细胞遇到自身或外源性抗原时形成的免疫无反应或反应低下的状态。其发生机制如下。

（1）克隆抑制（clone suppression）：是指在某些情况下，机体内的反应性T、B细胞表达正常TCR和BCR，具有正常的特异性识别外来抗原的能力，但识别抗原后缺乏活化信号（第二信号），导致T、B细胞虽能正常特异性识别抗原却无法激活的状态。例如，成熟的T细胞识别MHC-抗原肽分子后却不能合成IL-2，缺乏IL-2，T细胞将不能正常地分化和增殖为效应T细胞，处于无反应状态；成熟B细胞的BCR识别抗原后缺乏Th细胞辅助作用，也不能激活分化和增殖为浆细胞和记忆细胞，处于无反应状态。

（2）克隆忽略（clone ignorance）：是指体内表达某些抗原，然而免疫细胞却对其表现出无反应性。例如，体内免疫屏障，如眼球、胸腺、胎盘等，其内某些表达量极少的抗原也会表现为被免疫系统忽略的状态。然而当这种免疫忽略被打破以后，便会引起自身免疫病的发生。

（3）诱导凋亡：常见的有活化诱导的细胞死亡（AICD），是指在T、B细胞活化过程中，通过细胞之间的Fas（CD95）和FasL（CD178）的相互作用，诱导细胞发生凋亡，使过度激活的T细胞、B细胞或自身反应性T、B细胞被清除。

（4）免疫调节：是指抗原特异性的T、B细胞在参与免疫反应的过程中，体内的免疫调节细胞（如调节性T细胞）可以调节效应细胞的功能。Treg通过下调效应细胞和APC的功能、细胞因子的合成、共刺激分子的表达及效应细胞的增殖，抑制免疫反应，导致局部免疫耐受的形成。

第四节 免疫排斥反应的分类、发生机制、临床表现和诊断方法

一、免疫排斥反应的分类及特点

在同种异体移植中，根据排斥反应的发生机制不同可以分为两种基本类型：宿主抗移植物反应（HVGR）和移植物抗宿主反应（GVHR），临床上以HVGR最常见。根据发生的时间、速度和临床表现，HVGR又可分为4种类型：超急性排斥反应、加速性排斥反应、急性排斥反应、慢性排斥反应。

1.宿主抗移植物反应（HVGR）

（1）超急性排斥反应（HAR）：是发生在移植物与受者血管接通后数分钟到数小时内由抗体介导的不可逆的体液反应。也可见于移植24小时后，但通常发生于48小时内。发生在24小时内的超急性排斥反应又称经典超急性排斥反应（classical HAR）；24小时后的又称延迟超急性排斥反应（delayed HAR）。

（2）加速性排斥反应：是介于超急性排斥反应和急性排斥反应之间的一种排斥反应，主要发生于器官移植后1周以内，一旦发生，进展迅速。主要表现为器官移植功能恢复后，

突然发生的移植物肿胀压痛，功能迅速减退，并伴有发热、寒战等全身症状。

（3）急性排斥反应：是排斥反应最常见的一种类型，多发生在移植后数周至数月内，发生迅速，术后3个月逐渐减弱，但可以反复发作。

（4）慢性排斥反应：一般发生于移植后数月甚至数年，病程进展缓慢，具有隐匿性，主要表现为移植器官的进行性功能减退直至丧失。

急性排斥反应与慢性排斥反应并非简单的发生时间不同。器官移植后，机体免疫系统能够识别供体的抗原并发生应答，这种应答主要通过细胞免疫和体液免疫实现。

急性排斥反应最早可发生于移植后1周，此时淋巴细胞已经浸润至移植物的间质或血管周围，移植物表面的抗原被识别为外来或非己分子。即使是器官移植1年以后，也有发生急性排斥的可能。严重的急性排斥反应需要增加免疫抑制的强度。

慢性排斥反应通常由体液反应引起，机体内针对移植物抗原的抗体作用于移植物血管，引起移植物血管病变。例如，心脏移植术后的动脉粥样硬化、肺移植后的阻塞性支气管炎、肾移植后肾动脉狭窄、肝移植后胆道无功能等。

此外，急性排斥反应和慢性排斥反应的预后也有所不同。若能及时诊断和及早治疗，绝大多数患者的急性排斥反应都能被控制，并得到逆转；而慢性排斥反应虽病程缓慢，但治疗效果不佳，约有50%患者的移植物会在1年内完全失去功能。

2. 移植物抗宿主排斥反应（GVHR）　多发生于同种骨髓移植者，也可见于肝、脾、胸腺和小肠等富含淋巴细胞的器官组织移植中，免疫缺陷者或大量使用免疫抑制剂的个体接受大量输血时也可发生。

根据发生的时间和病理改变，GVHR也可以分为急性GVHR与慢性GVHR。

（1）急性GVHR：多见，最早发生于移植后1周，常见于3～4周，一般发生于移植后3个月内。

（2）慢性GVHR：多见于移植3个月后，常由急性型转化而来。

3. 异种移植排斥反应（xenotransplantation rejection）　指不同种属之间进行器官、组织或细胞移植，免疫系统产生的对移植物的攻击破坏反应，主要包括超急性排斥反应、急性血管性排斥反应（acute vascular rejection，AVR）、急性细胞性排斥反应（acute cellular rejection，ACR）和慢性排斥反应。无论是哪种类型的排斥反应，都是由于供受体之间主要组织相容性抗原基因背景不同导致免疫系统的激活，引起移植物及受体器官组织损伤的免疫反应过程。

二、免疫排斥反应的发生机制

（一）宿主抗移植物反应和移植物抗宿主反应

1. 宿主抗移植物排斥反应

（1）超急性排斥反应发生的主要原因是受者体内存在抗供者淋巴细胞的细胞毒抗体，引起Ⅲ型超敏反应。HAR的发生常见于下列情况：①ABO血型不符；②有多次妊娠、反复输血、血液透析或再次移植等病史的受者，体内存在抗 HLA 抗体；③移植物保存或处理不当等其他原因。

（2）加速排斥反应也是一种体液免疫介导的排斥反应，主要是由于受者体内存在少量针对供体抗原的抗体或记忆性 B 细胞，并可检测到抗供者 MHC 及血管内皮细胞的相应抗体。抗体激活移植物血管的内皮细胞，内皮细胞表面的黏附分子大量增加并产生大量细胞因子，调节炎症细胞的黏附与渗出，导致移植物血管炎症的发生及血栓的形成。引起移植物的弥漫性炎症反应，导致其功能迅速减退，最终衰竭。

（3）急性排斥反应是排斥反应最常见的一种类型，多发生在移植后数周至数月，发生迅速，术后 3 个月逐渐减弱，但可以反复发作。急性排斥反应是一种细胞及体液免疫同时参与的免疫反应。细胞免疫的中心环节就是 CD4$^+$ T 细胞的激活。急性排斥发生的早晚和反应的轻重与供受者 HLA 相容程度有直接的关系，相容性高则反应发生晚、症状轻，有些可迟至移植后 2 年才出现。

（4）慢性排斥反应主要表现为进行性移植器官的功能减退直至丧失，主要是由于供受者 HLA 不和所致，为免疫和非免疫作用共同作用的结果，免疫过程主要由细胞免疫和体液免疫共同参与。

2. 移植物抗宿主排斥反应　常见于同种骨髓移植者，由于免疫缺陷或大量使用免疫抑制剂，患者的免疫状态极度低下，而移植物中丰富的免疫活性细胞将受者细胞视为非己抗原，对其发生免疫应答；移植物中的 T 细胞在受者淋巴组织中增殖并产生一系列损伤性效应，攻击受者全身的器官或组织，导致宿主器官损伤的免疫反应。

移植物抗宿主排斥反应主要发生在下列情况：供受者 HLA 基因背景不同；移植物中包含一定数量的免疫活性细胞，尤其是 T 细胞；受者免疫系统功能低下，无法有效清除移植物中的免疫细胞。

（二）细胞介导的排斥反应和抗体介导的排斥反应

根据排斥反应的参与组分不同又可以分为细胞免疫介导的排斥反应和抗体介导的排斥反应。移植免疫排斥反应的过程是细胞免疫和体液免疫综合作用的结果。

1. 细胞免疫介导的排斥反应　细胞免疫在急性免疫排斥反应的发生发展过程中起主导作用。研究证实，T 细胞介导的迟发型超敏反应与细胞毒作用对移植物的排斥起重要作用。移植物中残留的供体淋巴细胞（过路淋巴细胞）和抗原提呈细胞（APC）具有丰富的 HLA-Ⅰ和Ⅱ类抗原，是诱发排斥反应的主要抗原。在移植物植入受体后，随着移植物的血液循环重建，供体移植物的 HLA-Ⅰ和Ⅱ类抗原暴露于受者的免疫系统，受者的免疫细胞识别外来抗原后，即可引发下述一系列免疫反应。

（1）CD8$^+$ 细胞毒性 T 细胞前体细胞具有 HLA-Ⅰ受体，与供者 HLA-Ⅰ类抗原结合后活化增殖为成熟的细胞毒性 T 细胞，通过直接作用和释放细胞因子对移植物产生攻击效应。

（2）CD4$^+$ T 辅助（Th）细胞识别供体的 HLA-Ⅱ类抗原，促使移植物中 APC 释放 IL-1。IL-1 可促进 Th 细胞增殖和释放 IL-2，IL-2 可进一步促进 Th 细胞增殖并为细胞毒性 T 细胞的分化提供辅助信号；除了 IL-2，Th 细胞还能产生 IL-4、IL-5，促进 B 细胞分化并产生抗移植物的抗体，参与移植排斥反应；此外，与迟发型变态反应相伴随的血管损害、组织缺血及巨噬细胞介导的破坏作用也是移植物损伤的重要机制。表2-3列出了常见的与移植排斥相关的细胞因子。

表2-3　与移植排斥相关的细胞因子

细胞因子	生物学作用
IL-1αβ	增强B细胞和T细胞的活性，诱导发热，诱导急性期反应，诱导成纤维细胞增殖
IL-2	诱导T细胞、B细胞和NK细胞生长、分化
IL-4	T细胞和B细胞生长因子
IL-5	刺激嗜酸粒细胞的增长和分化、B细胞的增殖
IL-6	促进B细胞的分化
IL-8	促进中性粒细胞趋化
IL-9	刺激T细胞
IL-10	抑制抗原提呈和INF-γ的产生
IL-12	促进INF-γ的合成
IL-13	抑制IL-1、TNF、IL-6、IL-8的产生，促进INF-γ的生成
TNF	刺激成纤维细胞、巨噬细胞、中性粒细胞
INF-γ	活化巨噬细胞，诱导HLA-Ⅰ类和Ⅱ类分子
TGF-β	抑制T细胞和B细胞的增殖，抑制巨噬细胞的活化，刺激成纤维因子的生成
RANTES	单核细胞和T细胞的活化诱导物和激活剂
MIP-1αβ	单核细胞和T细胞的活化诱导物和激活剂（巨噬细胞炎性蛋白）

2. 抗体介导的排斥反应　体液免疫在移植免疫排斥反应过程中同样发挥着重要作用，尤其在超急性排斥反应和慢性排斥反应发生发展过程中起主导作用。

（1）在体内存在HLA抗体的患者，接受器官移植手术后，循环抗体与移植物血管内皮表达的HLA分子结合，诱发Ⅱ型变态反应，引起血管内皮受损，导致血管壁的炎症、血栓形成和组织坏死。这种情况多见于多次妊娠、多次输血、人工透析或感染过某些与供者HLA有交叉反应的细菌或病毒的患者。

（2）在体内无HLA抗体的患者，器官移植术后，随着T细胞介导的排斥反应的形成，可产生抗HLA抗体，此抗体会引起移植后接受免疫抑制治疗的患者发生晚期急性排斥反应。另外，免疫抑制剂的治疗虽能在一定程度上抑制T细胞反应，但抗体仍可产生，并能通过补体介导的细胞毒性效应（CMC）、抗体介导的细胞毒性效应（ADCC）和抗原抗体免疫复合物形成等方式引起移植物损害。

此外，抗原抗体复合物可以激活补体，而补体在序列活化过程中释放出的一些递质及水解片段可直接破坏移植物，而这些有一定体积的可溶性抗原抗体复合物沉积在移植物血管的基底膜上，与补体结合可造成移植物损伤，这些过程都有补体的生成与消耗。在同种异体器官移植中，补体与缺血再灌注损伤及急性体液性排斥反应之间的关系亦非常密切。

三、免疫排斥反应的临床表现

临床器官移植中，急、慢性排斥反应较多见，但临床表现各有不同。急性排斥反应多表现为移植物肿大和疼痛，而慢性移植排斥则症状不明显。

1. 宿主抗移植物排斥反应

（1）超急性排斥反应：坏死性血管炎表现，移植物颜色由正常逐渐变为暗红、青紫、体积变大，质地变软，功能逐渐丧失，同时患者伴有高热、寒战、移植区剧烈疼痛等全身症状。超急性排斥反应发生迅速，反应剧烈，病理过程不可逆转；一旦发生，需立即切除移植物，否则会导致受者死亡。术前确切的 ABO 及 Rh 血型检查和交叉配合试验，往往可以避免超急性排斥反应的发生。

（2）加速性排斥反应：主要表现为器官移植功能恢复后，突然发生的移植物肿胀压痛，功能迅速减退，并伴有发热、寒战等全身症状。

病理改变：移植物内皮细胞表面的黏附分子大量增加并产生大量细胞因子，调节炎症细胞的黏附与渗出，导致移植物血管炎症的发生及血栓的形成。引起移植物的弥漫性炎症反应，导致功能迅速减退，最终衰竭。

（3）急性排斥反应：临床表现为突发的寒战、高热，移植物肿胀、功能减退、局部胀痛；病理特点是移植物实质和小血管壁以单核细胞为主的细胞浸润、间质水肿与血管损害，后期在大动脉壁上有急性纤维素样炎症。

（4）慢性排斥反应：一般发生于移植后数月甚至数年，病程进展缓慢，具有隐匿性，主要表现为进行性移植器官的功能减退直至丧失；病理特点是实质的萎缩、纤维化，间质的水肿及炎症细胞的浸润。移植物血管内膜的明显增厚纤维化，大量炎症细胞的浸润，典型的血管内膜呈向心性增厚，血管腔狭窄，也称为移植物血管病变（graft vasculopathy）。

2. 移植物抗宿主排斥反应

（1）急性 GVHR 多见，临床表现：患者出现肝脾大、高热、皮疹、腹泻及肝功能下降等症状。本型病程可逆，但死亡率较高，迁延不愈可转化为慢性 GVHR。

（2）慢性 GVHR 常由急性型转来，主要表现为患者全身消瘦，多个器官损害，以皮肤和黏膜变化最突出，受损器官功能进行性下降，器官萎缩和纤维化，患者多死于严重感染或恶病质。

GVHR 以预防为主，合理的免疫抑制剂的使用可以阻止其发生与发展。

四、免疫排斥反应的诊断方法

在器官移植中，移植术后的免疫检测极其重要，决定器官移植术的成败。早期发现和诊断排斥反应，对于采取防治措施及调整免疫抑制剂治疗方案具有重要指导意义。

器官移植术后免疫排斥反应的诊断主要依靠症状和体征、辅助检查、移植物功能状态及实验室检测等综合指标。超急性排斥反应很容易诊断，急性排斥反应和 GVHR 的临床表现较明显，慢性排斥反应多无典型临床表现。移植器官的功能测定根据移植物不同而异，多需做大量的生化测定和血液学指标检查，某些辅助检查如 B 型超声和彩色多普勒等对了解移植器官的形态、血管通畅性和血流量等有一定的参考价值。免疫监测是在排斥反应发生之前检查受者体内参与反应的免疫细胞及某些免疫分子的变化，对判断患者是否会出现排斥反应有重要的参考意义。

（叶　平）

参 考 文 献

龚非力 . 2009. 医学免疫学 . 第 3 版 . 北京：科学出版社 .

李幼平 . 2006. 移植免疫生物学 . 北京：高等教育出版社 .

Alpdogan O，van den Brink MR. 2012. Immune tolerance and transplantation. Semin Oncol，39（6）：629-642.

Chinen J，Buckley RH. 2010. Transplantation immunology：Solid organ and bone marrow. J Allergy Clin Immunol，125（2 Suppl 2）：S324-335.

Murphy K. 2012. Janeway's Immunobiology. 8th ed. New York：Garland Science.

Moll S，Pascual M. 2005. Humoral rejection of organ allografts. Am J Transplant，5（11）：2611-2618.

The MHC Sequencing Consortium. 1999. Complete sequence and gene map of a human major histocompatibility complex. Nature，28；401（6756）：921-923.

第三章　供体器官的切取与保存

第一节　供体器官的选择与切取

　　器官移植的最终目的是将一个有活力的器官移植到受者体内并使其在移植后发挥正常功能。器官切取与器官灌洗是保证移植手术成功的首要关键步骤。围绕这一目的，科学、合理、迅速地切取供者器官并予以良好保存，使离体缺血的器官最大限度地保持活力，是移植的基本前提。

　　随着移植器官种类的增加，以及等待移植者数量的迅速增加，供移植的器官日益短缺。在切取器官时尽量采用多器官联合灌洗切取，是保证供移植器官质量和减少器官浪费的最佳途径，这就需要多个手术组相互协调和密切配合，保证各个器官的质量。供者一般分为有心跳的脑死亡和无心跳的心脏死亡两种情况，因此对尸体供者器官的切取方式也有不同。

　　因为在各个器官移植的章节中将详细介绍各个器官选择和切取的具体要求和操作程序，故本章着重介绍多器官联合灌洗和切取。

一、脑死亡供者的器官选择与切取

　　脑死亡供者，常需要同时作为多个器官的供者，所以在器官切取时各移植小组要紧密协作，保证每个器官都获得良好的保护。诊断为脑死亡后，由于尚存在有效的血液循环，短时间内不会出现器官缺血损伤，切取器官可以在手术室内从容进行，手术中还可以适当补充血容量以维持血液循环。在脑死亡供者治疗期间和器官切取时，应尽量维持供者的血流动力学和电解质等内环境稳定。供者在气管插管、人工呼吸机辅助通气的状态下进行手术，部分脑死亡供者可能已行气管切开，要避免污染。低血压、低体温和电解质紊乱是最常见的问题，一旦无法维持标准脑死亡供者的基本条件，就应立即更改切取方式。

　　平卧位，常规消毒和铺巾，前胸正中切口，与腹部切口相连。电锯纵行锯开胸骨，用撑开器撑开，纵行切开心包及两侧胸膜后，先肉眼观察心脏外观、大小，以及左右心室的活动情况有无异常。供者腹部采用大十字切口，上至剑突，下至耻骨联合，横切口位于脐上。首先彻底探查腹腔，以排除腹腔肿瘤、结核等。然后仔细探查肝、肾及其他需要切取的器官，确认器官的大小、颜色、质地均正常，肝脏有无严重脂肪肝、肝硬化或肿瘤等。随后将所需器官逐一游离，游离器官的顺序为由浅至深，依次为小肠、肾、胰腺及脾、肝。在确定心脏无异常后，静脉内注射肝素快速实现全身肝素化，游离上下腔静脉和主肺动脉。升主动脉远端游离至无名动脉起始处，肺动脉游离至左右肺动脉分叉，上腔静脉游离至无名静脉汇入口处，下腔静脉游离至膈肌，上下腔静脉均需套阻断带。在升主动脉近端插入心脏停搏液灌注针并固定。需要切取肺者在其肺动脉总干中插入一根肺动脉冲洗导管。肺完全解剖游离，在肺处于充气状态下夹闭气管，终止机械通气。待腹部器官切取肝移植小组腹部器官游离完成后，阻断上下腔静脉，待心脏跳动数个心动周期心脏排空后，阻断升主动脉，灌注心脏停搏液，切开下腔静脉和左侧肺静脉减压，心脏表面用大量冰屑降温。

上述全部所需器官游离完成后，即可进行主动脉插管行原位低温灌注。灌洗时，以血管钳先阻断升主动脉远端，近心端插入粗针头做冷停跳液灌注，肺动脉则插入针头灌注器官保存液灌洗肺部；左心耳上剪开小口供心肺灌洗液流出。腹腔器官灌洗是经腹主动脉插管与门静脉同时开始灌入冷的器官保存液，下腔静脉插管可将血液及灌入的器官保存液、心脏冷停跳液全部引出至手术台下。灌洗近结束时准备器官整块切取，先将肺充气，于肺动脉上缘切断气管并将近心端缝合，然后切断主动脉及上下腔静脉，游离肺和气管与周围组织及纵隔之间的粘连，整块切下供者心肺。腹腔器官的切取由上而下进行，先剪断供肠两端及附在胰头的十二指肠，将食管向左侧掀开，提起胸主动脉及肝上下腔静脉，在其后紧贴脊柱向下剪开腹主动脉与脊柱的粘连直至腹腔动脉末端，离断器官与供者之间尚存的所有粘连，所有器官即被整块取下，肝、肾和小肠等也可分别逐一切取。

劈离式肝移植尸体供肝的切取，可以切取后在体外劈离，也可以在体内劈离。原位劈离技术可以在供肝获取时将肝实质离断面彻底止血，使后台操作时间缩短，使不同移植中心间共享供肝成为可能。因为冷缺血期的缩短，减少了原发性失功能及无功能的发生率，增加了对高危受者行劈离式肝移植的机会。供肝切面始终处于灌流状态，胆瘘更容易发现，胆道并发症比体外劈离技术少。但是与体外劈离技术比较，原位劈离技术探查时间更长（通常需要比体外劈离延长 2 ~ 3 小时），外科技术要求更高。

原位劈离方式还可以先依活体肝移植手术方式获取左外叶，施行左外叶植入手术，扩大右半叶可以采用传统方式和其他器官一同摘取，更有效地分配人力及减少冷缺血时间。将器官分别置入无菌塑料袋内，然后再外套 1 ~ 2 层无菌塑料袋，将盛有供者器官的塑料袋置入盛满冰块的恒温箱内转运至受者手术室。各灌注器官的灌注液总量约为：心脏冷停跳液 1000ml，肺动脉灌注器官保存液 2000ml，腹主动脉器官保存液 3000ml，门静脉器官保存液 3000ml。供移植所需器官切取后，还要切取供者的一段或几段血管，通常切取供者髂血管（包括髂总、髂内和髂外动、静脉）、颈部血管（包括颈总、颈内，颈外动、静脉，以及锁骨下动、静脉），以备移植物（如肝、胰、小肠移植）植入时因血管重建吻合困难时搭桥或作为间置材料用。

二、心脏死亡供者的腹部器官选择与切取

由于脑死亡供者不能满足器官移植的需要，利用心脏死亡供者的机会越来越多。从心

脏死亡的供者切取器官，甚至也在探索从心脏死亡供者切取肺甚至心脏。

近来供者肝、肾在获得器官捐献的正式同意之后，热缺血时间不应超过 30 分钟，否则缺血可致实质细胞坏死，在移植后造成移植器官功能延迟恢复甚至无功能。与脑死亡不同，应首先采用原位冷灌注液灌注降低内部温度，缩短热缺血时间，然后分别游离和切取腹部器官。开腹后，经腹主动脉插入预先准备好的动脉灌注管，立即开始冷灌注液灌注。于下腔静脉末端插入一根塑料管引至手术台下用于引流残血与灌注液。分离肠系膜上静脉，插管行肝门静脉灌注。然后分别游离肝、胰腺和十二指肠或小肠，以及两侧肾等器官，随即整块切下。由于整块切取后各器官均以原有解剖结构联系在一起，各器官的血管利用尚未合理分配、各器官周围尚有大量多余组织、多条血管交通支需要结扎处理等原因，整块切取的器官需要逐一根据术式不同予以修整，保证供移植的血管和相应结构完整。

在人体重要器官中，由于特殊的解剖学特点，肺是耐热、耐缺血最强的器官，供肺可容忍的缺血时间为 60 ~ 90 分钟。当发生心搏骤停时，肺血管内血液的血氧饱和度仍保持在 70% ~ 100%，而气管内仍充满空气，若进行心肺复苏，则气道内可能为 100% 氧气。此外，肺组织不存在供肝保护研究中见到的过快纠正酸中毒加重细胞损伤的现象，说明肺对酸中毒有较强的耐受和自我调节能力，这可能也是肺耐热和耐缺血能力较强的一个原因。但是，长时间的热缺血肯定会对肺造成伤害，并受热缺血温度、肺充气状态、所采取的保护措施等诸多因素影响。处于不张状态的肺对热缺血的耐受力最差，如果采取保护性管理措施，则可延长缺血耐受时间。

在获得家属同意、等待专业人员取肺的时间里，应该采取更为积极有效的降温措施。近年来，肺表面冷却已经成为首选的尸体内供肺原位降温措施。肺表面冷却的实施方法比较简单，双侧胸腔内置管并注入 6 ~ 8℃低温生理盐水或其他灌洗液，使双肺完全浸在冷却液中，升温后的液体经胸腔引流管排出。

利用心脏死亡供肾和供肝的移植已取得相当大的成功，心脏停搏后供者的心脏用于移植是很困难的。如在宣布死亡后，应用体外膜肺氧合及其他特殊措施，包括放置主动脉球囊以防止冠状血管再灌注，或者给予利多卡因以阻止心功能恢复，恢复心脏灌注和心功能使心脏死亡供者的心脏能够被成功利用。但也带来了一个重要的伦理问题：一个潜在的供者在心跳停止后根据特定的医疗规范被宣布死亡后，如果心功能在非接触期后被有意恢复（即非自发性的），这就出现是否改变了死亡诊断的问题。供移植所需器官切取后，很重要的是还要切取供者的一段或几段血管，通常切取供者的髂血管，以备在移植物植入过程中因血管重建吻合困难时作为搭桥或间置材料延长血管。

将器官分别置入无菌塑料袋内，然后再外套 1 ~ 2 层无菌塑料袋，将盛有供者器官的塑料袋置入盛满冰块的恒温箱内转运至受者手术室。

三、活体供者器官的选择与切取

由于尸体器官来源严重短缺，在特殊需要和紧急情况下供移植器官可从活体供者身上切取，应该认识到这种器官的来源是迫不得已的一种选择，虽然从活体亲属切取的器官具有免疫学优势，以及术前可以充分准备等优点，但损害一个人的健康违背医学伦理学最基本的"不伤害原则"，此外还存在社会学等问题。所以必须把保证供者安全，维护供者权益放在首位。目前，除了可以切取活体供者一侧肾和部分肝外，也开展了活体节段小肠、胰腺及肺叶的切取供移植。

活体器官的切取在技术上的要求远比尸体供者器官切取要高得多，首先必须在术前评估切取器官的选择，如供肾的选择，双肾功能有差异时应该选择功能较差的一侧肾，以保证供者的安全。切取供肝时在保证供者安全的前提下，又要考虑切取的部分肝能够满足受者的需要，所以术前对切取的肝脏范围、体积必须精确评估。在某种情况下，如受者体重较大，供者体重较小时，还需要切取两位供者的肝脏移植给一位受者，施行双供肝移植。活体肺移植则常规需要两位供者分别切取左右各一叶肺，用于移植给一位受者。

切取活体器官也比外科切除病灶器官技术要求更高，为了切取的器官可供血管和其他管道的重建，还需要保留可供重建血管和管道的一定长度，创伤必然较大。与尸体器官切取的区别还有，切取的器官不能采用尸体器官切取在体内灌注的方式，要在切取后立即在体外灌注。为了缩短热缺血时间，切取前灌注装置必须准备完毕，器官切取后立即将切取的器官浸泡在冷保存液中进行血管灌注和必要的修整。除了明确供者在知情同意的基础上完全自愿捐赠部分器官以外，术前必须全面评估供者全身状况，预测切取部分器官对供者健康的影响。

第二节　器官保存

一、器官保存的基本原则和方法

器官移植手术的成功与否，以及移植器官的近、远期存活与功能都直接与器官保存的质量直接相关。而器官保存最基本的原则就是低温保存，低温可降低组织的新陈代谢，从而延长器官的保存时间并保证器官的质量。低温原则要贯穿整个保存过程，从器官切取开始，保存、转运、手术到器官移植成功，恢复血液再灌注结束。不同器官对低温要求不尽相同，一般为 0 ~ 4℃。

目前低温保存方式主要包括两种：单纯低温冷藏法和持续低温机械灌注法。两种方法各有优缺点，前者的优势是设备简易、花费少、技术操作相对简单，但不耐受较长时间的热缺血。后者则需要专用的灌注装置、设备费用高，且需专门技术人员操作，优点是在灌注期间有较多的监测指标，可保持脏器的活力，能耐受较长时间的热缺血和冷缺血时间。

（一）单纯低温灌注保存法

将中断血液供应的器官用一种特制低温（0 ~ 4℃）保存液，以一定高度重力（除心脏外器官）或一定灌注压力（心脏）灌入动脉系统或主动脉根部，使器官迅速、均匀地降温到 10℃以下，而灌注液的温度维持在 0 ~ 4℃。然后将供体器官浸泡在保存液内，直至器官修整和移植。目前采用的保存液大多为细胞内保存液，一般能够安全保存肾 30 ~ 36 小时、肝 16 ~ 30 小时、心脏 6 ~ 8 小时。表面冷却和动脉插管灌注降温相结合，器官中心降温更快，效果更好。表面冷却的降温速度明确与器官的大小有关，对于人类器官，尤其是肝和肾实质器官，仅依靠表面冷却达不到有效保存的目的。若表面冷却的器官加以冷灌注，器官的中心温度从 37℃ 降至 0℃ 所需的时间从 20 分钟缩短至 2 分钟。主动脉插管原位灌洗能在 3 ~ 5 分钟将腹腔脏器的中心温度降至 10℃ 以下。

（二）持续低温机械灌注法

1997 年 Belzer 等首先报道用冷沉淀血浆和 Belzer 机器成功地保存犬肾达 72 小时，持续低温灌注保存方法引起移植领域的重视。目前，各器官移植中心采取的灌注机器多使用 Belzer 所介绍的基本方案，包括脉冲流、低温和氧合膜。

用低流量、低压将灌洗液泵入保存的器官内，并使灌洗液及器官温度维持在 6 ~ 10℃，以期达到供应低温下代谢所需的基本营养，清除有关废物的目的。目前，许多灌洗液已被证实可高质量地保存肾活力 48 ~ 72 小时。成功的机械灌注保存应具备以下 4 个条件：低温灌注；灌注液中含有白蛋白类的胶体物质，以阻止细胞水肿；低灌注压（20 ~ 40mmHg）；含有电解质、氢离子缓冲剂、代谢底物，灌注液的渗透压为 300mOsm/（kg·H_2O）左右。

目前研究的方向为延长肾脏的保存时间、简化灌注器结构、便于操作及携带。

二、低温保存对器官的影响

（一）低温对器官的保护作用

所有有效的器官保存方法均依赖于其主要因素——低温。低温的保护作用在于降低器官的新陈代谢而保存器官活力，延长保存时限。大多数常温动物酶的活性随温度每降低 10℃ 减少到 1/2 ~ 3/4。此效应类似于 Van't Hoff 定律，当温度从 37℃ 降至 0℃ 时，器官的新陈代谢速度被抑制至 1/13 ~ 1/12。大多数器官能耐受热缺血 30 ~ 60 分钟而不致完全丧失功能。因此，将一个器官从 37℃ 冷却至 0℃ 时可延长保存时间 12 ~ 13 小时。Calne 和 Pegg 证明，单纯低温保存缺血肾，12 小时仍有功能。降温可降低对代谢物的需求，使细胞对能量物质供应的依赖性减小，当代谢率很低或停止时，组织细胞的活性也因此而延长，因此降温能够防止缺血的损害作用。哺乳动物的肾可以耐受 45 分钟以内的常温缺血而无严重损伤；而在 15 ~ 25℃ 时则可耐受缺血 2 小时；5 ~ 15℃ 时可耐受 6 ~ 7 小时；在 0℃ 的情况下，缺血 12 小时而不出现严重损伤。

低温保存器官的另一个主要益处是保存了线粒体的功能，从而保证了移植后器官的能量代谢。线粒体是有氧组织生成能量物质三磷酸腺苷（ATP）的重要结构。热缺血导致线粒体活性快速下降，是使器官丧失活力的一个主要因素。

总之，低温作为保存器官的一项基本原则已得到世界的公认。尽管低温可增强器官组织对缺血的耐受性，显著减轻缺血损害，延长其保存时限，但低温本身也可引起组织细胞损害，只能减慢细胞死亡的速度，而不能防止细胞的死亡。

（二）低温对器官的损伤作用

1. 低温对能量代谢的影响　低温对线粒体的主要作用是抑制其内膜上的腺嘌呤核苷

酸转移酶的活性而限制 ATP 的合成速度，导致 ADP 在细胞内蓄积并被腺苷酸激酶分解为 AMP，进一步分解为氧嘌呤，导致保存的器官在保存期间及再灌注期间能量缺乏。ATP 对于维持细胞膜适当的构型与功能特性是必需的，具有稳定细胞膜的作用。在器官保存中，ATP 对延迟保存诱发的膜损害有辅助作用。

正常情况下，细胞外的 ATP 不能进入细胞内发挥效应。然而，器官缺血或保存诱发的损害则打开了细胞对 ATP 的通道。

2. 低温与细胞肿胀机制　细胞容量的调节依靠细胞膜的通透性及 Na^+，K^+-ATP 酶（钠泵）的活性。低温抑制细胞膜 Na^+，K^+-ATP 酶活性并降低细胞膜的电位。结果 Na^+ 及 Cl^- 顺浓度梯度进入细胞内，而细胞内 K^+、Mg^{2+} 外移，细胞由于水分的蓄积而肿胀。该肿胀趋势可被对于细胞是非渗透性的物质（非渗透因子）抑制，如葡萄糖、甘露醇等。

3. 低温与细胞内酸中毒　即使在低温情况下，缺血亦可刺激糖酵解及糖原分解，细胞内乳酸和氢离子浓度增加，导致组织酸中毒。酸中毒可导致溶酶体稳定性下降，溶酶体水解酶活化，并改变线粒体的性质，最终导致细胞死亡。

（三）低温对酶活性的影响

酶是活细胞成分，其本质是蛋白质。酶对温度的变化非常敏感，酶促反应需在一定的温度范围内进行，一般为 0～40℃，温度越高，反应速度越快。人体大多数酶的最适作用温度为 37℃左右，接近于体温。低温使酶的催化作用下降是下列因素共同作用的结果：低温使酶分子内的氢键增加，促使酶活性中心与周围水分子之间的作用增强，从而使酶的活性降低；氢键增加还会使酶蛋白分子聚合，使聚合体增加；低温时的物质浓度增大，底物和缓冲液的解离作用减弱等，都将导致酶的活性降低。

（四）低温对线粒体功能的影响

在器官低温保存期间，线粒体的活性持续丧失，呼吸控制率几乎完全缺如。线粒体功能的丧失对于细胞的存活是致命的，至于保存后器官的恢复需要维持线粒体原活性的比例尚不清楚，有人认为至少应保存原活性的 50%。离体保存线粒体的尝试不尽如人意，唯一有效的就是低温保存。冷、热缺血时间（heat ischemia time，HIT）越长，对线粒体功能的影响越显著。

（五）低温保存期间糖代谢特点

保存期间各器官的代谢存在着很大的差异，这些差异可直接影响器官保存的效果。保存中必须使用一种有效的非渗透性因子来抑制细胞水肿。对于肾脏，葡萄糖、甘露醇（mannitol）是有效的低渗透因子，但对于肝、胰腺却是无效的，其能很快进入肝、胰细胞内，机制为它们之间糖代谢的不同。

器官保存中无氧糖酵解的增加可引起细胞内酸中毒，肝与肾的无氧糖酵解及其调控机制是不同的。肝所含的 LDH 同工酶以 M4 型为主，主要在缺氧条件下进行功能活动，催化丙酮酸生成乳酸的能力特别强，又不受过量丙酮酸限制；而肾脏 LDH 同工酶以 H4 型占优势，或在组织内以有氧条件下发挥作用的类型为主，其催化丙酮酸转变为乳酸的能力不强，且乳酸浓度增大时酶活性迅速被抑制。因此在低温保存条件下，肝脏的 LDH 同工酶具有更强的生成乳酸和氢离子的能力。

（六）再灌注损伤机制

再灌注损伤是指组织缺血区域再灌注导致的组织功能、代谢或结构改变（包括坏死），也称为缺血再灌注损伤。再灌注损伤是移植术后原发性移植物功能障碍的病因之一，也是发生急性排斥反应的重要危险因素之一。一般认为再灌注损伤与氧自由基（oxygen free radicals）的损害作用有关。氧自由基为不成对电子位于氧原子上的自由基，化学性质极不稳定，易与其他物质发生作用，引起一系列化学和酶的反应。其损伤作用：①氧化细胞膜双层脂质产生脂质过氧化物（LPO），直接损伤细胞；②损伤细胞器膜，引起细胞器破裂；③引起细胞损伤，释放各种酶及细胞因子，细胞因子可介导中性粒细胞在血管内皮聚集黏附，造成微循环障碍，从而导致移植器官功能障碍；④钙超载（calcium overload）的作用，在正常生理情况下，Ca^{2+} 作为细胞内第二信使，在维持细胞增殖、分裂、运动、能量代谢、氧代谢、Ca^{2+} 依赖蛋白激酶和磷脂酶的激活等方面发挥重要作用。细胞内钙超载是缺血再灌注损伤的关键机制之一，且与线粒体功能障碍、脂质过氧化损伤、胞膜损伤、胞内水解酶激活等其他重要机制之间有着内在的紧密联系，这就为钙离子拮抗剂治疗提供了理论依据。

目前提高器官保存质量有四项原则：①低温；②物理环境的维持；③生物化学环境的维持；④再灌注反应的调节。

三、常用的器官保存液

器官保存液原则上应满足以下要求：减少由于低温保存导致的细胞水肿；防止细胞的酸化作用；防止细胞间隙肿胀；防止氧自由基的损伤，尤其再灌注过程中；提供再生高能磷酸化合物底物；保持细胞内环境稳定。器官保存液可以减少或减缓器官保存过程中的各种损伤，延长器官保存的时间及保证器官质量。

目前常用的器官保存液包括四种类型，分别是仿细胞内液保存液、仿细胞外液保存液、与血浆成分类似的溶液、全氟碳水化合物溶液。

（一）仿细胞内液保存液

仿细胞内液保存液是目前临床应用最广泛的保存液，具体作用机制如下：①保存细胞能量底物；②含低渗透性阴离子及电解质而阻止细胞水肿；③避免细胞因胞内、外成分交换而产生的副作用。欧洲常用 Collins 液、改良 Collins 液、EC 液及 Sacks Ⅱ液等。国内常用的细胞内保存液为 UW 液和 HC-A 液。

1. UW 器官保存液　是 1988 年 Belzer 等在美国威斯康星大学研制出的器官保存液，因此命名为 UW 保存液。UW 保存液具体成分及机制（表 3-1）：KH_2PO_4 作为 H^+ 缓冲液，减轻细胞内酸中毒；腺苷作为 ATP 底物；$MgSO_4$、地塞米松有膜稳定作用；别嘌醇可抑制黄嘌呤氧化酶（XO）、氧自由基的生成；还原型谷胱甘肽作为氧自由基清除剂；乳糖酸盐、棉子糖代替葡萄糖或蔗糖，防止细胞水肿；稳定羟乙基淀粉防止细胞间质肿胀。UW 保存液广泛用于多种器官的保存，目前 UW 液保存肝时间达 30 小时、肾 72 小时、胰腺 72 小时。

表 3-1　UW 液的成分

成分	含量	成分	含量
乳糖酸钾盐	100mmol/L	别嘌呤醇	1mmol/L
磷酸二氢钾	25mmol/L	羟乙基淀粉	50g/L
硫酸镁	5mmol/L	地塞米松	8mg/L
腺苷	5mmol/L	胰岛素	100U/L
谷胱甘肽	3mmol/L	pH	7.4
棉子糖	30mmol/L	渗透压	310 ~ 330mOsm/L

2. HTK 液　全称组氨酸 - 色氨酸 - 酮戊二酸盐液（histidine tryptophan ketoglutarate solution），是一种低钾型、仿细胞内液型保存液，最主要的特点是加入了强有力的组氨酸缓冲系统。最早作为心脏停搏液用于心脏移植，目前临床上可保存心脏 4 ~ 8 小时。HTK液可在较大的温度范围（5 ~ 35℃）内防止细胞酸中毒，尤其是对热缺血时产生的酸中毒有较好的预防及中和效果。近年来，HTK 液在临床上用于肾和肝等脏器的保存。其组成特点如下：①钾离子浓度低；②组氨酸 / 组氨酸盐缓冲系统有较强的缓冲能力，组氨酸为有效的非渗透性因子，可防止内皮细胞肿胀；③色氨酸作为膜稳定剂，可防止组氨酸进入细胞内；④甘露醇具有非渗透支持作用；⑤ α- 酮戊二酸及色氨酸，作为高能磷酸化合物的底物；⑥ HTK 液黏度低，易于扩散至组织间隙，也易使器官在短时间内降温。

3. 高渗枸橼酸腺嘌呤液（hypertonic citrate adenine solution）　即 HC-A 液，是上海第二军医大学附属长征医院与上海市中心血站于 1980 年研制成功的一种肾脏灌洗保存液，也称为 HC-A 肾保存液。它是在 Ross 液配方的基础上改良而成的，其基本成分与 Ross 液相同。HC-A 液添加腺嘌呤，为缺血的供肾细胞提供一定的能量代谢底物，能增强肾对热缺血的耐受力，从而延长供肾的保存时间。该保存液的创制者利用它保存犬肾达 72 小时，保存人体肾达 50 小时以上，保存时间最长的 1 例尸体肾达 57.25 小时。

（二）仿细胞外液保存液

1. 乳酸盐林格白蛋白液　仿细胞外液保存液的组成成分近于细胞外液，其配制简单，如白蛋白的 Hartmafin 液，即乳酸盐林格白蛋白液，由于 Hartmann 液长期保存器官易引起器官的细胞肿胀与损害，因此，不用作保存液而仅用于器官最初灌洗。

2. IGL（Institut Georges Lopez）液　是法国 George Lopez 研究所研制的一种 UW 保存液改良型，IGL 液的出现标志着保存理论的进一步发展与完善。其主要改进了两个方面：①采用聚乙二醇（PEG）替代羟乙基淀粉（HES），从而降低了保存液的黏稠度，加快灌洗速度，提高了灌洗效果；②将高钾低钠细胞内液型的 UW 液中钾、钠比例倒置，其他成分不变，变细胞内液型为类似细胞外液保存液，从而减轻高钾离子对血管内皮细胞的损伤和对心脏的威胁。

3. Celsior 液（Celsior solution） 是欧洲移植中心推出的保存液，其组方特点：①仿细胞外液型保存液，高钠低钾，故 Celsior 液易于进入受者循环系统，且可反复或持续性原位灌洗，无任何副作用及危险性；②组氨酸／乳糖醛酸缓冲系统，缓冲能力强大，且乳糖醛酸为有效的非渗透性因子，故可防止内皮细胞肿胀；③还原型谷胱甘肽、组氨酸、甘露醇，作为氧自由基的清除剂，可防止氧自由基损伤，同时兼有渗透支持作用；④谷氨酸作为高能磷酸化合物的底物；⑤较高的镁离子含量及轻度酸中毒，旨在防止钙离子超载；⑥ Celsior 液浓度低，易于扩散至组织间隙，也易于在短时间内使器官降温。

4. SCOT 液（Scott solution） 是法国新近研制的细胞外液保存液，被称为第四代冷保存液。临床研究结果表明，SCOT 液与 UW 液临床效果是相同的，是安全有效的。

5. 低钾右旋糖酐液（low potassium dextran solution，Peifadex，LPD 液） 是瑞典研制的保存肺的标准液，国内外许多肺移植中心已经常规使用 LPD 液。临床试验表明，LPD 液在肺移植中优于 EC 液，能减轻缺血再灌注损伤，提高移植后肺功能，减少移植后 30 天死亡率。

（三）与血浆成分相似的溶液

与血浆成分相似的溶液如 Belzer 液（Belzer solution）、PPF 液（plasma protein fraction solution，PPF solution），仅用于持续低温机器灌洗。两者均去除全血中的细胞成分（红细胞、白细胞和血小板），前者用冷沉淀法去除 35% 的脂蛋白，但含有不稳定的脂蛋白；后者完全摒除脂蛋白及不耐热的纤维蛋白原和 γ- 球蛋白，保留白蛋白。两种溶液均含有丰富的离子浓度及营养物质，性质也较稳定，使用简便，使用前还需过滤以防脂肪栓塞和絮状沉淀等。

（四）全氟碳化合物溶液

全氟碳化合物（perfluorochemical，PFC）液，又称氟碳化合物溶液（fluorocarbons solution），即载氧保存液。氟碳溶液具有很强的含氧能力，发现其载氧能力比水大 10 倍，是血液的 2 倍多。目前最适宜应用于移植肾灌洗的是全氟三丁胺（FC-43），无论在保存或持续低温机器灌流中应用都有一定效果。我国熊汝成曾报道采用 10% FC-43 EC 液的单纯低温灌洗法保存犬肾达 96 小时。由于氟碳化合物有良好的载氧能力，其无疑比其他灌洗液更有优越性。

（叶　平）

参 考 文 献

陈知水，夏穗生 . 2009. 联合器官移植学 . 南京：江苏科学技术出版社 .

夏穗生 . 2011. 中华器官移植医学 . 南京：江苏科学技术出版社 .

Lauro A，Di Benedetto F，Ercolani G，et al. 2005. Multivisceral harvest with in vivo technique：Methods and results. Transplant Proc，37（6）：2425-2427.

Okada Y，Kondo T. 2006. Impact of lung preservation solutions，Euro-Collins vs. low-potassium dextran，on early graft function：A review of five clinical studies. Ann Thorac Cardiovasc Surg，12（1）：10-14.

第四章　器官移植术前组织配型

器官移植的成功得益于移植免疫学的发展。移植物能否长期存活并保持良好的功能，不仅与免疫学因素有关，还与非免疫学因素，如供体的年龄、供体器官的大小等密切相关。此外，HLA 的相容程度仍然是影响移植物长期存活的主要因素之一，而组织配型技术的发展给予器官移植有力的支持。

第一节　器官移植供受者选配的免疫学因素

一、供受者 ABO 血型配对原则

人的红细胞血型有很多种，其中 ABO 系统最重要。临床上供受者 ABO 血型配对一般参照输血原则，O 型血供者可以提供给不同血型的受者，而 AB 型受者可以接受各种血型的移植物。因为人体器官组织的心、肝、肾等血管内皮的细胞表面可能有血型抗原存在，如果受者血清中有相应的抗体，就可能发生超急性排斥反应。其他血型如 Lewis、P 和 Rh 抗原为次要抗原，Rh 因子在实际应用中并不重要，Rh 阳性供体可移植给 Rh 阴性受体，所以不需要进行相关试验。

二、受者群体反应性抗体监测

群体反应性抗体（panel reactive antibody，PRA）目前已成为实体器官移植术前组织配型的常规和首选指标。文献报道其抗体强度与肾移植超急性排斥反应、移植物功能延迟（delayed graft function，DGF）、急性排斥反应、慢性排斥反应、移植物存活率下降等密切相关。试验采取一定人数（40 ~ 50）的人体淋巴细胞，分别加入受体的血清，观察淋巴细胞破坏溶解的数量，超过 5 %（或 10%）为阳性，说明受体血中已存在抗 HLA 抗体，移植容易发生超急性排斥反应，应选择 HLA 相配程度高、交叉配型阴性的供体器官。

由于 PRA 是引起超急性排斥反应的主要原因，因此 PRA 阳性曾被认为是肾移植的禁忌证。然而，随着移植免疫学家对 PRA 的深入研究，以及组织配型技术的发展进步，许多 PRA 阳性受者（甚至 PRA ＞ 40% 的高致敏受者）也能获得成功的器官移植。有资料表明，

血浆置换和免疫吸附能有效清除受者体内预存的同种抗体，减少超急性排斥反应等严重排斥反应的发生。

三、供受者交叉配型

供受者交叉配型试验是检查受者血清中是否存在针对供者 HLA 抗原的淋巴细胞毒抗体，尤其是 PRA 阳性的受者。试验以受体血清和供体淋巴细胞作直接试验，淋巴细胞溶解数量超过 10% 者为阳性。只有选择交叉配型试验阳性、溶解细胞少于 10% 的供体，才能有效避免超急性排斥反应的发生，确保手术成功。

四、供受者间 HLA 配型

HLA 是人 MHC 分子，抗原配型就是关于供者 MHC 与受者 MHC 相符的程度。HLA 的相容程度仍然是影响移植物长期存活的主要因素之一，组织配型技术的发展有力地促进了器官移植的发展。目前国际上普遍采用 HLA-A、B、DR 六抗原无错配标准（zero HLA-A、B、DR antigen mismatch，0 AgMM）和 HLA- 交叉反应组配型或氨基酸残基配型标准。

有资料表明，HLA-Ⅰ类抗原主要影响肾移植受者的长期存活，其中 HLA-B 抗原尤为重要，而 HLA-Ⅱ类抗原对移植肾长期和短期存活均有影响，因此，HLA-DR 抗原相配对肾移植受者最为重要。实际上，目前除了肾移植和部分胰腺移植按配型分配供者外，其他实质器官并没有按配型分配供者。大多数实质器官保存时间短，不可能做组织配型，如果在切取器官前可做组织配型，胰腺移植供者可按 MHC 配型分配。因为供肾可保存 1 ~ 2 天，有可能做组织配型和长途运输。但是，在美国只有发现常见的 6 个 HLA 位点完全相符时，才根据配型原则分配给受者。与实质器官移植分配不同，骨髓移植供者的选择几乎完全根据 MHC 抗原配型的结果。MHC 抗原配型在骨髓移植中的重要性是无可争议的，而且因为骨髓移植的需要，MHC 抗原检测技术也在不断改进。

（一）肾移植与组织配型

肾移植是临床器官移植中开展最早、技术最成熟、移植中心和手术例数最多、手术成功率和移植物长期存活率最高的移植技术。组织配型技术的发展和进步，以及各种免疫抑制剂的开发和应用，也与肾移植的发展息息相关，可以说它们之间经历了一个相互促进和共同发展的过程。

由于肾的所有组织细胞表面都有 HLA-Ⅰ 类抗原分子表达，而 HLA-Ⅱ 类分子则在肾小球、肾小管、内皮等部分组织中表达。因此，HLA 对肾移植的影响巨大，是目前最成熟的实体器官移植，肾移植 HLA 组织相容性最具临床意义。

1. 尸体供肾移植　随着组织配型和移植技术的发展、新型免疫抑制剂的不断开发并广泛应用于临床，初次成人同种异体肾移植取得了比较理想的临床效果。目前 1 年移植物存活率达到 90% 以上，成为救治终末期肾病的主要手段。目前尸体器官仍然是开展移植的主要器官来源。研究表明，尸体供肾移植受年龄、身体状态、热缺血时间、CIT、HLA 配型等多种因素影响，其中 HLA 配型是非常重要的影响因素之一。

2. 活体供肾移植　近 10 年，活体供肾移植数量快速增长，有效缓解了供体器官短缺的矛盾，而且活体供肾移植与尸体供肾移植相比具有明显的优越性：供肾质量明显提高，供肾冷缺血时间和热缺血时间均明显短于尸体肾移植，尤其是热缺血时间的明显缩短对保护供肾质量、缩短受者术后肾功能恢复时间至关重要；供受者间 HLA 相配程度高，除了主要组织相容抗原外，次要组织相容性抗原的相配程度也相应提高；肾移植手术的时机也可以选择，确保受者的身体和精神状态调整到最佳水平。

3. PRA 阳性患者肾移植　患者术前因接受血液或血小板输注、妊娠、器官移植等而容易受到 HLA 免疫致敏，或感染后出现的交叉致敏，外周血中常出现 PRA，其中 IgG 型抗 HLA 抗体是 PRA 中最重要的抗体，它不仅与超急性排斥反应密切相关，而且参与加速性排斥反应、急性排斥反应和慢性排斥反应，对移植物功能延迟恢复及移植物的短期和长期存活率有显著影响。

（二）肝移植与组织配型

众所周知，肝移植虽然在移植免疫学方面有别于肾移植和其他器官与组织移植，但排斥反应和免疫性移植物失功能仍然是影响移植物存活的重要因素。供受者 HLA 配型与肝移植排斥反应及移植物存活率的相关性虽不及肾移植等其他器官移植明显，但仍然是一个不可忽视的重要影响因素。在条件允许的情况下，临床上还是应该按 HLA 配型选择供受者。

通过肝的 HLA 分布特点和解剖特点来研究分析肝移植排斥的机制发现，HLA-Ⅰ类抗原在肝内所有细胞表面都有表达，在肝胆管上皮细胞、静脉上皮细胞及间质上皮细胞等表达密度较高，而在肝细胞表面的密度较低。HLA-Ⅱ类抗原主要表达于 Kupffer 细胞、肝门静脉上皮细胞、内皮细胞和间质细胞表面，在正常肝细胞上则未见表达。肝移植后，肝细胞表面的 HLA-Ⅰ类抗原表达增强，同时胆总管上皮细胞表达 HLA-Ⅱ类抗原。

（三）心脏移植与组织配型

从 1967 年南非的 Barnare 成功地进行了世界上第一例心脏移植手术后，心脏移植手术得到了快速的发展。已知 HLA-Ⅰ类抗原主要分布在心脏间质组织，而心肌细胞上表达较少；HLA-Ⅱ类抗原则分布在内皮细胞上。HLA 抗原分布的差异对组织相容性及心脏移植存活率的影响目前还不十分清楚，导致 HLA 配型的临床意义一直存在争议。

（四）肺移植与组织配型

HLA 配型对肺移植的影响与心脏移植相似。肺移植受器官保存时间等非免疫性因素的影响较大，进行大样本临床研究比较困难。但有研究资料表明，HLA-DR 抗原相容可减少肺移植的急性排斥反应发生率，明显改善移植物存活率。

（五）胰腺移植与组织配型

据美国器官共享联合网络（UNOS）统计，截至 2008 年，全球开展胰腺移植的中心共

118 个，2008 年胰腺移植手术 477 例；胰肾联合移植单位 173 个，年移植手术约 1014 例；而胰岛细胞移植单位仅 10 余个，每年移植 70 余例。可见，目前开展单纯胰腺移植和胰岛移植的中心及每年的移植例数都明显少于其他器官移植，有关 HLA 配型对胰腺和胰岛移植排斥反应和移植物存活率影响的相关研究报道不多。

第二节　器官移植供受者选配的非免疫学因素

由于不同供体的条件各异，受体和供体之间选配的条件也不尽相同。不同的器官移植所需的条件不同，活体和尸体捐赠的条件相差更远。因此，临床上除了要充分考虑供体受体的免疫学选配外，还要考虑不同的非免疫学因素，才能保证器官移植手术的正常进行和远期疗效。下面简单举例说明一些常见的考虑因素，在不同器官移植中，会有针对性地对这些因素进行讨论说明。

一、扩大标准的供体

以往，大多数教科书认为理想的移植物供体应该是 18 ~ 50 岁的健康成人，并以脑外伤致死提供的器官为好，通常认为处于该年龄段的供者器官功能良好，且代偿能力强，移植术后具有良好的近期和远期疗效。但由于国内的条件所限，此类供体实际数量很有限；同时，我国等待移植手术的患者逐年增多，因此对医生和患者均造成很大压力。近年来国内许多移植中心将供体范围逐渐放宽，如将部分移植手术供者年龄放宽至 65 岁甚至 75 岁以上。欧洲有统计数据，2001 ~ 2005 年，65 岁以上的高龄肾源增长了 2.5%，与此同时，65 岁以下的供肾者减少了 4.2%。虽然机体各个器官功能会随着年龄增长而缓慢下降，但对于这些扩大标准的供肾，有的研究也认为比较适合移植给预期寿命本身相对较短的老年人，也有的报道将同一供体的两只肾同时移植给一位受者。欧洲对老年移植的研究发现，分别将 75 岁以上的供肾移植给 65 岁以上的受体，将 65 ~ 74 岁的供肾移植给 60 ~ 64 岁的受体，以上两组 5 年的肌酐清除率并无显著性差异。因此，有专家认为，不要仅因为年龄因素而放弃老年供者的器官。同样，尽管经典的理论认为，尚未发育完全的年幼儿童器官匹配年龄相仿的儿童受者为好，然而国内多家移植中心将 6 ~ 7 岁儿童肾脏移植给成人患者，均获得了满意的治疗效果。同时国内也有单位将年龄 3 岁以下的供心移植给 6 岁以上的儿童患者，经过治疗，患者成功出院。

二、供受者体重及器官大小匹配

供受体间的器官大小比例的匹配是获得良好移植效果的前提之一。例如，将一幼儿供心移植给一成年且体重过大的肥胖受者，或是将成人的完整肝脏移植给儿童，或是在身高、体重相差悬殊的供受体间进行肾移植，均可能给近期及远期疗效带来负面影响。曾有人主张对于这类体重、体型严重不匹配的供受体，一次植入两只肾脏。而对于亲属间活体供肝，在确保供肝者仍有足够的肝组织维持供者自身需求后，所赠供肝的大小是否能在受体内满足肝脏代谢的需要，对于术后的恢复和疗效便显得极为重要。对于肝移植，切取多大范围的供肝以平衡供者受者之间的关系，成为肝移植医生需要仔细揣摩的经验。相关的研究表明，移植肝重量占受体体重百分比越大，1 年后的存活率越高，Marcos 等报道，该比例可以接受的最低限度为 0.8%。

三、活体供者的生理和心理因素

活体供者主要见于肾移植和肝移植。移植前对供者身体进行的全面评估应该是严格而复杂的，除了评估移植前供者各项生命器官功能是否良好外，还要确认切除捐赠器官不会对供者的生活和寿命产生明显不良影响。有些系统性疾病，如冠心病、高血压、恶性肿瘤、供体肝肾发生反复感染、器官发育及解剖异常、HIV 携带者等，其器官一般不予考虑。同时，在供体乙肝病毒抗原阳性，受体为乙肝病毒抗原阴性的患者之间进行器官移植，虽然未明确禁止，但不为大部分患者接受。活体供者的心理因素同样重要。对于供者，应当遵循绝对自愿的原则，不应给予任何外界压力，在有完全民事行为能力的情况下应主动提出器官捐赠，并不带任何功利性。

四、活体供者的社会因素

由于活体供者的特殊性，我国目前规定三代血亲内、有助养关系及有帮扶关系等情况，可进行亲属活体器官移植。但其中帮扶关系难以界定，存在较大争议，此时在界定亲属活体器官移植时会带来一定难度和风险。但为了规避法律风险和可能发生的医疗纠纷，术前对于社会因素的评估仍然十分必要。

第三节　器官移植组织配型技术

一、组织配型的基本概念和内容

（一）HLA 的命名及组织配型的基本概念

在人类，主要组织相容性复合物（MHC）称为人类白细胞抗原（HLA）。HLA 作为个体组织细胞的遗传标志，在抗原识别、提呈、免疫应答与调控、破坏外来抗原靶细胞等方面起重要作用，是导致移植物排斥反应的主要抗原。作为一种遗传标志，HLA 的应用早已超越移植排斥的范畴，随着研究的不断深入，已扩展到基础医学、临床医学、预防医学及种族差异、人类的起源和进化等方面。

1. HLA 国际命名简介　HLA 基因，位于 6 号染色体短臂，长约 4000kb。根据遗传座位的不同，可分成 A、B、C、D、DR、DP 和 DQ 7 个系列。其中，A、B 和 C 为 HLA- Ⅰ类抗原，D 区 DR、DQ 和 DP 为 HLA- Ⅱ类抗原。

早期 HLA 特异性命名多来自发现该抗原的实验室或个人。由于某些抗原分别被不同的实验室发现，所以同一个抗原往往有不同的命名。为此，世界卫生组织（WHO）于 1969 年成立了 HLA 命名委员会，统一 HLA 血清学和分子生物学的名称，并定期颁发 HLA 抗原和等位基因的最新命名。

2. HLA 的命名原则

（1）代表染色体上一段区域或一个系统的符号在 1975 年以前为 HL-A，1975 年第六届讨论会后改为 HLA。

（2）每一座位上的特异性符号以 Ⅰ、Ⅱ、Ⅲ 等数字编号。由于历史原因，HLA-A 和 B 座位上的特异性编号不重叠，其他座位上的特异性编号从 Ⅰ 开始。

（3）基因座位的符号以 A、B、C、D 等英文大写字母表示。

（4）HLA-C 座位上 Cw1 ~ Cw10 的特异性已得到公认。为了避免与补体系统命名混淆，仍保留字母 w，即以 Cw 为所有 C 座位特异性命名。

（5）专题讨论会承认的特异性给予临时定位，在特异性编号之前加英文小写字母 w，得到 WHO 命名委员会认可后去掉 w。

3. 组织配型的相关概念

（1）HLA 分型（HLA typing）：检测 HLA 分子的方法称为 HLA 分型，包括血清学分型法、细胞学分型法和 DNA 分型法。

（2）HLA 配型（HLA matching）：将已确定的供受者的 HLA 分型结果按照 HLA 氨基酸残基配型原则或六抗原配型原则，采用人工方法或配型软件，确定供受者 HLA 抗原特异性相配程度，为临床选择合适的供体提供依据。

（3）氨基酸残基配型（amino acid residue matching）：1996 年 Terasaki 根据 HLA 等位基因氨基酸残基是否相同提出按照 HLA 抗原血清学交叉反应组分类，属于血清学同一交叉反应组内的 HLA 抗原，被认为是可允许的错配；相反则为错配，又称为交叉反应组配型。

（4）群体反应性抗体（PRA）：指受者体内的抗 HLA 抗体，因为人类白细胞抗原具有高度多态性，相应的抗体种类也是多种多样的。PRA 水平≤ 10% 为阴性。

（5）交叉配型（cross matching）：即淋巴细胞毒交叉试验。采用供者活淋巴细胞作为抗原，加入移植受者血清，在补体的作用下，发生抗原抗体反应。根据淋巴细胞死亡数量百分比判定结果，≤ 10% 为阴性。

（6）主要组织相容性复合物 1 类链相关基因 A（major histocompatibility complex class 1 chain-related gene A）：即人类 MHC 1 类链相关基因 A，简称 MICA 基因，它作为 MIC 基因家族的重要成员，表达 MICA 抗原，具有高度的多态性，与 HLA-B 位点处于强烈的连锁不平衡状态。近期研究表明，MICA 抗原在移植免疫中起重要作用。

（二）组织配型的主要方式

1. ABO 血型系统的配合　供受体的选择应首先考虑 ABO 血型的配合。相关机构近年来正在尝试不同血型供受者之间的移植方式，如 B 血型受者接受 A 血型供体的器官。据小样本量的报道，不同血型供受者直接的肾移植成功率高达 80%，采取这种方法受者需要接受特殊的治疗措施和使用强效抗排异药物，移植术后的排斥反应发生率明显高于同血型移植受者，长期生存率尚待观察。

2. HLA 配型　将供受者 HLA 分型结果进行比对，尽可能筛选出相匹配的供体和受体（一般要求达到半相合的匹配水平）。

3. PRA 检测　受者移植前需常规进行 PRA 检测。如等待移植时间过长，要求每 3 ~ 6 个月重新检测 1 次。当 PRA > 10% 时，需要定期检测，一般每 3 个月检测 1 次。

4. 交叉配型　交叉配型试验是移植前最后免疫学筛选的必备步骤，PRA 结果阴性者并不能省略交叉配型试验。

二、移植前的抗体检查和交叉配型

最早发现的体内预存的循环抗体是诱发超急性排斥反应的主要原因。因而常规应用淋巴细胞毒交叉配合试验作为术前筛选抗体的一种方法。但近年的研究显示，这些循环抗体既有 IgG 抗体、IgM 抗体和 IgA 抗体，也存在自身抗体，而真正对移植物存活和排斥反应有影响的抗体目前只有 IgG 抗体，主要是抗 HLA-Ⅰ类、Ⅱ类 IgG 抗体。与此相对应，筛选抗体的技术也从经典的补体依赖性细胞毒方法发展到酶联免疫吸附技术（ELISA），从筛选循环抗体发展到检测特异性抗 HLA-IgG 抗体。

抗 HLA 抗体的筛选方法目前大致归纳为以下三大类。

（一）淋巴细胞毒交叉配型试验方法

受体血清中的抗体与供体淋巴细胞表面相应的抗原结合，激活补体，形成攻膜复合体，使细胞膜穿孔，膜的完整性丧失，通透性改变，染料可以进入细胞，使细胞着色，而活细胞的胞膜完整，不能被着色。根据着色的死细胞数了解血清抗体的强度，即细胞毒的强度。

目前采用的试验方法是微量淋巴细胞毒试验（NIH-CDC）方法，步骤如下。

1. 常规分离淋巴细胞肝素抗凝血 3ml，用淋巴细胞分离液分离出淋巴细胞，调整浓度到 2000 个 /ml。

2. 微量淋巴毒试验方法（两步法）

第一步：①矿物油 5μl；②受体血清 1μl；③淋巴细胞悬液 1μl。

第二步：①兔补体 5μl，22±2℃培育 1 小时；② 5% 伊红水溶液 3μl，染色 3 分钟；③加入 12% 中性甲醛 8μl。

3. 观察结果　使用倒置相差显微镜观察，死细胞呈黑色，细胞胀大。活细胞有较强的折光性，呈亮滴状。采用 NIH 评分标准计分，计算死细胞的百分比，< 10% 为阴性。

（二）LAT 和 LATM

1998 年美国莱姆德公司先后推出微量 ELISA 筛选 HLA-Ⅰ类、Ⅱ类抗体的方法，分别称为莱姆德混合抗原板（Lambda antigen tray mixed，LATM）和莱姆德抗原板（Lambda antigen tray，LAT）。用于检测受体的 PRA，判断受体体内免疫状态及抗体的动态水平。

1. LAT 检测方法原理　将不同的 HLA 抗原纯化后包被在泰萨奇板上，当受体血清中存在 HLA 抗体时，抗原与抗体特异性结合，洗掉游离的抗体，用酶标二抗与抗原结合的抗体结合，洗掉游离的二抗，在反应孔中加入酶反应底物，相应的抗原孔将出现阳性结果特有的蓝色。该方法的特点是抗原特异性强，不受非 HLA 抗体的影响。

2. LATM 原理与 LAT 相同，只是将所有 HLA 抗原，包括Ⅰ类和Ⅱ类抗原混合在一起，筛选血清中是否存在 HLA 抗体。该方法的特点是价格低，适合于临床 HLA 抗体筛查，但是无法确定 HLA 抗体的特异性及抗体的水平。

3. LATM 检测方法

（1）以 1 ∶ 4 样品稀释液稀释血清样本，以 1 ∶ 10 稀释对照血清。

（2）微板第一排 C~H 孔加对照血清稀释液，10 份血清分别加于第 3 ~ 12 排的 A、B 孔，置室温（25℃）1h。

（3）洗板 2 次，加酶联抗体，置室温 40min。

（4）洗板 2 次，加入底物避光显色，37℃ 15min 后终止反应。

（三）流式细胞仪分析方法

流式细胞仪分析方法包括普通流式细胞仪方法（FCXM）和免疫磁珠流式细胞仪方法（flow PRA beads）两种。

1983 年，FCXM 开始应用于 HLA 抗体的筛选。多采用 PE 抗 CD3 和荧光标记抗 A IgG 双色抗体法，用于检测供者淋巴细胞反应性同种抗体，可分为 T 细胞 FCXM 和 B 细胞 FCXMUX。

最近，美国莱姆德公司创建了一种免疫磁珠流式细胞仪抗体筛选技术。与传统的 LAT-PRA 检测方法相比，该方法具有更高的准确性和灵敏度，更符合临床需求。

三、致敏受者的组织配型

术前受者体内具有高水平循环 HLA 抗体，称为致敏。根据 HLA 抗体水平高低，又分为未致敏（PRA ＜ 10%）、轻度致敏（PRA 10% ~ 50%）、中度致敏（PRA 50% ~ 80%）和高度致敏（PRA ＞ 80%）。致敏可引发肾移植术后各种类型的排斥反应和移植肾功能延迟恢复，还与早期移植肾失功、长期存活率下降有关。

当前对致敏受者缺乏理想的措施。首先，应针对致敏产生的原因采取相应预防措施，减少致敏发生。研究显示，致敏的主要原因是术前输血史、妊娠史和移植史。因此，如无特殊需要，应尽可能避免移植前输血，建议使用促红细胞生成素（EPO）治疗。育龄妇女应采取有效的节育措施，避免多次妊娠。其次，确定致敏抗体的特异性。研究显示，Ⅰ类抗体对移植的短期和长期存活均有影响。Ⅱ类抗体的作用尚有争论，有资料显示，其可能对长期存活不利。根据致敏抗体的特异性，避免选择含有相应靶抗原的供肾，使特异性抗体失去靶细胞，从而避免对移植肾的攻击和破坏。近几年有些学者先后提出关于高敏受者的组织配型筛选标准。英国 Klouda 于 1990 年提出 SOS 方案：①交叉配型阴性；②缺乏前次失功肾重复 HLA 错配；③缺乏其他不可接受的 HLA 错配。

1997 年 Tardif 提出 SEOPF-HGM 方案，为高敏受者寻找供肾：①区域器官切取交叉配型板（ROP）交叉配型阴性；② ABO 血型相同；③ HLA 配型可用下列标准选择供肾：HLA-A、B 错配，PRA ＞ 40%，交叉配型阴性；HLA-A、B、DR 错配，即 HLA6 抗原相配；HLA-B、DR 错配，PRA ＞ 40%，交叉配型阴性；HLA-B、DR 错配，PRA ＜ 40%。

临床结果表明，高敏受者接受通过上述标准的供肾，可使移植成功，并有较为理想的短期和长期存活率。因此，选择 HLA 相容的供受者是目前处理高敏受者最有效的措施。HLA-A、B、DR 相匹配可克服致敏对于肾存活的影响。

四、组织配型中有争议的问题

是否 HLA 配型较好，移植物存活也一定较好？是否供肾必须根据配型的程度分配？提出这些争议的最具代表性的人物是美国的 Ferguson。他认为，由于强力环孢素（CsA）的应用，HLA 配型的临床效果受限。有研究显示，尸体肾移植除 HLA-A、B、DR6 抗原零错配的受者存活率稍高于六错配组外，其余组差异并不显著。加之 HLA 的高度多态性使要找到 HLA 零错配的供肾极为困难，等待配型结果又将延长供肾的冷缺血时间，可能因此对移植肾造成损伤。配型也会加重患者的经济负担，供肾的异地间运输增加了成本，与实际效果不成正比。但更多的研究显示，CsA 只能改善移植肾短期存活，对 3 年以上长期存活影响有限，长期存活仍然与 HLA 相容性密切相关。研究还表明，冷缺血时间在 48 小时以内时移植效果并无显著差异，而快速 HLA 配型技术完全能满足临床要求。因此，近两年有关 HLA 配型临床意义的争议逐步形成统一认识，即 HLA 配型仍然必要，HLA 的相容性程度仍然是影响移植肾长期存活的主要因素之一。

（叶　平）

参 考 文 献

陈实 . 2011. 移植学 . 北京：人民卫生出版社 .

谭建明，唐孝达 . 2000. 器官移植 HLA-IgG 抗体测定方法的比较研究 . 中华泌尿外科杂志，21（4）：208-210.

谭建明，周永昌，唐孝达 . 2002. 组织配型技术与临床应用 . 北京：人民卫生出版社 .

夏穗生，陈孝平 . 2011. 现代器官移植学 . 北京：人民卫生出版社 .

夏穗生 . 2009. 器官移植学 . 第 2 版 . 上海：上海科学技术出版社 .

Amezaga N，Crspo M，Lopez-CobosM，et al. 2006. Relevance of MICA antibodies in acute humoral rejection in renal transplant patients. Transpl Immunol，17（1）：39-42.

Bunce M，O'Neill CM，Barnardo MC，et al. 1995. Phototyping: Comprehensive DNA typing for HLA-A，B，C，DRB1，DRB3，DRB4，DRB5&DQB1 by PCR with 144 primer mixes utilizing sequence-specific primers（PCR-SSP）. Tissue Antigens，46：355-367.

Bunce M，Young NT，Welsh KI. 1997. Molecular HLA typing-the brave new world. Transplantation，64（11）：1505-1513.

Kazuo Mizutani，Terasaki PI，Rosen A，et al. 2005. Serial ten-year follow-up of HLA and MICA antibody production prior to kidney graft failure. Am J Transplant，5：2265-2272.

Lachmann N，Terasaki P，Budde K，et al. 2009. Anti-human leukocyte antigen and donor-specific antibodies detected by Luminex postransplant serve as biomarkers for chronic rejection of renal allografts. Transplantation，87（10）：1505-1513.

Lee JH，Lias M，Geng CT，et al. 1994. A one-step monoclonal antibody typing procedure that simplifies HLA class I and class Ⅱ typing. Tissue Antigens，44：34-42.

Lee PC，Shaw GK，Takemoto S，et al. 1998. HLA Epitopes for kidney allocation Transplant Proc，30：3496-3497.

Li P，Willie ST，Bauers，et al. 1999. Crystal structure of the MHC class Ⅰ homelog MIC-A，a gammadelta T cell ligang. Immunity，10（5）：577-584.

Locke JE，Zachary AA，Haas M，et al. 2007. The utility of splenectomy as rescue treatment for severe acute antibody mediated rejection. Am J Transplant，7：842-846.

Opelz G，Wujciak T，Dohler B. 1999. Is HLA matching worth the effort? Transplant Proc，31（1-2）：717-720.

Opelz G. 1995. Repeated HLA mismatches increased the failure rate of second kidney transplant. Transplant Proc，27：658.

Sumitran-Holgersson S，Wilczek HE，Holgersson J，et al. 2002. Identification of the nonclassical HLA molecules，mica，astargets for humoral immunity associated with irreversible rejection of kidney allografts. Transplantation，74（2）：268-277.

Takemoto S，Terasaki PL. 1996. HLA compatibility can he predicted by matching only three residues with outward oriented sidechains. Transplant Proc，28：1264-1266.

Terasaki PL. 2003. Humoral theory of transplantation. Am J Transplant，3：665-673.

第五章　抗排斥反应方案

第一节　药物方案

一、常规化学免疫抑制药物

免疫抑制药物的应用是移植器官长期存活的基础，免疫抑制剂的开发推动着器官移植领域的高速发展，环孢素的出现在器官移植史上具有划时代的意义，它使移植器官的存活时间大幅度延长，现临床使用的常规化学免疫抑制药物主要为以下几类：肾上腺糖皮质激素、钙调磷酸酶抑制剂（calcineurin inhibitor，CNI）、抗代谢药物、哺乳动物雷帕霉素（西罗莫司）靶点（mammalian target of rapamycin，mTOR）抑制剂。

（一）肾上腺糖皮质激素

激素类药物是临床使用最广泛、历史最悠久的免疫抑制剂之一，大剂量的激素冲击治疗是急性排斥反应发生时的首选治疗措施，但其对慢性排斥反应无作用，随着各种抗排斥药物的发展，临床使用时常逐渐减至维持量甚至停药，并倾向于选择抗炎强度高、血药半衰期长且盐皮质激素效应低的药物。

常用的激素类药物有地塞米松、甲泼尼龙、泼尼松及泼尼松龙。激素经给药后循环血药浓度在短时间内即可达到峰值，其主要在肝中由 P450 酶系统催化进行代谢，少量经肾脏排泄。

激素类药物作用机制复杂，其抗排斥机制尚未完全阐明。现较为认同的观点为激素类药物通过多种途径包括抑制淋巴细胞、抗原提呈细胞等的细胞活性并减少炎性细胞因子的分泌等来抑制炎性反应。

移植术后早期常采用大剂量激素与免疫抑制剂联合使用，一般在移植术中即给予甲泼尼龙（5～15mg/kg）静脉注射，术后早期予以静脉维持，术后第 3～4 天即改为口服泼尼松（30～60mg/d）并逐渐减量，2 周后达到 10～15mg/d，最终达到维持剂量（5～7.5mg/d）。原则上主张尽量使用较小剂量并及时减药至维持量以减少其副作用。

在大剂量冲击治疗急性排斥反应时，常选用甲泼尼龙 10mg/kg，连续静脉给药 3～5 天，其免疫抑制疗效明确，应用方便，目前仍是治疗急性排斥反应的首选用药，冲击治疗结束后应及时减药至维持量。

激素应用引起的毒副作用是妨碍其应用的主要原因，激素类药物对免疫系统的全面抑制，长期应用会导致患者感染风险增加，常见的副作用包括水钠潴留、电解质紊乱、高血压；影响垂体–肾上腺功能导致库欣综合征；骨代谢异常，长期应用导致骨质疏松，易形成病理性骨折；引起儿童发育迟缓。

（二）钙调磷酸酶抑制剂

钙调磷酸酶抑制剂（CNI）类药物通过靶向阻断钙调神经蛋白相关通路抑制 T 细胞活化，减少相关炎性因子分泌，从而抑制免疫排斥，包括环孢素及他克莫司。

1. 环孢素（CsA） 是由 11 个氨基酸组成的环状多肽，是土壤中多孢子木霉菌的活性代谢物。1976 年，陆续有报道称 CsA 在各种器官移植动物实验中表现出强烈的免疫抑制效果。1978 年英国首次将 CsA 应用于临床肾移植，此后 CsA 又用于肝、心、肺、胰腺、骨髓等器官的移植，均取得令人满意的效果。1980 年，Starzl 在临床上采用免疫三联疗法，即 CsA+ 硫唑嘌呤（Aza）+ 泼尼松（Pred），使器官移植 1 年及 5 年存活率显著提高，而其副作用明显下降。1984 年 CsA 进入我国，形成了"CsA+ 硫唑嘌呤 + 激素"的三联免疫抑制方案，大大提高了移植存活率，同时也使移植术后急性排斥反应的发生率大幅下降。

目前，CsA 作为基础免疫抑制剂常与吗替麦考酚酯（MMF）、西罗莫司、激素等药物联用，用于预防器官移植后的急、慢性排斥反应。联合用药方案多依各移植中心治疗经验及患者具体情况而定。

CsA 抑制免疫排斥的作用机制主要为抑制钙调磷酸酶相关通路的细胞因子转录，从而抑制 T 细胞激活及分化，达到免疫抑制的作用。CsA 主要作用于 T 辅助细胞（Th）及细胞毒性 T 细胞，而抑制性 T 细胞不受 CsA 影响。

CsA 不溶于水，溶于大多数有机溶剂，早期的注射及口服制剂常用蓖麻油及橄榄油制成，因此 CsA 吸收缓慢、不完全且个体差异大，易受饮食因素影响，而且受移植器官种类影响较大，肾移植患者早期吸收率低，而随着时间延长肾功能逐渐恢复后其吸收率可明显增加，可能与术后肠道吸收功能的逐步改善有关。早年 CsA 为脂溶性，平均口服生物利用度约为 30%，随着微乳化 CsA 制剂的出现，药代动力学明显改善，且其受饮食因素影响较小，故临床上通常较少采用静脉给药。CsA 口服剂量依患者情况而定，一般器官移植前的起始剂量为 14 ～ 17.5mg/（kg·d），于术前 4 ～ 12 小时口服 1 次，维持到术后 1 ～ 2 周，然后根据 CsA 血药浓度，每周减少 5%，直到维持量为 5 ～ 10mg/（kg·d）为止。同时给予激素辅助治疗。口服液在服用前一定要用所附的吸管，以牛奶、巧克力或橘子汁等稀释，温度最好为 25℃。打开保护盖后，用吸管从容器内吸出所需 CsA 的量（一定要准确），然后放入盛有牛奶、巧克力或橘子汁的玻璃杯中（不可用塑胶杯），药液稀释搅拌后立即饮用，并再用牛奶等清洗玻璃杯后饮用，确保剂量准确。用过的吸管放回原处前，一定要用清洁干毛巾擦干，不可用水或其他溶液清洗，以免造成药液浑浊。静脉注射法仅用于不能口服的患者，首次静脉注射应在移植前 4 ～ 12 小时，5 ～ 6mg/（kg·d）（相当于口服量的 1/3），按此剂量可持续到手术后，直到可以口服为止。使用前应以不低于 20 倍稀释后缓慢滴注，时间不应少于 4 小时，但静脉给药血药浓度易波动，增加了毒副作用的风险。

儿童起始量为 150mg/（m²·d），最大剂量不超过 200mg/（m²·d）。肾毒性是 CsA

最显著的不良反应，移植初期 CsA 可诱导肾血管收缩，表现为可逆性肾损害，随着用药时间延长，其肾损害常表现为系膜细胞增殖并广泛性纤维化等不可逆病变，可能机制为 CsA 上调肾系膜细胞转化生长因子（TGF）-β 表达，激活相关纤维化信号通路，最终导致纤维化形成。

CsA 常见的其他不良反应：胃肠道反应、高血压、血脂代谢异常、牙龈增生等。严重的不良反应大多与使用剂量过大有关，防止反应的方法是经常监测 CsA 血药浓度，如发生不良反应，应立即给予相应的治疗，并减少 CsA 的用量或停用。

2. 他克莫司（TAC，FK506）　是从日本筑波链霉菌的培养液中分离的大环内酯类抗生素，不溶于水，溶于有机溶剂。

FK506 与 CsA 虽然在分子结构上存在差异，但作用机制均为通过抑制钙调神经磷酸酶的活性来发挥其免疫抑制效应，体外研究证明单位剂量的 FK506 作用较 CsA 强 100 倍左右。FK506 的生物特性与应用方法也与 CsA 类似。

FK506 常与 MMF、硫唑嘌呤（AZa）、泼尼松等联用。FK506 与 CsA 合用会延迟后者的半衰期，同时可加重肾毒性，故二者不宜联用。

FK506 现广泛应用于各种实质性器官移植术后抗排斥治疗。由于 FK506 的吸收存在个体差异，治疗指数较低，安全范围相对较窄，因此国内 FK506 口服起始剂量为 0.08 ～ 0.15mg/（kg·d），并严格监测血药浓度，根据血药浓度及时调整用药。口服给药最好是在空腹或进食前 1 小时或进食后 2 ～ 3 小时，以达到最大吸收量。如果患者的临床状况不适于口服给药，则应该给予连续 24 小时静脉输注 FK506 治疗。静脉注射给药输注用浓缩液必须用 5% 葡萄糖或生理盐水稀释，输注溶液的浓度为 0.004 ～ 0.1mg/ml。当患者状况允许时，应尽快将静脉疗法改为口服疗法，静脉给药不应该连续超过 7 天。

FK506 与 CsA 作用机制类似，毒副作用也相似，FK506 主要的毒副作用包括肾毒性、胃肠道毒性（腹泻、恶心、呕吐等）、诱发糖尿病、高血压等。

最新研制的 FK506 缓释剂型可稳定血药浓度，每日仅需服药 1 次，从而增加移植受者服药的依从性，并可减少药物的毒副作用。

（三）抗代谢药物

常用的抗代谢类药物有 MMF、硫唑嘌呤、咪唑立宾（mizoribine，MZR）、来氟米特等。

1. 吗替麦考酚酯（MMF）　是美国 FDA 于 1998 年 10 月批准上市的具免疫抑制作用的抗生素，主要用于肾及心脏移植术后器官排斥的预防，并能与 CsA 合用，降低后者的剂量和毒性。其作用方式为抑制核酸的合成。MMF 能有效地非竞争性地抑制一磷酸肌苷脱氢酶的活性，从而阻碍鸟苷核苷酸的从头合成。由于淋巴细胞合成嘌呤依赖于从头开始路径，因而淋巴细胞的增殖受到抑制。其他迅速分裂的细胞能够通过补救途径再循环嘌呤核苷酸，不受 MMF 的阻碍。MMF 目前已取代硫唑嘌呤成为器官移植临床上应用最广泛的抗代谢药物。与 CsA 不同，MMF 能抑制 EB 病毒诱导的 B 细胞增殖，降低淋巴瘤的发生率。

大规模的临床研究证实了 MMF 的安全性及有效性。MMF 口服剂量从 100mg/d 到 3500mg/d 均可良好耐受。MMF 2g/d 与 3g/d 相比，前者效果更好，不良反应更小，危险度/效益度比值更佳。使用 MMF 可减少近 70% 的排斥反应发生率，且发生排斥反应的严重程度降低。与硫唑嘌呤相比，MMF 可明显改善移植后的人 / 肾长期存活率，减少后期急性排斥反应的发生率。

临床肾移植推荐剂量为 1.0g bid。如用静脉给药，应采用 5% 葡萄糖溶液稀释配制。静脉注射 MMF 的疗程一般为 7 ~ 14 天，如无禁忌，应即刻改为口服。

大剂量 MMF（3 g/d）还可用于持续性或难治性急性排斥反应的挽救性治疗，其逆转疗效优于大剂量糖皮质激素，而与 FK506 疗效相当。可减少移植器官失功，改善肾脏功能，降低患者死亡或其他治疗失败的发生率。但应注意，随着剂量加大，药物不良反应也相应增加。

骨髓抑制是 MMF 较严重的不良反应，约 2% 的患者可能存在重度中性粒细胞减少，在儿童患者中发生率更高，可达 20%，其他的不良反应包括胃肠道反应、感染等。此外，MMF 具有一定的致畸作用，因此准备妊娠前 6 周及妊娠期应停止用药，MMF 亦可通过乳汁分泌，服药期间应停止哺乳。

2. 硫唑嘌呤（Aza） 是 6- 巯基嘌呤（6-MP）的甲基化衍生物，自 1961 年应用于器官移植以来，其已经成为免疫抑制治疗的主要药物。其有效活性成分为通过代谢产生的 6- 巯基鸟嘌呤三磷酸，主要作用机制包括抑制嘌呤核苷酸的生物合成及激活线粒体途径凋亡，从而下调 T 细胞功能及诱导激活的 T 细胞凋亡。

Aza 作为一种抗代谢类免疫抑制剂，用于器官移植术后的最初 12 ~ 18 个月，有利于减少急性排斥反应和增加患者及移植器官的生存时间。虽然目前临床上认为 MMF 比 Aza 更能减轻急性排斥反应，但是对于慢性排斥反应，两者没有明显差别。但由于 MMF 的不良反应较轻，故国内大部分移植中心选择 MMF 作为移植后主要的免疫抑制剂，但也需要严格进行血药浓度监测，以提高疗效和避免不良反应。

Aza 对初次免疫反应具有很强的抑制作用，但对已发生的排斥反应则无效果，故常用于器官移植术后排斥反应的预防治疗，起始剂量一般为 2 ~ 3mg/（kg·d），维持剂量一般为 1 ~ 2mg/（kg·d）。需要注意的是，同时应用次黄嘌呤氧化酶抑制剂如别嘌呤醇时，因其影响 Aza 代谢，故应将 Aza 用量减少至 1/4，以减轻 Aza 的毒副作用。

Aza 的主要毒副作用包括骨髓抑制及肝功能损害，多数患者在停药后可逆转，或改用 MMF 等其他抗代谢药物，治疗前存在严重血细胞减少或巯基嘌呤甲基转移酶活性缺乏者应禁用，肝功能损害通常认为由于其代谢产物在肝内蓄积，干扰代谢过程，引起组织细胞坏死。Aza 同样具有潜在的致畸作用，孕妇应避免使用。

3. 咪唑立宾（MZR） 为咪唑类核苷，属代谢免疫抑制剂，为嘌呤类似物，从布雷菲德菌素 M（Eupenicillinum brefeldianum M）-2166 菌中分离得到。1979 ~ 1982 年，日本一些移植中心在临床肾移植中对 MZR 的应用价值进行了研究。在日本，MZR 已取代 Aza，并与其他免疫抑制剂组成不同的组合方案广泛用于临床肾移植，主要用于肝功能不正常、严重白细胞减少而难以应用 Aza 的患者。

MZR 进入机体后，作为一种药物前体进入细胞后，在腺苷激酶的作用下发生磷酸化，形成活性物质 MZR-5′- 单磷酸化物，后者能竞争性抑制 IMP 脱氢酶和 GMP 合成酶，减少细胞内 GMP 及核酸合成，增殖旺盛的淋巴细胞的 GMP 合成主要依赖于从头合成途径，几乎不经过补救合成途径，因此 MZR 只针对淋巴细胞的增殖发挥特异性抑制作用。

MZR 用于抑制肾移植排斥反应的初始剂量为 2 ～ 3mg/（kg·d），移植当日或次日起每日早餐后顿服或分早、晚服用，以后逐渐减至维持量 1 ～ 3mg/（kg·d）。MZR 的用药剂量可调性大，初始剂量可达 6 ～ 12mg/（kg·d），当急性期内移植肾出现损害时可考虑减量，在日本的研究中，临床肾移植患者长期应用的安全性及免疫抑制效果与 MMF 相似，能改善移植肾功能，减少不良反应。

MZR 的不良反应也与抑制核酸合成的作用有关，主要为骨髓抑制，MZR 不在肝脏代谢，经胆汁排泄率不超过 1%，故无肝毒性，其主要通过肾脏排泄，有明显肾功能障碍的患者应谨慎使用。动物实验显示治疗剂量与致畸浓度接近，孕妇或哺乳妇女应禁用。

4. 来氟米特（leflunomide，LEF） 是异噁唑的衍生物。目前 LEF 的免疫抑制效果已在动物移植的模型中被广泛认识。由于 LEF 在体内有很长的半衰期（可达 10 ～ 16 天），故其应用一直受到限制。LEF 的活性代谢物 A771726 类似物 MNA（malononitriloamides），具有更有利的药代动力学特点（半衰期短），故在应用前景上被看好。

LEF 能抑制 T、B 细胞的增殖活化和平滑肌细胞增生，可抑制蛋白酪氨酸激酶（PTK）活性。通过抑制嘧啶核苷酸经典合成途径，抑制淋巴细胞 DNA 合成，阻止淋巴细胞活化。

LEF 一般口服给药，10 ～ 25mg/（kg·d）。值得注意的是，在所有患者中均有血细胞比容和血红蛋白的下降，但 LEF 组的感染发生率无增加。

LEF 在国内也有部分移植中心使用，其免疫抑制效果及不良反应发生率与 MMF 类似，肾移植患者长期应用 LEF 进行免疫抑制治疗是有效且安全的。

（四）雷帕霉素靶点（mTOR）抑制剂

1. 雷帕霉素（rapamycin，RAPA，RPM） 又名西罗莫司（SRL），是由 Sehgal 等于 1975 年从采自复活节岛土壤中的吸水链霉菌（*Steptomyces hygroscopicus*）中分离获得的具有免疫抑制作用的大环内酯类化合物。1989 年首次将其用于抗移植物排斥反应。1999 年获 FDA 批准用于临床肾移植。

SRL 经口服可被快速吸收，正常人服药后约 1 小时即可达峰值，多次给药后达到峰值的时间推迟。口服生物利用度约为 14%。SRL 在血中绝大部分（＞ 90%）与红细胞结合，其余与血浆脂蛋白结合。SRL 主要由肝微粒体酶系细胞色素 P450 3A 代谢，主要是以去甲基化或羟化方式被代谢，大部分经粪便排出。

SRL 在结构上与 FK506 相似，但两者在作用机制上完全不同。CNI 类药物与免疫亲和素结合后抑制 IL-2 的表达，从而抑制 T 细胞活化；SRL 与免疫亲和素结合后并不影响钙调神经蛋白通路，而是通过阻断细胞因子诱导增殖的信号通路，抑制 IL-2 及 IL-4 诱导的 T 细胞增殖。由于 SRL 与 CNI 在细胞内结合的受体蛋白不同，因此，两者抑制免疫细胞的时相和途径各不相同，两者联用时在体内、体外均表现出良好的协同作用。两者的主要区别在于，SRL 影响 IL-2 下游的信号转导，而 CNI 则直接减少 IL-2 的表达。因此，SRL 可以抑制 IL-2 诱导的 T 细胞增殖，但并不能抑制 IL-2 介导的 T 细胞凋亡，而这对于免疫耐受的诱导和维持起重要作用。因此，SRL 在免疫耐受的诱导中能发挥重要作用。此外，SRL 对其他非免疫细胞，如血管内皮细胞、血管平滑肌细胞及成纤维细胞也有抑制作用，这在 SRL 减轻慢性排斥反应中起着重要作用。

SRL 自身肾毒性较低，但与 CNI 类药物联用可增加后者的肾脏毒副作用的风险。目前临床上常用 SRL 在器官移植术后的稳定期逐步减少并最终替代 CNI 类药物。

SRL 在稳定期患者中使用的方法：①减量 CNI，在原有三联方案（CNI+MMF+ 激素）中减少 CNI 的用量，加用 SRL，构成低剂量的四联方案；②替代 CNI，在原有 CNI+MMF+ 激素三联方案中停用 CNI，并加用 MMF；③替代 MMF，将三联疗法中的 MMF 替换为 SRL。

首次给药常给予 3 倍维持量的负荷剂量，在术后 6 个月时，将 SRL 血药浓度维持在 8 ~ 10ng/ml，在三联疗法中，首次负荷量 6mg，之后以 2mg/d 维持，临床上较少单用 SRL。

SRL 的不良反应主要包括高血脂、腹泻、血小板减少、伤口愈合延迟等，孕妇及哺乳期患者禁用。

2. 依维莫司（everolimus） 作用机制与 SRL 相同，抑制 p70 S6 激酶及周期素依赖性蛋白激酶的活性，从而抑制 IL-2 诱导的 T 细胞增殖。

依维莫司同 SRL 减轻急慢性排斥反应效果相当，毒副作用也类似，其与 SRL 的主要不同点在于不需要首次负荷剂量，临床更容易控制用药，并可减轻 CsA 的神经毒性。

二、免疫抑制剂的合理使用

免疫抑制剂的不良反应包括过度免疫抑制导致的不良反应及非免疫性不良反应，在临床使用免疫抑制剂时，应恰当地发挥其免疫抑制作用，尽可能降低其不良反应发生率，因此，处理好免疫抑制及过度抑制之间的关系，合理应用免疫抑制剂至关重要。

合理地应用免疫抑制剂应包括联合用药、优势互补；从经验化治疗转向个体化治疗；减轻药物毒副作用；遵循循证医学原理等。

（一）寻找合理的联合用药方案

目前国内外最常用的方案是以 CNI 为基础的三联免疫抑制方案，即 CsA 或 FK506+ 辅助药物之一，如 Aza、MMF、西罗莫司或咪唑立宾 + 糖皮质激素。联合用药旨在最大限度抑制排斥反应，尽可能减少药物毒副作用。CNI 对患者自身肾或移植肾有毒性损害作用，其所致的不良反应如高血压、高血脂、糖尿病和药物性肝肾毒性等，都可导致慢性移植物功能障碍，是影响移植物长期存活的主要原因之一。

鉴于免疫抑制剂的不良反应，国外移植中心开展了撤减 CNI 或激素等免疫抑制方案的临床试验，但临床随访发现，排斥反应发生率明显增加，因此，在我国临床工作者对待 CNI 或激素撤除问题较为谨慎，以低剂量 CNI 或激素联合其他药物治疗。

此外，CsA 与 FK506 免疫抑制作用相似，但药物毒副作用略有不同，CsA 可能在慢性移植物失功中作用更大，当出现慢性移植物功能不全时，可考虑用 FK506 代替 CsA，同样，FK506 对患者糖耐量影响较大，当患者应用 FK506 后血糖波动较大，难以稳定时，可换用 CsA。临床研究证据表明，FK506 具有相对较少的肾毒性和更高效的免疫抑制功能，因此其应用得以逐步推广。

总之,联合用药原则是免疫抑制剂应用中的普遍共识,发挥不同免疫抑制剂的协同作用,以达到更强的免疫抑制效果,从而减少单一用药的不良反应。临床常用的免疫抑制方案众多,目前尚无公认的最佳方案。迄今尚无真正意义上的高选择性免疫抑制药物的存在。现临床常规使用的免疫抑制联用方案如下。

1. 两联用药方案　即联合使用两种免疫抑制药物。可以一直使用两联方案,也可以当三联方案中某种药物不耐受,停用后变成两联用药。常用方案:Aza+Pred;CsA/FK506+Pred;CsA/FK506+Aza;CsA/FK506+MMF 等。

2. 三联用药方案　是目前使用最广泛的免疫抑制方案,在维持治疗中应用最广泛。常用方案:CsA/FK506+Aza+Pred;CsA/FK506+MMF+Pred;CsA/FK506+ I Rapa+Pred。

3. 四联用药方案　四联免疫抑制方案由诱导性抗体 + 不同的三联用药方案组合而成。常用方案:ATG/ALG/ 抗 CD3 单克隆抗体(OKT3)/ 达利珠单抗 / 巴利西单抗 +CsA/TaFK506+Aza+Pred;ATG/ALG/OKT3/ 达利珠单抗 / 巴利西单抗 + CsA/FK506+MMF+Pred;ATG/ALG/OKT3/ 达利珠单抗 / 巴利西单抗 + CsA/FK506+RAPA+Pred;CAMPATH-1H+CsA/FK506+Aza+Pred;CAMPATH-1H+CsA/FK506+MMF+Pred;CAMPATH-1H+CsA/FK506+RAPA+Pred。

(二)个体化治疗

理想的个体化用药应以患者药物代谢动力学的结果为依据,但实际操作十分困难。因此,临床个体化治疗是根据患者病情变化及综合各方面因素来调整治疗方案,医生通过分析包括血药浓度在内的检查结果,决定患者药物治疗方案中联合用药的组合和具体剂量。

影响个体化治疗方案制订的因素主要包括患者的年龄、性别、体重、体表面积、手术时限和饮食习惯等,其中体重及体表面积与药物分布和浓度之间关系密切。个体化用药剂量应依据药物时量曲线和表观分布容积来确定,但由于计算和影响因素复杂且不易校正、不能检测实际组织中药物分布浓度等原因,临床工作中多采用药物血浆或全血浓度来替代。

血药浓度可受多种医学及代谢因素影响,主要包括肝脏各种药物代谢酶的功能、消化系统吸收和排泄功能、其他药物与肝药酶的相互作用,尤其是合并有肝胆系统疾病及其他系统并存疾病等病理状态。

年龄对药物应用影响也较大,儿童肝脏内单胺氧化酶活性较高,对各种免疫抑制药物代谢快,因此儿童免疫抑制剂的应用量应高于成人,用药频率也应增加,而老年人免疫功能相对较弱,易发生感染,而且其肝酶活性降低、药物代谢慢,因此其剂量应低于成人。

在移植术后早期,排斥反应发生可能性高,故此时免疫抑制强度应适当加大,并及时监测是否发生急性排斥反应,若发现各项指标提示急性排斥反应发生,应及时加大免疫抑制强度。而在移植术 3 个月后,急性排斥反应发生率明显降低,而免疫抑制剂毒副作用逐渐显现,如过度免疫抑制导致的感染、肿瘤及药物肝肾毒性引起的慢性移植物失功,此时,除严密监测 CNI 类药物血药浓度外,如发生可疑肝肾毒性或慢性移植物失功,应逐渐减少

CNI 类药物用量，加用 MMF 或 RAPA 等无肾毒性且对慢性排斥反应有一定抑制功能的药物作为基础免疫抑制方案，从而促进移植器官的长期存活。

个体化治疗方案是理想的临床治疗方法，但因个体差异变化悬殊，在实际中不易统一和掌控。近来有观点认为应根据患者免疫状态决定免疫抑制剂的应用，然而目前尚未找到能够完全反映患者免疫抑制状况或免疫水平的明确标志，因此该观点虽然合理却仍难于应用。

（三）减轻药物毒副作用

药物的毒副作用是移植术后各种并发症发生的主要原因之一。各种新型免疫抑制剂应用前，由于激素和细胞毒性药物剂量大、减量慢，其毒副作用非常明显，有些甚至危及生命，如全消化道严重的应激性溃疡可造成广泛出血而致死。激素敏感或携带骨质疏松基因的患者极易发生骨质疏松，甚至股骨头坏死。

细胞毒性药物导致的重度骨髓抑制和肝损害目前已极为少见，这是因为 CsA 与前两类药物的联合应用大大降低了激素和细胞毒性药物的使用剂量。

MMF 及雷帕霉素靶点抑制类药物的出现又有效地减轻了 CNI 类药物肾脏毒性的副作用。随着新型免疫抑制剂的不断开发，药物毒副作用可进一步减轻。

三、免疫抑制剂药代动力学及血药浓度监测

移植免疫抑制剂自问世以来，极大地提高了多种移植物的存活率，改善了器官移植患者的生存状况，是现代器官移植成功的基石。理想的免疫抑制治疗应该既保证移植物不被排斥，同时应尽可能小地影响受者免疫系统，而且药物的毒副作用也要尽可能少。此外，免疫抑制剂在人体内的吸收、分布、代谢和排泄过程存在相当大的个体差异，故应制订个体化的治疗方案，并且根据移植时间的不同，免疫抑制剂的剂量和种类也应不断调整。因此，了解免疫抑制剂的药代动力学及其血药浓度监测方法，对调整合适的用药剂量、时间起到非常关键的作用。

（一）钙调磷酸酶抑制剂

钙调磷酸酶抑制剂（CNI）主要包括环孢素（CsA）和他克莫司（FK506）。通过抑制钙调神经蛋白，阻断钙调神经蛋白信号道路，抑制细胞因子转录、分泌，从而阻断 T 细胞的激活、分化和增殖过程。

1. 环孢素（CsA）　为含 11 个氨基酸的环状多肽，不溶于水，而溶于有机溶剂及酯类。CsA 主要有口服液、硬胶囊和微乳化软胶囊三种。口服液或硬胶囊口服后经小肠上段吸收，2 ~ 4 小时血药浓度达到峰值，吸收半衰期为 0.5 ~ 3 小时，生物半衰期为 14 ~ 27 小时，其血药浓度与剂量不呈线性关系，可预测性低；并且其吸收受胆汁、进食及脂质食物的影响，个体间及个体内变异度较大。经肠道吸收的 CsA 广泛分布于体内各种组织，尤以富含脂肪的肝、肾、肺、皮肤，以及富含淋巴的淋巴结、胸腺、脾组织中浓度较高。在血浆中，约 90% 的 CsA 与血浆蛋白结合，其中大部分为脂蛋白。CsA 生物转化为约 30 种代谢产物，

但无单一的主要代谢途径。CsA 约 90% 经胆汁排泄，几乎均以代谢产物的形式而很少以原药形式（仅 < 1%）排泄，原型仅 0.1% 经尿液排出。微乳化软胶囊的药动学特性明显改善，血药浓度达峰时间（T_m）缩短为 1 ~ 2 小时；峰浓度（C_{max}）及相对生物利用度均较同等剂量的硬胶囊明显增加。

长期临床用药实践表明，单纯测定 CsA 血药浓度谷值不能有效反映 CsA 在人体内的代谢过程，也不能有效地预测机体对移植物的急性排斥反应，只能估计并设法减低 CsA 的毒副作用，因此不能使 CsA 的临床应用达到最优化。药代动力学浓度 - 时间曲线下面积（AUC）反映了药物的暴露量，代表药物的生物利用度，可预测急性排斥反应。大宗病例研究表明，移植物受者体内 CsA 的 AUC 是移植物存活时间和急性排斥反应发生的敏感预测因素，而个体内 AUC 的变异率则是产生慢性排斥的一个危险因素。虽然 AUC 是预测临床预后的出色指标，但是需在给药后 12 小时内多点采血测定获得，操作复杂、费用高，不便临床应用，故不是最方便和效 - 价比最佳的常规监测方法。药动学研究表明，给药后 2 小时的 CsA 血药浓度 C_2 与 AUC 相关性最大。实验研究表明，给药后 2 小时 CsA 达到最高浓度，对钙神经蛋白和 IL-2 活性的抑制也达到最大限度，提示用药后 2 小时是最好的单一采样点。因此，监测 C_2 更能体现个体化治疗方案。从药代动力学的角度出发，C_2 能够更加敏感地反映发生急性排斥反应的风险和移植器官的生存率。

CsA 血药浓度测定分为主要检测母药 CsA 的特异性方法和同时检测药物代谢产物的非特异性方法。由于每种代谢产物在总浓度中所占的比例不能确定，且大多数代谢产物不具有生物活性，不能真实反映出体内药物的浓度，所以应该首选单克隆抗体检测母药浓度。检测方法目前主要采用免疫荧光偏振（FPIA）测定法、高效液相色谱（HPLC）测定法、放射免疫（RIA）测定法。这三种方法各有其优缺点，免疫荧光偏振法具有快速、准确、灵敏、稳定性好、自动化程度高等优点，在国内外已作为首选检测方法。高效液相色谱法可测定 CsA 原型药物及各种代谢产物在血中的含量，测定结果较稳定和准确，但这种方法耗时太长，操作过程复杂，技术要求高，不适合批量样品测定，难以作为常规测定方法在临床应用。放射免疫测定法又分为多克隆抗体放射免疫法（RIA/PAb）和特异性单克隆抗体放射免疫法（RIA/Mab-S），虽然放射免疫法操作简单，试剂成本较低，但其测定结果的准确性和稳定性均不如上述两种方法。

总之，由于个体之间差异明显，临床上只有根据 CsA 药物动力学参数，才能制订出个体化的合理的治疗方案。在临床实际工作中，测定口服给药后 2 小时 CsA 峰浓度 C_2 具有重要意义，与反映生物利用度的 AUC 密切相关；而谷浓度 C_0 测定值可用来协助预测药物中毒和移植物排斥反应。

2. 他克莫司（FK506） 作用机制与 CsA 相似，但化学结构完全不同。并且体外实验也显示单位剂量 FK506 的作用较 CsA 强 100 倍左右，但是二者的治疗指数相近。FK506 具有高度脂溶性，而水溶性极低，在各种条件下均较稳定，故其静脉制剂被制成醇性表面作用剂，口服制剂常与水溶性多聚物（羟脯氨酸甲基纤维素）制备成固体扩散剂以供临床患者使用。口服给药吸收较差，其主要吸收部位在空肠，而且受食物因素的影响，其生物利用度的变化也较大（10% ~ 60%），平均为 20% 左右。口服后被迅速吸收，血高峰浓度需要 0.5 ~ 6 小时，平均 1.5 小时，半衰期 12 ~ 24 小时。FK506 的吸收个体差异较大，大多数患者服药 3 天内可达到血药浓度的稳定状态，但也有部分患者口服给药后吸收缓慢，呈现均衡稳定的吸收现象。达稳态时，药物大部分在血液外的实质器官，特别是肺、心、肾、胰腺、脾和肝等器官内分布浓度高，其浓度均超过血浆浓度，这也与 FK506 是高度脂溶性物质有关。该药在组织中的半衰期为 4 ～ 41 小时（平均 5 ～ 8 小时）。进食可以显著影响 FK506 的吸收，进食高脂食物后服药可明显降低该药的吸收速度和数量。空腹服药 1 小时内即可达高峰，进食时服药则需 3 小时。空腹服药的最高平均血药浓度几乎是进食时服药的 2 倍。

FK506 进入血循环后，大多数结合于红细胞，使全血药浓度比血浆高 10 ～ 30 倍，进而主要分布在实体器官。服药后 10 ～ 12 小时其谷值范围为 10 ～ 60μg/L，与全血 AUG 相一致，相关系数达 0.94。其全血半衰期在肝移植患者为（11.7±3.9）小时，健康志愿者为（21.2±8.5）小时，测定全血药物代谢指标受外界条件的影响较血浆值小，能更可靠地反映药物在体内的代谢情况。进入体内的 FK506 主要通过肝的细胞色素酶系统（P-450 ⅢA）进行代谢，主要经胆汁和尿液排泄，只有不到 1% 的药物原型由胆汁、粪便、尿液排出体外。由于儿童对 FK506 的代谢特点与成人不同，儿童需要服用更高剂量方可达到相同的谷值浓度。

由于器官移植者个体差异较大，为了预防排斥反应和中毒现象的发生，应对其进行严密的血药浓度监测。然而，根据谷值浓度（指服用相同剂量的 FK506 至少 3 天达到稳态水平时，在服药前采血检测得到的 FK506 浓度）调整 FK506 用药剂量，必须根据患者的 FK506 谷值浓度并结合临床生化指标、血常规、尿常规及患者体征来判断病情，调整配伍用药及用药剂量。并且以 FK506 全血谷值浓度作为治疗标准，尚不能完全反映体内的药物浓度。药代动力学参数 AUC 代表体内的药物负荷量，它反映了 FK506 吸收分数和清除率的综合效应。在相同剂量下，AUC 值大，达到相同谷值浓度所需的 FK506 剂量则小。例如，在常规剂量用药后，首次测得 FK506 血药浓度 < 5ng/ml 时，应借助药代动力学参数判断造成低血药浓度的原因是吸收率过低，还是消除速度过快。前者则应加大其给药剂量，后者则应增加每日 FK506 的给药次数。虽然在 FK506 药代动力学参数的测定中，因血样采集次数多、测试条件高、耗费大、价格高，在临床应用上受到一定限制，但按其应用前途和价值是值得深入研究和推广的。

目前测定全血 FK506 血药浓度的方法有五种：受体结合法、生物测定法、高压液相法、ELISA 法及微粒子酶免疫测定（MEIA）法。临床最常用的两种方法是 ELISA 或 MEIA。ELISA 法使用单克隆抗体，较为简便，可在 4 小时内完成，准确性和灵敏度较高，检测底线可达 0.3ng/ml。MEIA 法则是使用 IMx 全自动免疫分析仪，配以全套 FK5W 试剂，具有操作简便、快速、准确、重复性好等特点，获得检测结果约需 1 小时。目前，尚无公认的用于器官移植排斥反应治疗的最佳浓度。一般推荐移植术后早期 FK506 血药浓度维持在 10 ～ 20ng/ml，术后 3 个月为 5 ～ 15ng/ml，3 个月后维持在 5 ～ 10ng/ml，用药最初 2 周，可每周监测 2 ～ 3 次血药浓度。如 FK506 血药浓度 > 30ng/ml，则减少 50% 用量；如为 20 ～ 30ng/ml，减少 20% ～ 30% 剂量。如 < 5ng/ml，则剂量加倍；5 ～ 10ng/ml，增加 20% ～ 40% 剂量。由于个体差异的存在，在参照理想治疗窗浓度范围的基础上，综合临床各种因素，制订因人而异的个体化治疗方案是非常必要的。

（二）雷帕霉素靶分子抑制剂

1. 雷帕霉素（RPM）　又称西罗莫司（SRL），相对分子质量 999，结构与 FK506 相似，但药理作用完全不同。亲脂性，微溶于水，几乎不溶于乙醚，但溶于甲醇、乙醇等有机溶剂。SRL 经口服给药后被迅速吸收，0.7 ~ 3 小时达到血药浓度峰值。SRL 的口服生物利用度仅约 15%，具有明显的个体差异，半衰期较长，约为 62 小时。在体内，SRL 有 95% 与红细胞结合，其余分布在血浆（3%）、淋巴细胞（1%）等，在血浆中绝大部分（＞92%）与血浆蛋白相结合。SRL 是小肠和肝脏 P450 系统（CYP3A4）和 P- 糖蛋 A 的作用底物，主要以去甲基化和水解方式被代谢，大部分经胆汁由粪便排出，仅约 2.2% 的药物或代谢产物经肾消除。SRL 的有效血药浓度范围也较窄，血药浓度偏高可引发肝肾毒性反应及副作用，偏低则会发生排斥反应，对绝大多数患者而言，药物的疗效毒性及副作用与血药浓度呈正相关。因此，临床应对血药浓度进行监测，一般术后近期维持在 10 ~ 20ng/ml，3 个月后维持在 5 ~ 15ng/ml。与 CsA 联合用药时，术后近期要维持在 5 ~ 15ng/ml。由于 SRL 的半衰期较长，不需要每日监测其浓度，首次可在服药后第 4 日测定，第 1 个月每周测定 1 ~ 2 次，第 2 个月每周 1 次即可。

目前 SRL 的测定方法可采用高效液相色谱法、高效液相色谱 - 质谱联用法及 MEIA。高效液相色谱法由于样品前处理复杂，且易受生物样品中杂质的干扰，存在交叉免疫反应，特异性和准确性差、费时、灵敏度低，在临床常规检测方法中受到一定限制。高效液相色谱 - 质谱联用法由于缺乏专业技术人员和资金投入太多，目前主要用于科研。MEIA 采用美国雅培公司生产的全自动免疫分析仪 IMx 和全套试剂，是目前较常用的临床检测方法。

2. 依维莫司　由诺华公司研制，是 SRL 的 2- 羟乙基衍生物。与 SRL 相同，依维莫司通过抑制 p70S6 激酶和周期素依赖性蛋白激酶的活性，导致细胞阻滞在 G_1/S 期、抑制由生长因子所介导的 IL-2、IL-15 驱使下的 T、B 细胞及非造血细胞的增生。但是与 SRL 相比，依维莫司亲水性更好，药物清除率明显加快，半衰期更短（16 ~ 19 小时），生物效能更高，故需每日 2 次给药。依维莫司口服后迅速吸收，正常健康人给药后 2 小时达血药浓度峰值，肾移植患者单剂量给药后平均 1 小时达血药浓度峰值。依维莫司在肝脏内代谢，在体外不足 5% 转化成 SRL。药动学研究显示，7 天后达到稳定血药浓度，各项指标均呈较好的剂量相关性，其谷值浓度与 AUC 之间显示良好的相关性。

依维莫司目前已完成了 Ⅲ 期临床试验，与 CsA 联合应用预防急、慢性排斥反应，疗效与 MMF 相当。毒副作用与 SRL 类似，主要引起高胆固醇血症与高三酰甘油血症。但依维莫司应用单剂量即可，不需要给予负荷剂量，因此，可以改善移植患者用药的依从性；其药物半衰期较 SRL 短 50%，生物利用度、个体内及个体间差异均较 SRL 改善，口服 2 小时后达到峰值浓度，药物剂量 - 浓度间成正比，且谷值水平与 AUC 相关性良好，更利于临床血药浓度监测和用药控制。

（三）抗细胞增殖类药物

1. 吗替麦考酚酯（MMF）　商品名为骁悉，是霉酚酸（mycophenolic acid，MPA）的合成脂类前体药，FDA 于 1995 年批准用于实体器官移植以预防排斥反应。MPA 是高效、选择性、非竞争性、可逆性的次黄嘌呤单核苷酸脱氢酶抑制剂，可有效抑制 T 细胞和 B 细胞中嘌呤的含成，从而发挥对淋巴细胞的免疫抑制效应。

MMF 口服后在上消化道迅速大量吸收，主要吸收部位在胃，并代谢为活性成分 MPA。口服平均生物利用度为 94%。服药后 1 小时血药浓度达到高峰，之后迅速下降。服药后 6 ~ 12 小时，由于肠 - 肝循环，其药动学曲线会出现第二个继发性吸收峰，使 MPA 的表观半衰期接近 18 小时。MPA 在肝中经葡萄糖醛酸化代谢成为稳定的无活性产物葡萄糖醛酸苷（MPAG），后者 87% 经尿液排出，6% 经粪便排泄。MPA 可进行肠 - 肝循环，经胆汁排泄的 MPAG 可经肠黏膜上的酶类及肠道菌群转化为 MPA 而被重吸收，约 6% 的 MPAG 由粪便排出。在临床有效浓度下，98% 的 MPA 与血浆蛋白结合。因此对肾透析患者并无太大影响，这也可能与该制剂需服用较大剂量有关。

由于肠 - 肝循环在 MPA 的浓度分布，以及在整个药代动力学中起重要作用，因此，个体间 MPA 的药代动力学差异相当大。在与 MMF 合用的过程中将会降低 MPA 的 AUC 值，而 FK506 则对 MPA 的 AUC 值无明显影响。上述差异可能的原因为 CsA 可以抑制 MPAG 从肝细胞内向胆汁的转运过程，从而减少肠 - 肝循环。因此，对服用 MMF 的患者进行血药浓度监测，有助于在不同免疫抑制药物的转换过程中调整 MMF 的用量，从而防止或减少药物的毒性及副作用，达到维持移植患者体内免疫抑制最佳水平，延长移植物存活期的目的。

MMF 胶囊、片剂、注射剂均能快速吸收，且不受胃排空影响，具有稳定的药动学特性。目前，虽然对 MPA 是否需要浓度检测还有一些争议。但不少研究指出，MMF 的药效与药动学特性相关，因此监测药动学可能具有临床价值。MMF 连续给药后，MPA 在体内存在明显蓄积现象，可在 MMF 使用过程中常规监测 MPA 血药浓度。汉族肾移植受者口服 MMF 后 MPA-AUC 曲线与白色人种的特点基本相符，服药前 MPA 浓度与 AUC 有良好的相关性，可作为临床监测 MPA 浓度的指标。大量研究也发现，移植后早期急性排斥反应的发生率与 MPA-AUC 存在相关性。目前 MPA 有两种测定方法：高效液相色谱法（IWLC）和酶扩大免疫测定技术（enzyme multiplied immunoassay technique，EMIT）。HPLC 是检测 MPA 的常用方法。与 HPLC 相比，EMIT 的测定值要高 30% ~ 50%，这主要是因为 MPA 与乙酰葡萄糖苷 M-2 之间存在交叉反应。因此，EMIT 进行药效学检测可能更为精确。目前武汉同济医院器官移植研究所临检室采用 EMIT 方法检测。

2. 硫唑嘌呤（Aza） 为 6- 巯基嘌呤（6-MP）的衍生物，两者与次黄嘌呤结构相似。Aza 进入体内转化为 6-MP，然后进一步转化为 6- 巯代次黄嘌呤核苷酸，整合进入细胞内的 DNA 分子，干扰嘌呤核苷合成和代谢，从而抑制淋巴细胞的增殖。总体而言，Aza 抑制细胞免疫比抑制体液免疫的作用更强，抑制 T 细胞比抑制 B 细胞的作用更强。无论是细胞免疫还是体液免疫，Aza 都只能在免疫应答的早期（感应阶段）有很强的抑制作用，但对再次反应几乎无任何作用，故其仅适用于器官移植术后排斥反应的预防治疗，对已发生的排斥反应则无治疗价值。多于术前 2 ~ 3 天开始给药，也可手术当日开始用药。起始量一般为 2 ~ 3mg/（kg·d），用药后约 5 天获稳态浓度。维持剂量为 1 ~ 2mg/（kg·d）。

Aza 经口服后在肠道内吸收迅速，且较完全。生物利用度约为 55%，其中 15% 为 Aza 原型，40% 为 6-MP。Aza 的分解途径为经次黄嘌呤氧化酶作用及巯基甲基化后而被氧化代谢。

失活的代谢物经尿液排泄。24 小时尿内排泄 50% ~ 60%，48 小时大便内排泄约 12%，约有 10% Aza 以原型从尿排出。肾功能与 Aza 排泄无相关性，故肾功能不全不影响其使用，亦不需要调整剂量。由于 Aza 和 6-MP 及其主要代谢产物在血浆中被迅速清除，且其治疗效果与血浆药物浓度缺乏相关性，因此，普遍认为不需要进行浓度检测。

3. 咪唑立宾（mizoribine，MZR） 是从霉菌 *Eupenicillum brefeldianum* 酵解物中提取的水溶性咪唑核苷酸类抗生素。1984 年，获日本厚生省批准用于"肾移植术后排斥反应的预防治疗"。在日本 MZR 已取代 Aza，并与其他免疫抑制药物构成不同的组合方案在临床移植中广泛使用。

MZR 口服后迅速吸收入血，服药后 1.5 小时达到血浆峰值浓度，血浆半衰期为 2.2 小时，24 小时内基本被清除。85% 以原型经尿液排出，仅 1% 经胆道排出。MZR 主要通过肾排泄，有肾功能明显障碍的患者可能出现不良反应加重。由于其不在肝中代谢，经胆汁的排泄率不超过 1%，因此，与 Aza 比较无明显肝毒性，尤其适合于有潜在肝功能不良的移植受者使用。

目前 MZR 在日本已广泛应用于临床肾移植，并成为预防急性排斥反应的一线药物。近年来，MZR 已经进入中国市场，并在器官移植临床中应用。临床应用通常采用移植当天或次日起口服治疗。初始剂量为 2 ~ 3mg/（kg·d），每日早餐后顿服，以后逐渐减量至维持剂量 1 ~ 2 mg/（kg·d）。与 Aza 类似，MZR 不要求进行药物浓度监测，主要根据耐受性来调整剂量。MZR 可通过血液透析被清除。MZR 与现有免疫抑制药物之间无药物相互作用。有研究表明，MZR 与 CsA、皮质激素联合应用的效果优于 Aza，且激素用量可减少，部分受者甚至可以安全地撤除激素。

（四）环磷酰胺

环磷酰胺（CTX）属于氮芥类烷基化药物。在肝内由细胞色素 P450 裂解转化为活性物质，干扰正常有丝分裂过程，阻断淋巴母细胞的生长发育。环磷酰胺在细胞增殖期和分化期的作用最强，主要作用于细胞分裂周期的 G_2 期。所以，分裂速度快的 B 细胞比 T 细胞对环磷酰胺更敏感。它对体液免疫的抑制作用较强，能够抑制抗体的形成，也可以抑制细胞免疫反应、迅速增殖的 T 细胞亚群。

环磷酰胺可从胃肠道吸收，服药后 1 小时，血药浓度达到最高峰，若经静脉给药，则作用迅速。生物半衰期为 4 ~ 6 小时。代谢物由肾排泄。其血浓度对临床治疗并无指导意义，因血循环中药物并无生物活性。主要依靠外周血白细胞计数及淋巴细胞计数调节剂量。

第二节 非药物方案

非药物治疗在免疫抑制治疗早期起过重要作用，但由于其不良反应较大，在新型强效免疫抑制药物出现后，已很少使用。但是，还有一些方法可有效诱导免疫耐受，临床仍在应用。本节就既往非药物治疗方案进行简述，并对近年新兴的、具有治疗前景的非药物治疗方案进行总结。

一、射线辐射治疗

1914 年，Murphy 应用全身 X 线照射使移植于大鼠皮下的肉瘤细胞存活时间明显延长，实现了成年个体间同种异体组织器官的移植。这可能是临床免疫抑制治疗的最初方案。根据辐射范围和剂量的不同，可将射线辐射分为全身照射、全淋巴照射和移植物局部照射三种类型。全身照射患者大多因严重骨髓抑制而发生致死性感染，已基本废弃。全淋巴照射仍然存在许多相关并发症，如血小板及粒细胞减少、出血倾向、不育、感染发生率及淋巴瘤发病率增高等。加之技术复杂，作用及效果的影响因素众多，难以预料，因此全淋巴照射现也很少应用。移植物局部照射被认为可以降低其抗原性和杀伤浸润到移植物内已致敏的宿主淋巴细胞，故可用于移植物预处理研究及与甲泼尼龙（甲基强的松龙）联合治疗急性排斥反应。此外，对部分耐激素性排斥而又不能使用抗淋巴细胞制剂的患者仍有一定价值。

二、手术治疗

手术治疗主要有胸导管引流（thoracic duct drainage）和脾切除术。Gregor 和 Gowans 于 1964 年在大鼠移植模型中发现，采用胸导管长期引流淋巴可明显延长同种异体皮肤移植物的存活时间。随后 Franksson 等在临床上采用这一技术也取得较好效果。具体方法：移植术前 4 ~ 6 周经皮穿刺或手术切开左锁骨上区，经胸导管插入一双腔导管，持续引流并收集淋巴液，将其中的细胞成分过滤清除后将液体部分回输体内，以保持机体水、电解质平衡。该技术在临床应用的最大障碍是患者需要在移植术前至少 1 个月即入院接受治疗，且实验研究及临床应用发现，此方法对术前预致敏的患者无作用，也不能防止超急性排斥反应发生。此外，维持引流管的长期通畅引流也甚为困难，在众多新型免疫抑制药物广泛应用的今天，该技术已失去其临床实用价值

脾作为外周免疫的重要器官之一，除含有全身 1% 的红细胞外，还含有大量单核 / 巨噬细胞和淋巴细胞等。经典免疫学早就发现，外来抗原经过受者血流进入脾后可被巨噬细胞吞噬并处理，再提呈给淋巴细胞。其中 B 细胞被激活后进一步分化为浆细胞，产生相应抗体。对初次接触外来抗原后免疫球蛋白 IgM 的产生，脾起直接作用。因此，脾切除后，可降低体液免疫反应能力。脾切除还同时去除大量淋巴细胞，以降低细胞性排斥反应的发生率。在白血病患者骨髓移植中，也较常采用脾切除术，目的是通过切除含有大量白血病细胞或功能亢进的脾来增强治疗效果。

三、血浆置换

血浆置换（plasma exchange，PE）是一种常用的血液净化疗法。可对血浆中某一类或

某一种成分进行选择性分离，从而在不干扰体液内环境的条件下选择性或特异性清除病理介质，进一步提高疗效，减少并发症。

器官移植血浆置换治疗主要用于联合用药过程中，目的是降低已高度致敏的透析患者血中 HLA 抗体水平，并缩小反应范围，使肾移植术后血中群体反应性抗体（PRA）和交叉反应转阴或反应率降低，以便施行移植，减少超急性排斥反应发生。也可作为与抗体有关的血管性排斥反应的辅助治疗手段，但其效果尚存争议。

需要提出的是，近年来的免疫吸附技术已逐步取代血浆置换。其原理是用高度特异性的抗原或抗体与吸附材料（载体）相结合制成吸附剂，从而选择性或特异性地吸附全血或血浆中与免疫反应有关的致病因子而达到治疗效果。

四、细胞移植

随着同种异体器官移植手术的广泛开展，目前主要采用免疫抑制剂防治移植排斥反应，但诱发肿瘤、机会性感染和移植物失功等毒副作用日益显现。寻求防治移植排斥反应的新策略已成为移植领域的研究热点。最理想的方法就是诱导受者的免疫耐受。所谓免疫耐受是指受体对移植物无排斥反应的同时保留机体对疾病的防御能力。造血干细胞联合器官移植诱导免疫耐受是目前研究的热点之一。

现代大量动物实验也证实，通过亚致死量的射线照射受者，然后输入同种异体骨髓细胞可在受者体内建立嵌合体（chimerism），这种嵌合动物可接受来自同种异体供者的心、肾、肝及皮肤等器官、组织而不发生排斥反应，但仍保留对第三者即无关供者器官产生排斥反应的能力。大量研究显示，嵌合受者仍有可能发生排斥反应，而移植物长期存活的受者也可能检测不到嵌合。嵌合与耐受之间的关系一直存在争议。目前公认，最稳定的临床移植耐受形成是在受者体内建立异基因骨髓嵌合体。因此，一旦长期随访研究确实证实，输注骨髓可促进嵌合细胞的形成并长期存在，供者来源的嵌合细胞可延长移植的存活，甚至诱导移植物耐受而无严重不良反应（如致死性 GVHD 等），则细胞移植就有望成为一种较理想的免疫抑制方法。

此外，随着近年来干细胞技术和细胞生物工程技术的飞速发展，以细胞学为基础的细胞移植技术为各类疾病的治疗提供了新的思路。

五、供体器官的处理

局部免疫抑制方案及手段均用于供体器官的处理，既往采用射线、紫外线、高能超声等物理方法对移植物在移植前进行预处理，期望减少其免疫原性，杀灭供者来源的白细胞及其他抗原提呈细胞。但是近年发现，供者来源的过客白细胞是造成受者嵌合状态的重要因子，此处理与诱导免疫耐受的必要条件相抵触。另外，有人采用药物或特异性抗体预处理等待移植的器官，封闭或稳定内皮细胞及表面黏附分子或炎症性细胞因子和（或）其相应受体，从而减少抗原提呈和受者致敏。或通过局部给药系统实现对移植器官的选择性免疫抑制，同时避免用药导致的全身不良反应，从而达到移植物器官长期存活的目的。

（叶　平）

参 考 文 献

陈实 . 2011. 移植学 . 北京：人民卫生出版社 .

田野，郭宏波 . 2011. 移植药物手册 . 北京：人民卫生出版社 .

夏穗生 . 2011. 现代器官移植学 . 北京：人民卫生出版社 .

Allan DK，Stuart JK，Chiristian PL. 2014.Textbook of Organ Transplantation. Hoboken：John Wiley & Sons Inc.

Salaman JR. 2012. Current Status of Modern Therapy volume 7：Immunosuppressive Therapy. Berlin：Springer.

Suzuki J，Isobe M，Morishita R，et al. 2010.Characteristics of chronic rejection in heart transplantation：Important elements of pathogenesis and future treatments. Circ J，74（2）：233-239.

第二篇　各　论

Section2

第六章　心脏移植手术

心力衰竭是各种心脏病的严重和终末阶段，发病率高，我国对 35 ~ 74 岁城乡居民共 15 518 人随机抽样调查显示，心力衰竭患病率为 0.9%，心力衰竭患者约为 400 万，其中 5% ~ 10% 为终末期心力衰竭，此类患者生活质量低下，有极高的死亡率。在心力衰竭的终末阶段，心脏移植是唯一能够改善患者生活质量和延长其生存时间的治疗手段。受到供者数量限制，仅有部分心脏移植受者候选人能够接受心脏移植，因此心脏移植手术适应证的选择及时机的判定是非常重要的。

终末期心力衰竭或短期内多次心力衰竭，采取系统完善的内科保守治疗或常规外科手术均无法治愈，预计寿命＜ 12 个月；顽固性、难治性、恶性心律失常，内外科治疗无效者；已经安装机械循环辅助装置，心功能仍不能恢复者；其他脏器（如肺、肝、肾、脑等）无不可逆损伤；年龄≤ 72 岁，家属全力支持行心脏移植手术者，均可考虑心脏移植。

适合心脏移植的常见病症：晚期原发性心肌病，包括扩张型、肥厚型及限制型心肌病；无法介入或手术再血管化治疗的冠心病、频发心绞痛及心力衰竭；无法用换瓣手术治疗的终末期瓣膜病；无法用纠治性手术根治的复杂先天性心脏病，如左心室发育不良等；其他难以手术治疗的心脏外伤、心脏肿瘤等；心脏移植后移植心脏广泛性冠状动脉硬化、心肌纤维化等。

第一节　心脏移植手术的适应证和禁忌证

一、适应证

（一）绝对适应证

1. 血流动力学恶化患者：反复心源性休克、依赖静脉血管活性药物支持以维持器官灌注、峰值氧耗（PeakVO$_2$）＜ 10 ml/（kg·min），出现无氧代谢。

2. 严重心肌缺血症状持续，不能日常活动，不能用冠状动脉旁路移植术（CABG）和经皮冠状动脉介入术（PCI）解决。

3. 反复发作有症状的恶性心律失常，且所有治疗方法均无效。

（二）相对适应证

1. PeakVO$_2$ 11 ~ 14 ml/（kg·min）或≤ 55% 预计值，日常活动严重受限。

2. 反复不稳定心肌缺血发作，其他方式不能干预。

3. 反复发生非服药依从性不佳所致的液体失衡 / 肾功能不稳定。

（三）不适宜的适应证

1. 仅有左室功能（LVEF）低。

2. 仅有 NYHA 心功能 Ⅲ ~ Ⅳ级病史。

3. PeakVO$_2$ > 15ml/（kg·min）或 > 55% 预计值，无其他适应证。

（四）血流动力学标准

1. 肺动脉高压，肺血管阻力（PVR）升高（PVR > 5Wood 单位或肺血管阻力指数 > 6）或三尖瓣跨瓣压差 > 16 ~ 20mmHg 为心脏移植的相对禁忌证。

2. 若肺动脉收缩压（PAS）> 60mmHg 并伴上述 3 个条件之一者，右心衰竭和早期死亡率增加。

3. 若应用血管扩张剂后 PVR 能下降到 < 2.5Wood 单位，但同时收缩压（SBP）< 85mmHg，仍存在移植术后发生右心衰竭和死亡的高风险。

二、禁忌证

目前还没有对心脏移植的禁忌证形成广泛认同的一致意见。每个移植中心都有自己的禁忌证。但下列异常指标被广泛认为是心脏移植的禁忌证。

（一）绝对禁忌证

1. 存在系统性疾病，预计生存期 < 2 年，如 5 年内活动的或近期发现的实体器官 / 血液系统的恶性肿瘤（白血病、前列腺特异性抗原持续升高的低度恶性前列腺肿瘤）。

2. 频繁机会性感染的艾滋病（AIDS）。

3. 系统性红斑狼疮，累及多系统的活动性淀粉样变性。

4. 不可恢复的肾或肝衰竭。

5. 严重阻塞性肺疾病（FEV$_1$ < 1L/min）。

6. 固定的肺动脉高压，肺动脉收缩压 > 60mmHg，平均跨肺动脉压力梯度 > 15mmHg，PVR > 6 Wood 单位。

（二）相对禁忌证

1. 年龄 > 72 岁。

2. 活动性感染［心室辅助装置（VAD）导致的器械相关性感染除外］。

3. 活动性消化性溃疡。

4. 严重糖尿病伴有终末器官损伤（糖尿病肾病、糖尿病神经病变／视网膜病变）。

5. 严重外周血管／中枢血管疾病，不能介入／手术治疗的外周血管疾病。

6. 有症状的颈动脉狭窄，踝臂指数＜0.7，未矫正的腹主动脉瘤＞6cm。

7. 病理性肥胖（体重指数＞35kg/m^2）或恶病质（体重指数＜18kg/m^2）。

8. 肌酐＞2.5mg/dl，或肌酐清除率＜25ml/min（心肾联合移植）。

9. 胆红素＞2.5mg/dl，血清转氨酶升高3倍以上，未使用华法林时INR＞1.5。

10. 严重肺功能不全，FEV_1＜正常值的40%。

11. 6～8周内肺梗死。

12. 难以控制的高血压。

13. 不可逆的神经或神经肌肉疾病。

14. 活动性精神疾病／社会、心理的不利因素。

15. 6个月内药物、烟草或酒精滥用史。

16. 100天内肝素诱导的血小板减少史。

第二节　供心获取、选择与保护

一、供心获取

在器官获取前，应尽量维持供体的血流动力学稳定，避免低血压、低体温、低氧血症、电解质及酸碱代谢紊乱、过量血管活性药物的应用等情况。自愿捐献器官获取通常会由多个外科团队共同实施，各团队需在有限的操作空间内协同工作，相对于肝、肾、肺，心脏对热缺血的耐受较差，原则上心脏应优先获取，尽可能缩短热缺血时间。器官获取前全身肝素化（2.5～3.5mg/kg）。

（一）成人供心获取

1. 物品准备

（1）器械：手术刀2把、粗剪刀2把、无损伤镊3把、止血钳2把、胆囊钳2把、主动脉阻断钳2把、胸骨锯及大号胸撑等。

（2）药品：肝素、改良St. Thomas停搏液2000ml、HTK液3000ml、无菌生理盐水。

（3）其他：无菌冰屑、一次性输血器、停搏液灌注针、无菌塑料袋、加压输液袋或手摇式灌注泵及各种常规用物。

2. 心脏显露　供体均在人工呼吸机辅助通气的状态下进行手术，部分患者可能有气管切开，需避免切口污染。供体仰卧位，常规消毒铺巾，胸骨正中切口，切开皮肤直达胸骨，纵行锯开胸骨，胸撑撑开，倒T形剪开心包，充分显露心脏。供心如处于过度充盈状态，劈开胸骨和剪开心包时应注意避免损伤心脏。心包切开后首先观察心脏形态及左、右心室活动情况，明确有无外伤或胸外心脏按压造成的心血管损伤，触摸主动脉根部压力及主动脉壁是否有钙化斑块，如供体年龄超过45岁或合并高血压、糖尿病、高脂血症等，须探查冠状动脉，了解有无粥样硬化斑块或钙化。

3. 供心保护及获取　在确定心脏无明显异常后，充分游离上、下腔静脉，主动脉及肺动脉。于升主动脉远端近无名动脉处阻断主动脉，升主动脉近心端前壁插灌注针，加压灌注 4℃改良 St. Thomas 停搏液 1000ml，灌注压力 50 ～ 60mmHg，流量为 250 ～ 300ml/min。于心包反折处剪开右上肺静脉及上腔静脉，以便充分行左、右心腔引流减压；触摸主动脉根部压力及有无左心室饱胀，并于心包腔内放置冰屑或冰盐水降温，观察心脏停搏情况。

待心脏完全停跳，停搏液灌注完毕后，尽量多保留上腔静脉并横断，避免误伤窦房结；将心脏轻柔牵向左侧，在靠近心包反折处切断右上及右下肺静脉，贴近膈肌处切断下腔静脉；将心脏牵向右侧，切断左上及左下肺静脉；而后左手将心脏向头部轻柔托起，分离心房和大血管后方的纵隔组织，最后左手伸入横窦，提起主动脉阻断钳，在阻断钳远端近无名动脉处横断主动脉，在左、右肺动脉分叉处切断肺动脉，完整取出供心。注意如果需行全心移植，供心切取应保留完整左心房。

4. 储存转运　供心取出后，立即置于无菌袋内，将无菌袋置于装有冰屑的无菌盆中。经升主动脉根部灌注 4℃ HTK 液 2000ml，时间 8 ～ 10 分钟（若预计冷缺血时间＜ 2 小时，可仅灌注 1000ml HTK 液），灌注的同时，术者可轻轻按摩心脏，并洗净心腔内残留血液，将心脏完全浸入灌注液中，排出袋内空气，扎紧袋口；再外套 2 层无菌塑料袋，各塑料袋间盛少量无菌冰屑，每层袋口分别结扎。将盛有心脏的三层塑料袋置入装有无菌冰屑的保温桶或金属桶内，外面再套以消毒塑料袋，密封扎紧，平稳放入盛满冰块的冷藏箱内转运。

原则上供心冷缺血时间＜ 6 小时较安全，因此应尽快将供心转运至受体所在医院。

5. 供心修剪　供心运至手术室后，需进行必要的修剪，全程仍需注意心肌保护。修剪时供心应完全浸在冷 HTK 保存液中，容器底垫以纱布垫，防止供心与容器壁发生碰撞（图 6-1）。

依心脏移植术式不同，修剪方法也略有差异。如行标准房房原位心脏移植，可沿下腔静脉入口处右侧与右心耳连续方向剪开右心房壁全长的 1/2 ～ 3/5；分离主动脉和肺动脉之间的结缔组织；于左上肺静脉及右下肺静脉连接心房处做标记，沿 4 根肺静脉开口做 X 形交叉切口，剪开左心房后壁，完全敞开左心房。若行双腔静脉法原位心脏移植，肺静脉的处理方法同标准原位移植，但不剪开右心房壁，尽可能保留足够长度的上、下腔静脉以便与受体上、下腔静脉分别吻合。若行全心原位移植，主动脉和肺动脉的修剪方法同房房原位心脏移植，但应保留供心完整左心房。

移植术中术者应根据供、受心各吻合口直径进一步修剪供心。

（二）小儿供心获取

1. 物品准备

（1）器械：手术刀 2 把、剪刀 2 把、无损伤镊 3 把、止血钳 2 把、胆囊钳 2 把、主动脉阻断钳 2 把（小号、中号各一）、胸骨锯及小儿胸撑（小号、中号各一）等。

（2）药品：肝素、改良 St. Thomas 停搏液 1000 ～ 2000ml、HTK 液 2000ml、无菌生理盐水。

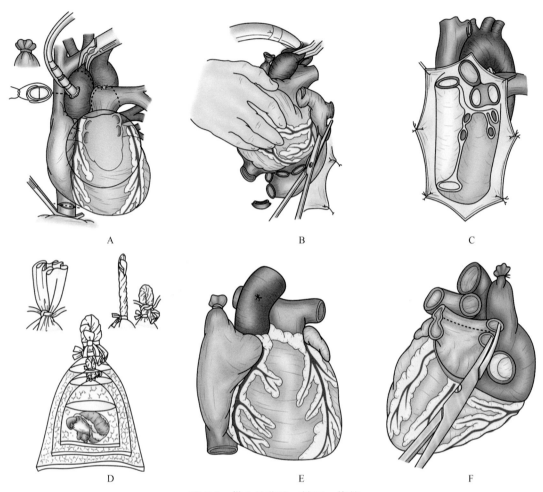

图 6-1　供心的获取、转运、修剪

2. 心脏暴露　供体仰卧位，常规皮肤消毒铺巾，胸骨正中切口，切开皮肤直达胸骨，胸骨锯锯开胸骨，小儿胸撑撑开，倒 T 形剪开心包及双侧胸腔。心包切开后探查心脏，确定有无外伤或胸外心脏按压造成的心脏外部明显损伤。常规行以下检查：触摸主动脉根部压力；抚摸各腔室及心表血管是否有震颤；检查心脏表面是否有外伤、瘢痕，收缩是否有力。

3. 插管及阻断灌注　游离上、下腔静脉至充分暴露后，供体全量肝素化（3mg/kg），于心包反折处剪开右上肺静脉及右心耳，以便充分行左、右心腔引流减压；迅速于升主动脉远端夹阻断钳以阻断升主动脉，升主动脉前壁紧贴阻断钳处插灌注针，加压灌注 4℃晶体改良 St. Thomas 心脏停搏液 20 ～ 30ml/kg，灌注压力 60 ～ 80mmHg，持续时间 2 ～ 3 分钟，同时以高功率吸引器持续吸引心包内血液，可于心包腔内放置冰屑或冰盐水降温。心脏获取前不能通过外周血管获得血标本者，需在术中切开右上肺静脉和右心耳后从心包腔内获取血标本。

4. 供心获取　待心脏完全停搏，停搏液灌注完毕后获取心脏，因小儿心包腔较小，需借助器械（镊子）暴露和剪断心脏大血管。逆时针顺序紧贴心包反折剪断上腔静脉，右上、下肺静脉，下腔静脉，左上、下肺静脉。在阻断钳远端剪断升主动脉，通过阻断钳辅助向足侧牵扯暴露，左、右肺动脉的分支处切断肺动脉，而后可以左手将心脏向头侧轻柔托起，分离心房和大血管后方的残存纵隔组织，至此供心已可完全取出。

5. 再次心肌保护 供心一旦取出，应立即置于空灭菌袋中，与灭菌袋一起放入装有碎冰屑的外层灭菌袋中，经升主动脉根部再次灌注 4℃ HTK 液 40 ~ 50ml/kg，灌注压力维持在 40 ~ 60mmHg，灌注时间 6 ~ 8 分钟。

6. 包装及转运 初步检查获取心脏基本情况，包括冠状动脉主干及主要分支有无异常，左心房及肺静脉（探查 4 个肺静脉口）保留情况，上、下腔静脉保留长度，心脏表面及心脏瓣膜有无病变及损伤。检查完毕后，添加 1000 ~ 1500ml HTK 液至灭菌袋内，防止由于 HTK 液过少导致长时间转运过程中 HTK 液结冰而引起心脏冻伤，将心脏完全浸泡于最内层含 HTK 液的无菌塑料袋中，阻断钳夹闭升主动脉，中层无菌袋内放置细冰屑，外侧无菌袋内放置粗冰屑，每层袋口分别结扎，注意结扎时应尽量避免袋内存在空气，以免影响供心冷藏效果，之后平稳放入转运容器。

小儿供心冷缺血时间较成人要求更严格，一般认为在 4 ~ 6 小时最好，因此在保证安全的情况下应尽快将供心转运至受体所在医院。通常冷缺血时间越短，心脏移植术后疗效越好。

二、供心选择与保护

（一）供心质量评估及选择

供心质量是决定心脏移植成功关键的第一步。供心质量评估是包括脑死亡的原发性疾病，捐献者年龄，供心有无结构、心律及功能异常，循环状况和血管活性药物使用，有无传染性疾病等的综合评估。

1. 供体原发性疾病 脑死亡捐献者的原发性疾病包括脑外伤、脑血管意外、脑肿瘤、脑缺氧等，以脑外伤和脑血管意外最常见。

（1）脑外伤供体：较长时间容量不足，输注大量晶体，导致低蛋白血症、电解质紊乱（高钠、低钾常见），获取前注意补充白蛋白、调节电解质，获取时注意心脏有无挫伤。

（2）脑血管意外供体：常合并长期高血压，可能伴有全身性血管粥样硬化改变，供心左室肥厚、增大，部分合并冠状动脉粥样硬化改变，供心获取时，高钾停搏液和 HTK 液量可适当增加，获取时仔细检查冠状动脉情况。

（3）脑肿瘤供体：常经历长时间住院治疗、气管切开插管，营养状态差，供心存在药物、炎症损伤、组织水肿可能。

（4）脑缺氧供体：常见于心肺复苏后，供心经历过缺血、缺氧、胸外按压过程。获取时注意心脏有无挫伤。

2. 供体年龄 供体年龄越小，供心质量越好，并且年轻的供体以脑外伤最常见。而年龄大的供体以脑血管意外最常见，易合并高血压、冠心病等心脏改变，质量相对稍差。而婴幼儿供体对缺氧耐受性较强，但对低温、机械性损伤耐受性较差。

3. 供心结构、心律及功能状况 获取前心脏彩超可以了解心脏有无瓣膜问题、结构异常及心脏收缩功能等指标，心电图可了解心律情况。但部分捐献者所在单位不能行床旁心脏彩超，获取前需行供体的心脏听诊，并行胸片判断心脏大小，获取后再仔细检查心脏结构。

4. 循环状况和血管活性药物的使用情况　获取前评估血管活性药物使用剂量，若多巴胺剂量 $> 10\mu g/$（$kg \cdot min$），去甲肾上腺素、肾上腺素剂量 $> 0.5\mu g/$（$kg \cdot min$），需慎重考虑是否可用。评估供体循环状况，包括血压、心率、内环境状况（酸中毒、电解质紊乱）、血容量等。大剂量升压药使用时间短（数小时内），存在低容量等情况下可酌情考虑使用。

5. 传染性疾病情况　获取前需行血清学检查，有无乙肝、丙肝、AIDS、梅毒等传染性疾病，如供体存在乙肝，可征求受体意见后考虑使用 HBV（＋）供体。

6. 国际经典的供心选择标准

（1）年龄不超过 50 周岁。

（2）心脏超声显示心脏运动无异常表现。

（3）左心室射血分数（EF）$> 50\%$。

（4）瓣膜结构功能良好。

（5）正性肌力药物多巴胺 $< 15\mu g/$（$kg \cdot min$）。

（6）供体与受体体重比为 0.7 ～ 1.5。

（7）冷缺血时间 < 4 小时。

（8）没有感染。

（9）血清学检查患者没有乙型肝炎、丙型肝炎、AIDS 等疾病。

（10）心电图正常或轻微的 ST-T 改变，没有心脏传导异常。

7. 武汉协和医院供心选择标准　针对供/受体比例严重失衡状态，武汉协和医院结合临床实践在保证良好的临床疗效的同时适当扩大常规供心标准，推行以下标准：

（1）年龄 > 50 岁的供心，可用于挽救边缘受者。

（2）有轻到中度病变的供心可以修复后使用。

（3）供/受者体重比不低于 0.7 是安全的；一般将供体/受者体重比控制在 0.8 ～ 1.5，受体 > 10 岁，左心室 $> 5.7cm$ 原则上可使用成人供心。

（4）正性肌力药物多巴胺 $> 15\mu g/$（$kg \cdot min$），或去甲肾上腺素、肾上腺素用量 $> 0.5\mu g/$（$kg \cdot min$），且应用时间短，若供心年轻也可使用。

（5）在获取儿童供心时，应动作轻柔（建议由先天性心脏病组完成）。

（6）采用冷 HTK 液保护心肌，保存运输时（灌注液 40ml/kg，运输保存液 1000 ～ 1500ml）避免心肌直接与冰接触。如果冷缺血时间 > 3 小时，修剪后 HTK 液复灌一次。

（7）关于血管活性药用于器官保护的建议：多巴胺是治疗脑死亡后循环衰竭的传统一线用药，但其是否优于其他血管活性药证据仍不充分。血管加压素可作为一线用药的替代治疗，与其他药物合用于难治的心源性休克。肾上腺素类，如多巴胺、多巴酚丁胺、肾上腺素主要用于心脏泵功能障碍，去甲肾上腺素或去氧肾上腺素主要用于血管张力低的休克，而激素替代治疗主要应用于上述治疗后血流动力学仍不达标，左心室射血分数仍 $< 45\%$ 者。

总之，明确捐献器官功能维护概念，既不是患者救治也不是患者逐渐"死亡"，而是需要创造条件动态评估器官功能，采取有效措施保护捐献器官功能，以保证捐献器官成功移植。供心保护策略一般包括以下几个方面：液体复苏；正性肌力药物合理使用；激素复苏；纠正心律失常；维持体温；抗炎治疗；抑制或阻断交感风暴。供心保护目标：平均血压（MBP）> 60mmHg；中心静脉压（CVP）< 10mmHg；心脏指数（CI）> 2.4L/（min·m²）；多巴胺/多巴酚丁胺< 10μg/（kg·min）；去甲肾上腺素、肾上腺素用量< 0.5μg/（kg·min）；Hb > 10g/dl；PaO_2 > 80mmHg，SaO_2 > 95%；纠正酸中毒。

（二）供心保护

供心保护决定移植手术成功与否和疗效，良好的供心保护不仅能够保持术后早期的血流动力学稳定，减少手术并发症及死亡率，还可增加供心获取区域的距离、扩大供心来源，故供心保护应贯穿于心脏移植的全部过程，可分为术前、术中及术后 3 个阶段。

下面主要介绍供心术前保护策略，包括脑死亡后的维持治疗、获取时供心保护和转运过程中的供心保护等阶段。

1. 脑死亡后的维持治疗 基本原则从保护受到破坏的大脑改为延缓或纠正渐进式器官功能衰竭，纠正脑死亡后循环和呼吸衰竭、神经内分泌紊乱和代谢失衡等病理改变，以最大限度减少各个器官的损伤，保证移植脏器的活力。

（1）稳定血流动力学，纠正水、电解质和酸碱等内环境失衡。相对其他器官捐献而言，心脏器官捐献对血流动力学的要求更严格，它直接反映心脏的活力。主要措施包括适当输液（注意晶体和胶体结合、慎重输血等），使用血管活性药物（多巴胺、肾上腺素、去甲肾上腺素等）等，纠正由于限制液体、神经性尿崩和高糖血症引起的低容量血症或低血压，维持充足循环血量，维持收缩压在 90mmHg 以上，保证有效的心排血量和器官灌注。

（2）抗心律失常治疗：脑死亡病程中最常见的心律失常是心动过缓，也包括窦性心动过速、心房颤动等。以上心律失常常继发于电解质紊乱、低体温及医源性因素等，原则上纠正上述因素后仍无改善再使用抗心律失常药物。心动过缓首选异丙肾上腺素提升心率，并判断心脏窦房结功能。快速性心律失常可使用胺碘酮。

（3）呼吸支持、体温维持：多数脑死亡患者需要呼吸支持，部分患者合并肺部感染、挫伤甚至急性呼吸窘迫综合征（ARDS）或急性呼吸损伤，需要合理呼吸支持，并保持适当的呼气末正压通气在 3 ~ 5cmH₂O，以预防肺不张，并行分泌物细菌培养，维持 PO_2 > 100mmHg。根据病情行抗炎、糖皮质激素治疗。

脑死亡患者体温调节中枢功能衰竭导致机体变温性紊乱，表现为低体温，体温需维持在 35℃以上。

（4）神经内分泌紊乱的处理、凝血功能障碍和感染性疾病。常见神经性尿崩症，导致电解质紊乱，需要补液、纠正电解质紊乱，必要时使用抗利尿激素（ADH）替代治疗或血管活性药物等。

凝血功能障碍会增加再次出血的风险，可术中输血小板、血浆或冷沉淀等凝血物质；感染性疾病建议预防性使用广谱抗生素。

2. 获取时供心保护策略 器官保存最基本的原则是低温保存，低温可降低组织的新陈代谢，从而延长器官的保存时间和保存器官的质量。低温原则贯穿整个过程，从器官切取开始，保存、转运、手术到器官移植成功恢复血液再灌注结束。不同器官对低温要求不尽相同，一般在 0 ~ 4℃。目前低温保存方式主要包括两种：单纯低温灌注保存法和持续机械低温灌注法。

（1）单纯低温灌注保存法：是目前供心保护最主要的方式，操作方法相对简单、易行。心肌保护液是低温保存的关键，其原则上应满足以下要求：减少由于低温保存导致的细胞水肿；防止细胞的酸化作用；防止细胞间隙肿胀；防止氧自由基的损伤，尤其再灌注过程中；提供再生高能磷酸化合物底物；保持细胞内环境稳定。器官保存液可以减少或减缓器官保存过程中的各种损伤，延长器官保存的时间及保证器官质量。

目前供心保护法为先在主动脉根部灌注冷 St. Thomas 心脏停搏液，使心脏快速停搏，切取心脏后再次于主动脉根部灌注心肌保护液，并将供心浸泡于 0 ~ 4℃保存液中。也有部分单位直接灌注心肌保护液，不使用 St. Thomas 心脏停搏液。心肌保护液主要使用 HTK液和 UW 液，目前国内使用最多的是 HTK 液。

St. Thomas 心脏停搏液是一种高钾细胞外液，使心脏快速停搏，再辅以低温，达到心肌保护作用。但是高钾引起细胞内外离子浓度改变，导致心肌细胞膜上钙通道开放，引起钙内流，容易产生术后心律失常、缺血再灌注损伤等，因此 St. Thomas 心脏停搏液不适合较长缺血时间的供心保护，仅用于快速诱导心脏停搏。

HTK 液，全称组氨酸 - 色氨酸 - 酮戊二酸盐液（histidine tryptophan ketoglutarate solution），是一种以低钠离子浓度、稍高钾离子浓度及组氨酸为缓冲剂的等渗性液体。最早作为心脏停搏液用于心脏移植，目前临床上可保存心脏 4 ~ 8 小时。HTK 液可在较大的温度范围内（5 ~ 35℃）阻止细胞酸中毒，尤其对热缺血时产生的酸中毒有较好的预防及中和效果。HTK 液在临床上用于肾、肝等脏器的保存。其组成特点：①钾离子浓度低；②其组氨酸 / 组氨酸盐缓冲系统有较强的缓冲能力，组氨酸为有效的非渗透性因子，可防止内皮细胞肿胀；③色氨酸作为膜稳定剂，可防止组氨酸进入细胞内；④甘露醇有非渗透支持作用；⑤ α- 酮戊二酸及色氨酸作为高能磷酸化合物的底物；⑥ HTK 液黏度低，易于扩散至组织间隙，也易于在短时间内使器官降温。

UW 保存液，是 1988 年 Belzer 等在美国威斯康星大学（Universtiy of Wisconsin）研制出来的器官保存液，因此命名 UW 保存液。UW 保存液具体机制：KH_2PO_4 作为 H^+ 缓冲液，减轻细胞内酸中毒；腺苷作为 ATP 底物；$MgSO_4$、地塞米松有膜稳定作用；别嘌醇可抑制 XO、氧自由基的生成；还原型谷胱甘肽作为氧自由基清除剂；乳糖酸盐、棉子糖代替葡萄糖或蔗糖，防止细胞水肿；稳定羟乙基淀粉防止细胞间质肿胀。UW 保存液广泛用于各种器官的保存，目前 UW 保存液保存肝脏时间达 30 小时、肾脏 72 小时、胰腺 72 小时，有供心缺血 9.5 小时移植成功的报道。

（2）持续机械低温灌注法：目前尚在临床试验阶段，通过维持冠状动脉有氧供血，保持心脏持续无负荷跳动，从而减少心脏冷缺血时间，延长供心保持时间。目前前期临床试验结果证实与经典单纯低温保存法相比，持续机械低温灌注法供心保持时间延长，但冷缺血时间比单纯低温保存法短。随着技术不断改进，持续低温机械灌注法未来可能显著改善供心保存时间，扩大供体来源，缓解供体短缺问题。

3. 转运过程中的供心保护　供心的运输应分秒必争，尽可能缩短缺血时间。在长距离转运过程中，持续灌注的效果明显优于单次灌注。但因设备复杂，限制了临床应用。目前，供心的转运及移植过程的保护措施主要是维持心脏的低温和停搏状态。但有研究认为，氧合温血灌注及微温心肌保护技术等新方法较低温保护效果更好。当供心恢复血供后，易发生缺血再灌注损伤。因此，需维持满意的灌注压，并做好供心的充分排气和心室的减压，体外循环后并行辅助循环的时间比一般常规心内直视手术更长。术后可使用异丙肾上腺素或临时起搏器维持供心心率在 100 ~ 120 次 / 分，以保证最佳的心排血量。心脏移植术后供心可能发生的急性排斥反应，以及术后短暂的高血压期和受者术前的肺动脉高压均会加重移植供心的负荷，需妥善处理。

第三节　心脏移植术前准备

术前需对心脏移植受者进行规范化治疗，降低心力衰竭恶化危险性，改善症状，尽可能长地维持其生命，等待供体移植。

一、一般治疗

（一）休息

准备行心脏移植术的患者常伴有严重的心力衰竭症状，应严格卧床休息，临近手术时，患者焦虑不安可使心力衰竭加重，必要时可给予镇静剂，如地西泮。患者术前生活自理、排痰有力、营养适中、思想放松，可明显提高手术成功率。

（二）吸氧

心力衰竭的患者常伴有氧气吸入、利用障碍，多器官由于缺氧状态新陈代谢受到影响。间断低流量吸氧可显著改善慢性充血性心力衰竭患者症状。

（三）饮食

高热量饮食，少量多餐，暴食可增加心脏负担，严重时可直接引发心力衰竭，因此要避免饱餐。在维持正常电解质平衡的基础上，应限制钠盐摄入，中重度心力衰竭患者每日摄入钠 0.5 ~ 1.0g（相当于食盐 1.0 ~ 2.5g）。

（四）心理治疗

通过交流、关心鼓励患者积极应对疾病，增强患者信心。

二、药物治疗

（一）利尿剂

有液体潴留的心力衰竭患者，利尿剂是唯一能充分控制心力衰竭患者液体潴留的药物，是标准治疗中必不可少的组成部分。利尿剂必须最早应用，因利尿剂缓解症状最迅速，数小时或数天内即可发挥作用，而血管紧张素转化酶抑制剂（ACEI）、β受体阻滞剂则需数周或数月。其通过抑制肾小管特定部位钠或氯的重吸收，抑制心力衰竭时的钠潴留，减少静脉回流并降低前负荷，从而减轻肺淤血，提高运动耐量。在利尿剂开始治疗后数天，即可降低颈静脉压，减轻肺淤血、腹水、外周水肿和体重，并改善心功能和运动耐量。但单一利尿剂治疗不能保持长期的临床稳定性，即使心力衰竭症状得到控制、临床状态稳定，亦不能将利尿剂作为单一治疗药物。利尿剂一般应与ACEI和β受体阻滞剂联合应用。常使用的利尿剂有呋塞米、氢氯噻嗪、螺内酯、氨苯蝶啶。

利尿剂通常从小剂量开始（氢氯噻嗪25mg/d、呋塞米20mg/d、托塞米10mg/d），逐渐加量。氢氯噻嗪100mg/d已达最大效应，呋塞米剂量不受限制。一旦病情控制（肺部啰音消失、水肿消退、体重稳定）即以最小有效量长期维持。在长期维持期间，仍应根据液体潴留情况随时调整剂量。每日体重变化是最可靠的检测利尿剂效果和调整利尿剂剂量的指标。

长期服用利尿剂特别是在服用大剂量和联合用药时，应严密观察不良反应（如电解质紊乱、症状性低血压及肾功能不全）。

（二）血管扩张剂

血管扩张剂可减轻周围血管阻力，减轻心脏后负荷，同时扩张冠状血管，增加心肌供氧，改善心功能。常用药有ACEI、硝普钠、硝酸甘油等。ACEI和利尿剂联合口服有助于维持血流动力学。在使用血管扩张剂的过程中，一定要注意严密监测患者的血压，必要时使用心电监护仪，特别是硝普钠等降压迅速的药物，输注速度不应超过10μg/（kg·min）。硝普钠在使用过程中应使用避光输液装置，肾功能不全者监测氰化物浓度，以防止药物蓄积引起中毒。

（三）正性肌力药物

正性肌力药物俗称强心药物，通过增强心肌收缩力治疗心力衰竭，分为洋地黄类、磷酸二酯酶抑制剂、儿茶酚胺类和钙增敏剂四类。

1. 洋地黄类 有增加心肌收缩与减慢心率的作用。常用于心力衰竭合并心房颤动患者。常规用洋地黄治疗心力衰竭和心律失常有效，但要控制用量，防止中毒。

2. 磷酸二酯酶抑制剂 其同时具有增强心肌收缩力和舒张血管的作用，有效剂量为0.35～0.75μg/（kg·min），使用时应警惕心律失常的危险。

3. 儿茶酚胺类 包括多巴酚丁胺、多巴胺和肾上腺素，激动心肌细胞 $β_1$ 受体，增强心肌收缩力。多巴胺通常从0.5～1μg/（kg·min）开始，逐渐加量。5μg/（kg·min）即可提高心排血量，7.5μg/（kg·min）肾血流达高峰，10μg/（kg·min）可出现心律失常。

4. 钙增敏剂 如左西孟旦，可以增加肌钙蛋白C对钙离子的敏感性，已被一些欧洲国家收录，但尚未收入美国药品目录。

（四）β受体阻滞剂

β受体阻滞剂是一种很强的负性肌力药，以往一直被禁用于心力衰竭的治疗。临床试验亦表明，该药治疗初期对心功能有明显抑制作用，LVEF降低；但长期治疗（＞3个月时）

则可改善心功能，LVEF 增加；治疗 4 ~ 12 个月，能降低心室肌重量和容量，改善心室形状，提示心肌重构延缓或逆转。

（五）抗心律失常

心力衰竭患者可合并不同类型心律失常。室上性心律失常中以心房颤动最多见且与预后密切相关；室性心律失常中可见频发室性期前收缩（室早）、非持续性及持续性室性心动过速。心力衰竭合并心律失常的处理：首先要治疗基础疾病，改善心功能，纠正神经内分泌过度激活，如应用 β 受体阻滞剂、ACEI 及醛固酮受体拮抗剂等，同时积极纠正其伴随或促发因素，如感染、电解质紊乱（低血钾、低血镁、高血钾）、心肌缺血、高血压、甲状腺功能亢进等。选用恰当的抗心律失常药物，同时要避免药物引起的心律失常。常用的抗心律失常药有胺碘酮、普萘洛尔、阿替洛尔、利多卡因、普罗帕酮等。在使用过程中要随时监测患者心率和心律，警惕并发症的出现。

三、心脏再同步化治疗及心脏同步化 + 自动除颤器

有充血性心力衰竭或收缩功能不全的患者，约 1/3 有室内传导阻滞，其心电图表现为 QRS > 120ms。室内传导阻滞会引起心室运动的去同步化，影响心室的功能。如果心室运动的去同步化存在，可通过心脏再同步化治疗（CRT）或左、右心室的同步起搏使心室的同步性得到改善。提高心室的同步性有利于二尖瓣反流、心室重构、血流动力学、运动能力和生活质量得到充分改善。已经证实，心脏再同步化治疗不但能使充血性心力衰竭患者的心功能和生活质量得到改善，并且能降低其死亡率。CRT 指征包括重度充血性心力衰竭、LVEF < 0.35、QRS > 130ms、窦性心律。由于猝死率在适合双心室起搏的患者中极高，具有自动除颤（ICD）功能的双心室起搏器具有较高的置入价值。同时具有 ICD 和 CRT 功能的器械自动除颤器（CRTD）的指征随着实验的新研究成果而不断更新。临床试验已证明，传统的强心、利尿、扩血管只能改善初期的临床症状，但长期应用死亡率没有得到降低，甚至导致死亡率有所增加。近几年的研究发现，神经内分泌系统的慢性、长期激活是导致心肌重塑、心肌损伤和心功能恶化的重要原因，心力衰竭的发生和发展与此机制关联很大。β 受体阻滞剂和 ACEI 是阻断神经内分泌系统的药物，这些药物对长期预后改善很大。治疗慢性心力衰竭的策略发生了改变，从短期血流动力学和药理学治疗转变为长期的、修复性的治疗策略，使衰竭心脏的生物学性质发生变化。治疗心力衰竭不仅能使患者生活质量和症状得到改善，主要是对心肌重塑的机制进行针对性治疗，使心肌重塑的发展得到防治和延缓，因此死亡率和住院率得到大幅度降低。正是由于循证医学的发展，使得这些治疗策略发生了改变。

为使患者等待心脏移植时间得到延长，应掌握以下治疗要点。

1. 仅难治性心力衰竭和准备行心脏移植的患者能使用 β 受体激动剂和磷酸二酯酶抑制剂。

2. 心力衰竭伴心房颤动，以及有症状的心力衰竭患者适合使用地高辛。

3. 利尿剂在有症状的心力衰竭患者均需要长期使用，剂量和品种根据病情决定并辅以足量 ACEI 类药物。用药方式为联合用药或静脉短期加强用药。

4. 慢性左心功能不全的患者包括无症状患者需应用 ACEI 类药物治疗。

5. 使用 ACEI 类药物副作用强烈难以耐受者可使用沙坦类（ARB）替代。

6. 合并心绞痛或高血压的慢性心力衰竭患者可以应用钙拮抗剂，其他心力衰竭患者不能使用钙拮抗剂。

7. 有血栓栓塞病史或合并心房颤动者需常规抗凝治疗，心力衰竭患者不必常规抗凝治疗。

8. 病情稳定的心力衰竭和 NYHA Ⅱ级、Ⅲ级患者都要使用 β 受体阻滞剂。

9. 运动要适量，钠盐摄入要限制，加强液体管理。

10. 合理使用介入或手术治疗和其他非药物疗法。

四、机械辅助循环

对于重度心力衰竭或恶性心律失常者，循环难以维持，药物治疗无效，其他重要脏器无重度功能不全的患者可以采用机械辅助循环，如主动脉内球囊反搏（IABP）或体外膜肺氧合（ECMO），使部分患者能够接受心脏移植。

第四节　心脏移植手术要点、难点及对策

一、受者心脏的摘除

1. 常规消毒和铺巾（包括双侧腹股沟区以备 IABP 置入；若供者年龄＞45 岁，可能需要冠状动脉搭桥手术者,需消毒受体单侧或双侧下肢,以备取血管之用),胸骨正中切口进胸，剪开心包充分暴露心脏。

2. 全身肝素化，充分游离主动脉和肺动脉，沿上腔静脉向上切开心包游离上腔静脉，常规方法建立体外循环，但主动脉插管尽可能位于升主动脉远端（再次手术可能需股动、静脉插管转流），上腔静脉选用直角型腔静脉插管，下腔静脉插管尽量靠近腔静脉与右心房汇合处的外侧壁，根据手术方式选择常规腔静脉插管或直角型腔静脉插管。

3. 阻断主动脉和上、下腔静脉，浅低温，沿半月瓣水平横断主动脉和肺动脉；沿左心耳及左房室沟移除左心室，沿右心耳及右房室沟移除右心室（标准法），或完整解剖出上、下腔静脉，右心房后壁，沿左心耳及左房室沟移除左心室，自上、下腔静脉入心房水平全部切除右心房（双腔法），或完整解剖出上、下腔静脉，右心房后壁，自上、下腔静脉入心房水平全部切除右心房，切除大部分左心房，保留左、右肺静脉，使左、右肺静脉各形成一个独立的袖状开口（全心脏原位移植法）。

4. 剪除左心耳，修剪吻合口（左房口，右房口，主动脉口，肺动脉口及上、下腔静脉口），主、肺动脉后壁使用电刀游离，并向头侧悬吊。

二、标准法原位心脏移植

标准法原位心脏移植由 Shumway 提出并在临床使用 30 余年，优点是上、下腔静脉和

4 个肺静脉通过 2 个吻合口连于供心，手术操作简单，术后心肌活检容易，对双肺影响小。缺点是对供、受体体型匹配要求高；心房腔增大，心房内易形成涡流和血栓；保留供、受体的两个窦房结，易发生窦性心律失常、房室瓣关闭不全。

（一）建立体外循环，同受者心脏的摘除

1. 对于严重心力衰竭或恶性心律失常的患者，备股 – 股转流。

2. 游离主动脉及肺动脉间隙，于上腔静脉心包折返处向上游离 1 ~ 2cm，分别于主动脉、上腔静脉、右心房近下腔静脉口、右上肺静脉、左上肺静脉 4-0 Prolene 线荷包缝合，主动脉插管，上腔静脉插直角引流管（26 ~ 28F），下腔静脉插螺纹软管，左上肺静脉插左心房引流管，转流。

3. 阻断主动脉，于主动脉窦管交界上 0.5cm 切断主动脉，于肺动脉交界上 0.5cm 切断肺动脉，于左房室沟外 0.5cm 切开左心耳和左心房侧壁、下壁及左房顶，于右房室沟外 0.5cm 切开右心房，两侧的切口于房间隔的上下端交汇，沿三尖瓣瓣环切断房间隔，移除病变心脏（图 6-2）。

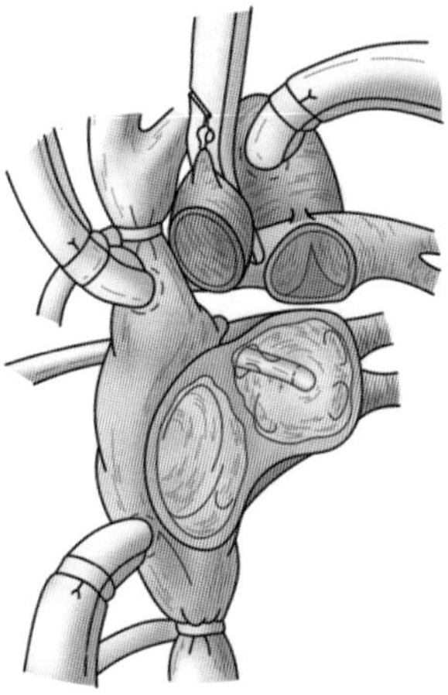

图 6-2　受体病变心脏切除

（二）供心植入

标准的吻合顺序是左心房＞右心房＞主动脉＞肺动脉，而吻合顺序改为左心房＞主动脉＞开放主动脉＞右心房＞肺动脉，可减少供心缺血时间，开放后并不影响吻合。

1. 吻合左心房　用 2-0 上海蓝线悬吊右心耳及右心房壁中下段，充分显露左心房及右心房吻合口，修剪左房壁，可适当保留部分心大静脉壁以利吻合（可依据供心左心房大小，通过切开左心房顶调节左心房吻合口周径）。4-0 Prolene 线从左上肺静脉由外向内进针，供心左上肺静脉由内向外连续缝合，再依次连续缝合至右下肺静脉，4-0 Prolene 线加固缝合。再于供心窦房结处右心房壁由外向内进针，缝合于受体左心房壁相应处，4-0 Prolene 线再次加固；如果左心房壁较薄，可用 Coseal 胶喷洒吻合口，预防术后出血（图 6-3）。

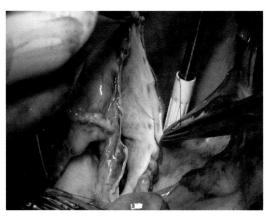

图 6-3　供受心左心房吻合

2. 吻合主动脉　修剪受心和供心主动脉，使之长短合适，其标准为兼顾右心房吻合不至太低，4-0 Prolene 线短针，从 3 点方向顺时针连续缝合至 9 点，如果两动脉直径不匹配，可行较小动脉 V 字形切开扩大以利吻合，再用 4-0 Prolene 线从 12 点开始向两侧吻合，避免针距过宽，开放主动脉（图 6-4）。

3. 吻合右心房　于供心下腔静脉中点前方切开直至右心耳，4-0 Prolene 线长针从冠状静脉窦对应部位向上顺时针吻合至右心房中点，另一针逆时针连续吻合至右心房中点，双

层加固，一般应剪除受心的右心耳（图 6-5）。

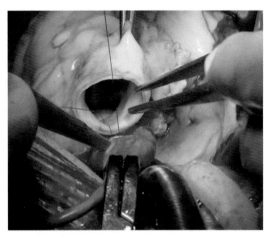

图 6-4　供受心主动脉吻合

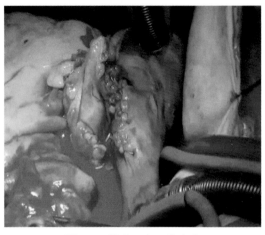

图 6-5　供受心右心房吻合

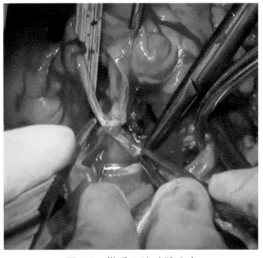

图 6-6　供受心肺动脉吻合

4. 吻合肺动脉　修剪供体及受体肺动脉至合适长度，5-0 Prolene 线长针连续缝合，尽量少缝外膜，窄针距，预防肺动脉狭窄（图 6-6）。

5. 血流动力学稳定后，停止体外循环，超滤完成后拔除腔静脉插管，鱼精蛋白中和肝素，适当回输机器管道内血，拔除主动脉插管，仔细止血，常规置心外膜起搏器，关胸。若血流动力学欠稳定，可置入 IABP 后再尝试停止体外循环。

（三）标准法心脏移植的手术要点

1. 如果供心太大，可以将左胸腔打开，并切开左侧心包，使部分供心入左侧胸腔。

2. 患者术前常由于儿茶酚胺分泌过多，外周血管易痉挛，停机后多采用主动脉根部测压。

3. 左心房后壁缝合务求确切，心脏复跳后该处出血不容易检查，止血困难，所以从吻合开始就要注意逐渐缩小两者的差别。

4. 保留主动脉及肺动脉长度要适当，尤其是肺动脉，过长容易发生扭曲，针距不宜过宽，外膜不宜过多，以防吻合口狭窄。

5. 存在血流与正常不一致时建议至少抗凝 3 个月。

三、双腔静脉原位心脏移植

双腔静脉吻合法由 Sarsam 于 1993 年首次报道，受体的上、下腔静脉及右心房的处理类似于全心原位心脏移植术，左心房的操作类似于标准原位心脏移植术，切除受体的右心房，保留左心房后壁。相对于经典法，双腔静脉法保留右心房的完整性，右心房吻合口的并发症明显减少，且术后右心房压低，去除受者窦房结，减少心律失常和二尖瓣关闭不全的发生概率；受体左心房后壁保留使手术操作较全心法简便，缩短手术时间。其较常用于复杂先天性心脏病、房室及大血管异位者，以及供受体大小不一致者（图6-7）。

1. 受心切除 近心端切除主动脉、肺动脉，自上、下腔静脉入心房水平全部切除右心房。

2. 左心房吻合（同标准法）。

3. 主动脉吻合（同前），开放主动脉。

4. 5-0 Prolene 线连续缝合上、下腔静脉，注意避免吻合血管扭曲（同全心法）。

5. 吻合肺动脉（同前）。

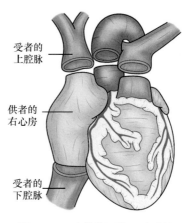

图 6-7 双腔静脉原位心脏移植

四、全心脏原位移植

全心脏原位移植由法国 Dreyfus 于 1991 年首次报道，其手术特点是完全切除受者的左心房、右心房，所以 6 个吻合口及左、右肺静脉位置较深，要求肺静脉的吻合一次成功，否则很难修补，因此血管吻合时间较长，另外下腔静脉胸腔段较短，插管和吻合难度较高。但是对于左、右心房影响最小，保持了正常左、右心房的形态与大小，更符合生理要求，减少了术后房室瓣关闭不全和心律失常的发生。其常用于心脏肿瘤需完全切除左心房组织者。

全心脏原位移植术需要做左、右肺静脉，上、下腔静脉，肺动脉和主动脉共 6 个吻合口。首先分别将供心的左肺上、下和右肺上、下静脉修剪成共同开口，并尽可能向上保留上、下腔静脉。从受者左肺静脉右侧内壁水平处以 4-0 聚丙烯双针缝合线进针，在供心相应的左肺静脉袖状口水平缝出以定点，自上方开始分别按顺时针和逆时针方向连续外翻缝合肺静脉壁，于左肺静脉左侧壁两针交汇处打结。同法自右肺静脉左侧内壁开始连续外翻缝合右肺静脉壁，于右肺静脉右侧壁两针交汇处打结。将供心位置放正，分别从腔静脉的腔内后壁开始用 4-0 聚丙烯缝合线连续缝合上、下腔静脉，肺动脉和主动脉的吻合及心脏复苏等步骤同标准法。

五、异位心脏移植

异位心脏移植也称为并列式心脏移植或背驮式心脏移植，主要的适应证是不适合进行原位心脏移植者，如供心过小，不能负担全身循环功能。作为寻找新的供心时期的过渡方法，其分为全心异位（并列）心脏移植手术和左心异位（并列）全心移植手术。

全心异位心脏移植手术方法：在体外循环下，切开右侧纵隔胸膜，将供心放入右侧胸腔，沿受者房间沟下方与房间沟平行切开右心房壁，上达左心房顶，下达左心房底部。用 4-0 聚丙烯缝合线自左心房切口的后壁开始，绕左心房壁一周连续外翻缝合完成左心房吻合。

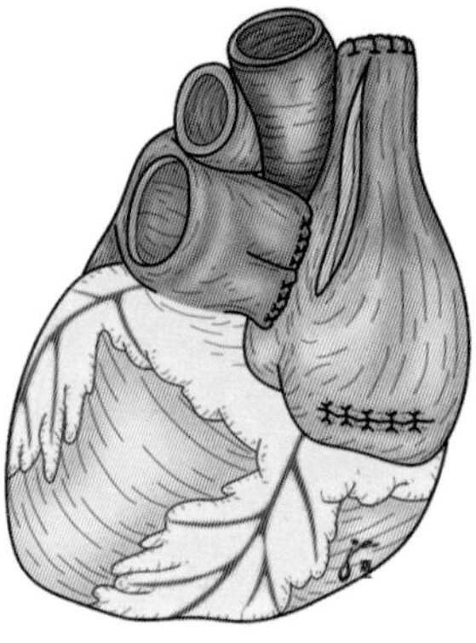

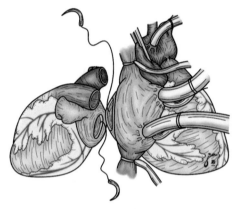

自受者上腔静脉与右心房的交界偏后方做一纵向切口，用类似吻合左心房的技术吻合右心房。4-0 聚丙烯缝合线做供者主动脉和受者主动脉端侧连续外翻缝合。借用一段人工血管完成供心肺动脉与受者肺动脉的端-侧吻合。

左心异位心脏移植手术方法：结扎供心的上、下腔静脉后，将供心放入受者的右心房胸腔，做供者肺动脉与受者右心房的吻合，供者左心房与受者左心房的吻合，供者主动脉和受者主动脉的端-侧吻合（图 6-8 ~ 图 6-12）。

上腔静脉和下腔静脉开口已闭合，左心房的 4 支肺静脉已有 2 支闭合。另 2 支左肺静脉开口剪开，融合成一体，用于与受体左心房进行吻合。

图 6-8 异位心脏移植的供心准备

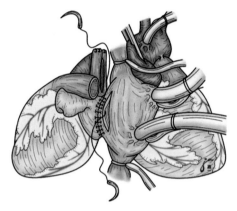

图 6-9 供体左心房与受体左心房开始进行吻合

图 6-10 供体左心房与受体左心房吻合已完成，供体上腔静脉切口与受体右心房切口进行吻合

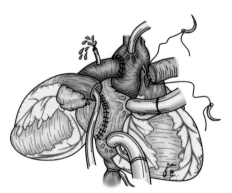

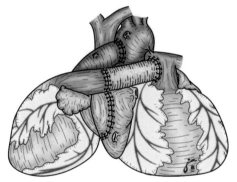

图 6-11 供体主动脉与受体主动脉吻合已完成，受体肺动脉开口与人造血管一端进行吻合，准备供体肺动脉与受体肺动脉之间的搭桥吻合

图 6-12 供体肺动脉通过人造血管搭桥与受体肺动脉进行端侧吻合

六、特殊供心的心脏移植

常用的原位心脏移植术有标准法和双腔静脉法，但对于再次手术心脏移植、小儿心脏移植和某些特殊病种，如复杂先天性心脏病（完全性大动脉转位、肺静脉异位引流等）、心脏肿瘤、右位心等，常规移植方法不能有效解决问题。以下结合武汉协和医院施行的几种特殊心脏移植术式进行总结和探讨，以供参考。

（一）再次心脏移植

在患者接受心脏移植后，由于急性或慢性排斥反应不能控制，使移植的心脏功能下降而威胁患者生命时，再次心脏移植或再增加一个辅助移植心脏是挽救患者生命的唯一方法。由于早年受、供体数量少，这一术式很少开展，但随着心脏移植患者越来越多，再次心脏移植的患者也逐渐增多。

再次心脏移植的手术方式分为原位心脏移植后的再移植和异位心脏移植后的再移植，目前主要以前者为主。

再次心脏移植的手术风险除了首次心脏移植的风险外，还有第一次心脏移植引起的粘连，特别是当心脏功能差时，扳动心脏和分离粘连引起的出血可致心脏停搏。手术时应常规备股动－静脉转流，手术中先解剖右心房和主动脉，若有心脏破裂出血或心脏停搏应及时行股动－静脉转流建立体外循环。与普通再次心脏手术程序不同，可用电刀进行受者心脏的切除，以减少出血，术后输注凝血物质（血小板、冷沉淀、血浆等）有助于止血。

（二）儿童心脏移植

随着心脏移植手术技巧的提高、免疫抑制剂的开发，以及术后监护和随访的完善，儿童心脏移植已经成为处理终末期心脏病及复杂先天性心脏病等的重要方法。儿童心脏移植每年 500 ～ 600 人，占心脏移植总人数的 10% ～ 15%，儿童心脏移植的年龄分布相对稳定，总体数量仍呈现增长趋势（图 6-13）。

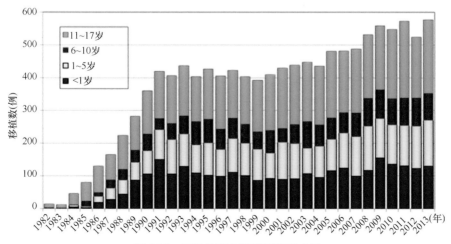

图 6-13　国际儿童心脏移植年手术量

儿童心脏移植主要的病因是心肌病和先天性心脏病，并且表现出很明显的年龄差异。2011 ～ 2014 年，＜ 1 岁接受心脏移植的患者病因中，心肌病占 41%、先天性心脏病占 54%、再次移植占 0.4%、其他原因的心脏病占 4%；1 ～ 5 岁患者的病因中，心肌病占 56%、先天性心脏病占 39%、再次移植占 2%、其他原因的心脏病占 3%；6 ～ 10 岁患者的病因中，心肌病占 59%、先天性心脏病占 32%、再次移植占 7%、其他原因的心脏病占 2%；11 ～ 17 岁患者的病因中，心肌病占 23%、先天性心脏病占 65%、再次移植占 9%、其他原因的心脏病占 3%。

纵观 1988 ～ 2014 年儿童心脏移植受体病因诊断，心肌病是儿童心脏移植患者的首要病因，但 ＜ 1 岁婴儿的主要移植原因目前仍然为先天性心脏病，而随着时间的推移，心肌病的比例正逐步增高。此外，不同病因的心脏移植患者生存期也不同，从病因和生存期的关系分析得出，心肌病的术后 1 年存活率高于先天性心脏病患者。

因儿童胸腔小，获取供心时动作应细致轻柔，避免操作所致心脏损伤。建议供心采取多层液体隔离，减少与冰的直接接触，避免冷损伤。建议使用冷 HTK 液保存、运输。受体 ＞ 10 岁，左心室舒张期末内径（LVEDD）＞ 5.7cm 原则上可以使用年轻、成人的供心；若供心太大，易继发高血压、反应性肺血管痉挛，加重供心右心负担；小供心（供 / 受＜ 0.6），左心 / 右心一般 1 周左右可代偿，若停机困难，可用 ECMO 辅助，应保持较快心率，以保证足够的每分排血量。移植术中排除所有可纠治因素仍不能脱离体外循环时，以及术后出现进行性的移植物衰竭时，应尽早使用 ECMO，积极纠治 ECMO 支持时出现的左心膨胀问题。儿童心脏移植排斥反应较轻，无须等到心功能Ⅳ级时才考虑心脏移植，而是取决于手术的效果和长期存活率，可遵循"但求最快，不求最好"原则。供体短缺仍为儿童心脏移植发展的最大限制因素。很多儿童仍然必须通过机械装置来等待心脏移植手术，长期心脏辅助装置在儿童心脏移植中的效果也已明确证实有效。随着免疫抑制剂的开发和免疫抑制方案的调整，移植患者的远期生存率将进一步提高。

（三）特殊病种的心脏移植

1. 病例 1　患者男性，20 岁，诊断为左心房高度未分化肉瘤，PET 未见全身其他组织和器官转移。术中见患者左心房后壁多个新生物形成，基底部宽大，最大者约 7cm×6cm，部分新生物接近肺静脉开口，纵隔可见淋巴结增生。修剪供心时将每侧上、下静脉间的房壁组织纵行切开，使左、右侧肺静脉形成一个独立的开口。手术完整切除左心房肿瘤，切除全部左心房壁，保留左、右侧肺静脉开口，同时清扫纵隔淋巴结，将左、右侧肺静脉与供心左心房后壁吻合，再吻合主动脉，开放阻断钳，恢复供心血流，再依次吻合上腔静脉、下腔静脉、肺动脉，从而完整保留全部供心（图 6-14）。

2. 病例 2　患者女性，11 岁，诊断为终末期复杂先天性心脏病、右位心、完全性心内膜垫缺损、肺动脉瓣狭窄、共同瓣关闭不全。患者心尖指向右下，心脏大部分在右侧胸腔，下腔静脉位于脊柱前方，上腔静脉位于脊柱右侧，主动脉位于肺动脉右侧。手术按经典心脏移植法切除左心房、保留左心房后壁，完整切除右心房。移植术中将供心心尖向右旋转 90°，即供心以左心房为中点顺时针旋转 90°。分别将供体左上肺静脉与受体左下肺静脉吻合、供体左下肺静脉与受体右下肺静脉吻合，使得供体心尖指向右侧胸腔，再吻合主动脉，开放阻断钳，恢复供心血流，充分游离受体上腔静脉，与供体上腔静脉端－端吻合，因供心为成人心脏，心房较大，将受体下腔静脉直接吻合于右心房，缝闭供体下腔静脉，最后吻合肺动脉，正常位置的左位心成为受体右位心（图6-15）。

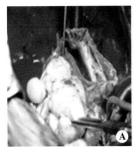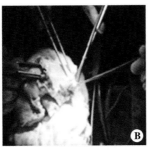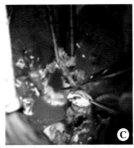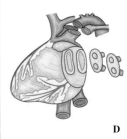

图 6-14　完整切除左心室及左心房肿瘤，清除纵隔部分淋巴结，保留左上、左下、右上、右下肺静脉开口。先吻合左侧肺静脉（4-0 Prolene 线），再吻合右侧肺静脉，行腔静脉吻合

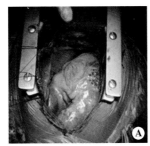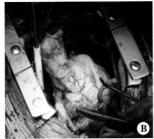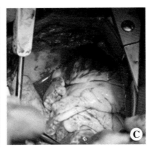

图 6-15　供心以左心房为中心顺时针旋转 90°，即供体左上肺静脉与受体左下肺静脉吻合

3. 病例 3　患者男性，18 岁，诊断为终末期复杂先天性心脏病，完全性肺静脉异位引流，肺动脉瓣及左室流出道狭窄，二尖瓣、三尖瓣重度关闭不全，左心室发育不良，永存左上腔静脉。术中见 4 个肺静脉经垂直静脉汇入右侧上腔静脉，手术结扎垂直静脉，常规切除病变心脏左心房及完整右心房，将共同静脉干与受体保留左心房行侧－侧吻合，重建左心房后壁，扩大左心房吻合口，再与供心左心房吻合，再吻合主动脉，开放阻断钳，恢复供心血流，再依次吻合上腔静脉、下腔静脉、肺动脉，切断左侧上腔静脉，8mm 人工血管连接左上腔静脉远心端与右心房（图 6-16）。

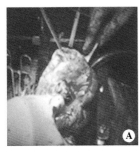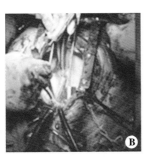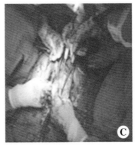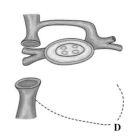

图 6-16　切除病变心脏后，将共同肺静脉干与受体左心房吻合，同时结扎垂直肺静脉，再与供心左心房吻合，8mm 外管道连接左上腔静脉与右心房（经主动脉前）

4. 病例 4　患者女性，27 岁，诊断为终末期复杂先天性心脏病，完全性大动脉转位，肺动脉狭窄，主动脉缩窄，二尖瓣、三尖瓣重度关闭不全，左心发育不良，肺动脉平均压 30mmHg。主动脉位于肺动脉左前方，患者主动脉与右心室连接，与肺动脉呈前后位关系，合并肺动脉瓣狭窄、降主动脉缩窄。术中充分游离，尽量保留受体肺动脉及其分支。体外循环下人工血管补片加宽缩窄主动脉。为防止肺动脉吻合口扭曲，用人工血管连接供心与受体的升主动脉，开放阻断钳，恢复供心血流，再行腔静脉、肺动脉吻合（图 6-17）。

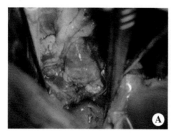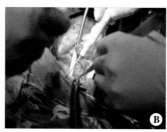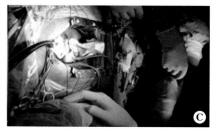

图 6-17　主动脉 + 股动脉 - 右心房转流，切除病变心脏，游离缩窄降主动脉，人工血管片加宽，再行经典房 - 房吻合心脏移植

5. 特殊病种心脏移植手术要点　上述 4 例手术均采用腔 - 腔吻合，以尽可能保留右心房活动度，避免影响左心房的吻合。保留供心左心房及右心房完整性的心脏移植术因心房的大小和几何形态不变，移植后房间隔完整，房室瓣不会因十字结构扭曲而发生关闭不全，从而改善了心脏功能，减少了术后心律失常的发生。右位心移植术由于供心旋转移位，为了避免腔静脉扭曲导致血液回流异常，术中应尽可能游离上腔静脉并扩大下腔静脉吻合口。各种复杂先天性心脏畸形移植术中，供心获取时应尽量多地保留供体组织以利于术中应用。

第五节　术后监测与处理

一、心脏移植术后监护及检查

心脏移植术后需严密监测患者生命体征及血流动力学变化，术后持续监护心电图、心率、呼吸、血氧饱和度、有创动脉血压、中心静脉压、左心房压或肺毛细血管楔压。心包纵隔引流计量，持续导尿计量。每日监测痰培养，有创导管拔除后尖端培养，每周两次行床旁超声、胸片，动态了解左心室短轴缩短率（FS）、心脏射血分数（EF）、右心房及三尖瓣和二尖瓣反流程度、心包积液、心影大小及双肺情况。监测血常规、肝肾功能、肌钙蛋白，以及空腹和餐后血糖。

二、排斥反应监测

（一）心内膜心肌活检

心内膜心肌活检（EMB）是诊断心脏移植后排斥反应的金标准。通常在 DSA 室 X 线透视下进行，经股静脉或颈内静脉穿刺，送入心肌活检钳，咬取右心室室间隔、游离壁或心尖部的心肌组织送检。1990 年 ISHLT 重新制定了急性心脏排斥反应的病理诊断标准，并于 2004 年再次修订（表 6-1）。近年随着临床治疗方法的进步，典型的细胞排斥反应越来越少出现。单纯急性体液排斥反应的发生率为 7%～18%，合并急性细胞排斥反应者达23%。2004 年全美器官移植体液性排斥反应研讨会提出了比较公认的心脏移植体液排斥反应诊断标准和分级（表 6-2，表 6-3）。

表 6-1　心脏移植急性细胞排斥反应病理诊断标准

分类	组织活检所见
0 度（无排斥反应）	活检组织内心肌细胞正常，无排斥反应证据
1 度 A（轻度排斥反应）	活检组织内一处或多处发现局限性心肌血管周围或间质淋巴细胞浸润，心肌细胞尚无损害
1 度 B	弥漫性心肌血管周围或间质淋巴细胞浸润，或两者均有，但心肌细胞仍无损害
2 度（中度排斥反应）	仅局限于单个病灶，呈现炎症性浸润，聚集多数浸润性淋巴细胞，伴有或不伴有嗜酸粒细胞。病灶中同时还存在心肌细胞构型变形，并有心肌细胞损害
3 度 A（重度排斥反应）	多个病灶发现炎症性浸润，病灶中有更多的浸润性淋巴细胞，伴有嗜酸粒细胞。这种炎症性浸润可在活检组织的一个区域发现，也可出现于多个区域内
3 度 B	在活检组织更多的区域中发现这种弥漫性的炎症性浸润过程。心肌细胞也受损害，同样有较多的浸润性细胞伴有嗜酸粒细胞，也可伴有中性粒细胞，但此型中尚未出现心肌间质出血
4 度（严重排斥反应）	弥漫性多型性炎症性浸润，浸润中有淋巴细胞、嗜酸粒细胞。在整个活检组织中随处可见心肌细胞坏死、损害，同时还可发现心肌间质水肿、出血和血管炎

表 6-2　心脏移植体液排斥反应诊断标准

移植物功能不全	+
组织损伤的组织学证据	内皮改变
	水肿或裸露
	毛细血管巨噬细胞浸润
	毛细血管中性粒细胞浸润
	间质水肿、充血和（或）出血
	上述改变须确认未使用 OKT3 诱导治疗
抗体激活的免疫病理学证据	lg[G，M 和（或）A]+
	C3d 和（或）C4d 和（或）C1q 染色 +
	血管内纤维蛋白 +
活检时抗 HLA 抗体或其他抗体的血清学证据	+

表 6-3　心脏移植体液排斥反应公认分级

Ⅰ级：潜伏期体液性排斥反应	血循环抗体 +，但无病理发现或移植物功能不全
Ⅱ级：静止期体液性排斥反应（排斥反应前期）	血循环抗体 +C4d 沉积，但无组织学改变或移植物功能不全
Ⅲ级：亚临床体液性排斥反应	血循环抗体 +C4d 沉积 + 组织学改变，但无移植物功能不全
Ⅳ级：体液性排斥反应	血循环抗体 +C4d 沉积 + 组织学改变 + 移植物功能不全

第一次 EMB 一般在心脏移植术后 7 ~ 9 天完成。ISHLT 指南推荐在移植后前 6 ~ 12 个月定期行 EMB 监测排斥反应，对于儿童受者，特别是婴幼儿，可酌情使用心脏超声筛选以减少 EMB 频率。笔者所在科综合应用心脏超声、心电图、他克莫司血药浓度、淋巴细胞计数及临床观察评估婴儿是否发生排斥反应，两例患儿术后 1 年均未发生临床排斥反应。

EMB 的并发症发生率为 1% ~ 2%，包括心律失常、心室壁穿孔、栓塞、出血及感染等，操作时应小心预防。

（二）心肌内心电图

在供心移植入体内之后，即在左、右心室的心外膜上埋植与起搏器相同的两个电极，并与改良后的永久起搏器相连，用以传出心肌内心电图（IMEG）信号，使用程控仪体外同步描记 IMEG 并测量心肌阻抗。但 IMEG 在排斥反应时发生变化的机制目前尚不明确，有解释是某些蛋白使膜通透性发生改变，离子通道开放，膜动作电位发生变化。应用 IMEG 后，柏林心脏中心的心肌活检次数显著下降，安贞医院自 2004 年采用 IMEG 监测排斥反应以来，共应用 60 余例，敏感性 92.9%，特异性 99.2%，阳性预见率 72.2%，阴性预见率 99.8%。ISHLT 指南推荐在具有心室诱发电位检测技术资质的移植中心，运用远程起搏器非侵入性地记录 IMEG 可用于排斥反应低危受者的监测。

（三）AlloMap 基因诊断技术

AlloMap 基因诊断技术是目前美国 40 余家器官移植中心联合研究并应用的一种基因表达谱测试方法。其原理是从与移植物排斥反应相关的上万种基因的表达中筛选出高度特异性的 68 种基因，再通过临床反验证和分析，最后采用了 20 个基因的表达结果定型为 AlloMap 分析系统。其评分范围为 0 ~ 40 分，在评分 < 34 分时，对于移植术后 6 ~ 12 个月和超过 1 年的患者而言，其阴性预测准确度分别为 98.2% 和 99.2%，且随着移植术后时间的延长，AlloMap 评分的准确度也在不断增加。在心脏移植术后 6 个月至 5 年间，对于低危受者，可适当采用此技术排除 2R 级及以上级别的急性细胞排斥反应。

（四）免疫学监测

对受者体内参与排斥反应的免疫细胞及某些免疫分子的变化进行检测，对于判断是否会出现排斥反应和指导移植受者免疫治疗方案的制订有重要意义。

1. 外周血 T 细胞计数　用单克隆抗体免疫荧光法或流式细胞仪测定 T 细胞及其亚群，在急性排斥反应的临床症状出现前 1 ~ 5 天，T 细胞总数和 CD4/CD8 比值升高，巨细胞病毒感染时比值降低；各家报道的比值不同，一般认为，当比值 > 1.2 时，预示急性排斥反应即将发生；比值 < 1.08 则感染的可能性很大。特别是动态监测时对急性排斥反应和感染的鉴别诊断有重要价值。

2. 杀伤细胞活性测定　免疫抑制剂的应用使杀伤细胞的活性受到抑制，但在急性排斥反应前会明显增高。取供者淋巴灭活后作为刺激细胞，分离受者淋巴细胞作反应细胞，将两种细胞混合直接做混合淋巴细胞培养（MLC）试验，测得的结果是 Tc 细胞和 NK 细胞共同作用的结果。亦需要动态监测。

3. 血清 IL-2R 测定　T 细胞激活后可释放 IL-2R，在急性排斥反应和病毒感染时 IL-2R 的血清含量升高，以巨细胞病毒感染时增高最明显。但个体间血清 IL-2R 的含量差别显著，限制了其临床应用。

4. 抗供者 HLA 抗体的检测　利用交叉配合试验检测患者血清中是否存在抗供者 HLA 的抗体，抗体的存在预示着排斥反应发生的可能性。

5. ImmuKnow 技术　CD4[+] T 细胞在细胞免疫中的作用巨大，ATP 作为细胞免疫反应的能量基础，其产生先于绝大多数细胞因子的出现，故 CD4[+] T 细胞内 ATP 含量代表着该细胞的活化程度，并反映细胞免疫功能状态。在此原理基础上，应用生物荧光法检测抗原刺激后 CD4[+] T 细胞内 ATP 含量（Cylex ImmuKnow 技术）成为目前临床最为便捷而成熟的免疫抑制人群细胞免疫功能的监测手段。目前临床上主要将 ImmuKnow 检测结果划分为强、中、弱 3 个区间，以评价受者的细胞免疫功能状态。国外大量临床分析研究亦证实该检测结果与心脏移植受者的排斥反应事件、感染事件或临床稳定状态之间存在相关性；但国人 ImmuKnow 检测结果理想的控制范围，以及依据 ImmuKnow 检测结果进行免疫抑制治疗方案调节的策略尚需更多的临床研究资料予以完善。

第六节　免疫抑制方案

免疫抑制治疗是器官移植成功的关键。理想的免疫抑制治疗方案既要保证移植物长期存活、不被排斥，又要对受者免疫系统的影响和药物的相关不良反应尽可能小。由于不同个体对药物的吸收和反应不同，临床医生应当灵活掌握用药方案，根据患者的不同特征和危险因素随时进行相应调整，制订个体化的治疗方案，但应遵循的基本原则是联合用药，以减少单一药物的剂量，在增加免疫抑制协同效应的同时减轻其毒副作用。根据免疫抑制剂使用的时间及治疗目的，治疗方案大致可分为 3 类：①诱导治疗；②维持治疗；③抗排斥治疗。

（一）诱导治疗

由于移植心脏在恢复血流灌注后即开始免疫应答，为了降低术后近期急性排斥风险，并为钙调蛋白抑制剂达到目标浓度留下足够的时间窗，在移植术前、术中或术后应即刻给予生物制剂治疗，降低或调节 T 细胞对移植物异基因抗原提呈的免疫应答，这一阶段称为诱导阶段。目前诱导治疗在心脏移植中的应用已越来越普遍，2013 年的 ISHLT 统计数据显示，诱导治疗的使用比例接近 50%。常用的诱导治疗选择药物有抗淋巴细胞球蛋白（ALG）、抗 CD3 单克隆抗体（OKT3）、抗 IL-2 受体单克隆抗体（巴利昔单抗和达利珠单抗）。OKT3 因副作用较大已基本停用，ALG 及 ATG 较多使用于再次移植，而抗 IL-2 受体单克隆抗体因对全身免疫状态的影响相对较小，不良事件（感染、肿瘤）的发生率相对较低，在首次移植中更受青睐。近年来还有一种新型诱导药物——单克隆 CD52 抑制剂（阿仑单抗，CAMPATH - 1H），其可去除受者体内的 T 细胞、B 细胞和树突状细胞，从而抑制体内排斥反应的发生并降低其严重程度，诱导效果良好，但在我国尚未上市。

（二）维持治疗

维持免疫抑制治疗应于移植术后尽早开始，并长期持续。在多种方案中，最主要的免疫抑制药物为钙调磷酸酶抑制剂（CNI）[环孢素（CsA）或他克莫司（TAC）]，一般于术后第 2 ~ 3 天根据受者肾功能恢复情况开始使用。若能够耐受，吗替麦考酚酯（MMF）、西罗莫司或依维莫司应纳入免疫治疗方案中，因为在采用血管内超声评估时发现，包含这些药物的治疗方案能显著减少移植物血管病的发生，并延缓其发展。目前常用以下几种联合用药方案。

1. 三联疗法　CsA/TAC、Aza/MMF 与皮质类固醇联用，是最常用的治疗方案。由于 Aza 引起的不良反应较多，目前许多单位已用 MMF 替代。多中心报道使用 TAC 在有效预防排斥反应、减少毒副作用、逆转急性排斥反应及长期存活等方面优于以 CsA 为基础的三联疗法。CsA 术后起始剂量通常为 6mg/（kg·d），分 2 次口服，并根据监测的血药浓度进行调整。一般术后 3 个月内 CsA C_0 控制在 250 ~ 300ng/ml，C_2 控制在 1000 ~ 1200ng/ml 即可；术后 3 个月至半年 CsA C_0 控制在 180 ~ 250ng/ml，C_2 控制在 800 ~ 1000ng/ml；而术后半年至 1 年 CsA C_0 控制在 150 ~ 180ng/ml，C_2 控制在 700 ~ 800ng/ml 应该是安全的。TAC 起始剂量一般为 0.1mg/（kg·d）左右。血药浓度 C_0 在术后 3 个月以内控制在 10 ~ 12ng/ml 即可；术后 3 个月至 1 年控制在 8 ~ 10ng/ml；术后 1 年后控制在 5 ~ 8ng/ml。长期过高剂量的 CNI 可导致肾功能损害，因此，不能因为担心急性排斥反应的发生，而长期使用偏高剂量 CNI 类药物。MMF 起始推荐剂量是 1.5 ~ 2g/d，分 2 次口服，术后 1 个月可逐渐减为 1g/d。本药可能引起血小板减少，对于存在活动性胃肠道病变受者，应用时要慎重。应定期测定白细胞计数，若出现中性粒细胞减少（绝对值 < 1.3×10^9/L），必须停药或减量。当怀疑移植心脏功能不全与 MMF 的暴露浓度改变相关时，可检测 MMF 血药谷值浓度来指导用量，若 < 1.5mg/L，则为治疗不足。泼尼松一般在停用甲泼尼龙后以 1mg/（kg·d）起始，分 2 次服用，以 10 ~ 20mg/w 递减，10 ~ 15mg/d 维持。

2. 二联疗法　20 世纪 80 年代初期心脏移植多采用 CsA 与泼尼松联用作为免疫抑制剂，但近年已被效果更优的三联疗法代替。现有 TAC 与 MMF 或 CsA 与 MMF 二联治疗，主要用于心脏移植术后停止激素治疗的受者。激素可引起严重的不良反应，包括高血压、高血脂、白内障、缺血性坏死、骨质疏松、情绪和外表变化及儿童生长迟缓。激素相关不良反应的治疗增加了移植的花费。因此，多中心进行了许多撤除激素的尝试，但目前对激素的减少和撤除仍持谨慎态度。

3. 四联疗法　在三联疗法的基础上减少 CNI 用量，加用西罗莫司（SRL），构成低剂量的四联方案。由于 CNI 潜在的肾毒性，近年来雷帕霉素靶点（mTOR）抑制剂（SRL 或依维莫司）的使用逐渐增加。SRL 是一种强效抗增殖药物，抑制抗原和细胞因子（IL-2、IL-4 和 IL-15）激发的 T 细胞的活化和增殖，但围手术期使用可导致伤口愈合延迟，因此笔者所在科室一般在移植一年后受者肾功能不全时加用。亦有报道在原有 CNI+SRL+ 激素三联方案中撤除 CNI 后，SRL 单独与激素两联应用或加用 MMF 构成新三联方案。SRL 血药浓度需要常规监测，维持浓度应该为 4 ~ 8ng/ml。与 CsA 或 TAC 联用时，SRL 目标浓度还应酌情下调，但 CsA 或 TAC 的目标治疗谷浓度尚未明确。另外，SRL 与 CsA 存在药物相互作用，常在 CsA 给药后 4 小时给药。而与 TAC 联用时则不受限制。依维莫司是西罗莫司的衍生物，比西罗莫司的生物利用度更高、半衰期更短，且可以更快达到稳定的血药浓度。它可以与 CsA 同时给药。

（三）抗排斥治疗

参见第七节"一、急慢性排斥反应"。

第七节　术后常见并发症的预防与处理

一、急、慢性排斥反应

（一）急性心脏排斥反应的治疗

移植心脏急性排斥反应最常见，一般于移植术后数天或数周发生，移植后 1 个月内发生率可达 80%，CD4-Th1 细胞介导的迟发型超敏反应是其主要的损伤机制。综合临床及心肌活检结果，证实心脏移植排斥反应后，可采用以下处理方法。

1. 轻度急性排斥反应的治疗　在心脏移植受者中，20% ~ 30% 可出现 I 级急性排斥反应，无临床症状，通常不需要特殊处理，只需观察随访。II 级急性排斥反应可增加 CsA、TAC 或皮质类固醇的用量，并在增加剂量后的 7 天后再次进行心内膜心肌活检，以证实急性排斥反应是否逆转、控制。如果排斥反应无改善迹象，且因增加药物用量出现明显的药物不良反应，应当换用其他免疫抑制药。如果临床心功能不全症状明显，可以大剂量激素冲击治疗。

2. 中、重度急性排斥反应的治疗　III 级与 IV 级急性排斥反应若得不到及时有效治疗，常进展迅速，导致移植心功能受损，发生严重心力衰竭。此时需要迅速采取措施加以治疗。

（1）甲泼尼龙大剂量冲击治疗：是迄今为止仍然采用的最为广泛的首选治疗方案。给予甲泼尼龙 500 ~ 1000mg，静脉滴注，连用 3 天，在此期间，CsA 或 TAC 及 MMF 的用量不变。大多数 III ~ IV 级急性排斥反应能够完全控制。冲击后应行心内膜心肌活检以判定排斥反应是否逆转，如无改善，可继续应用 2 次。停用甲泼尼龙后以泼尼松 1.0mg/（kg·d）口服序贯，逐渐减量至维持剂量，7 ~ 14 天后再次心肌活检。也有一些移植中心采用较小剂量的皮质类固醇控制 III ~ IV 级排斥反应，如甲泼尼龙，每日 250mg，静脉注射 3 天。单纯口服皮质类固醇激素治疗急性排斥反应也有少量报道。美国哥伦比亚大学移植中心采取口服泼尼松方法，每天服用 100mg，连续应用 3 天，随后在 1 周内将其用量减少至维持剂量水平，能够成功地控制约 90% 的急性排斥反应。另有一些移植中心给予甲泼尼龙口服，剂量为每日 1.5 ~ 3mg/kg 或 200mg，连用 3 天，然后减半量或每天 100mg，再使用 2 天，随后进行心内膜心肌活检，如果急性排斥反应并未消散，可以加大以上用量，如果排斥反应加重，短期内可以加用 ATG。大剂量激素治疗有可能导致一系列严重并发症，如感染、糖尿病、消化道应激性溃疡、出血和精神障碍等，应采取相应预防措施，并注意观察。

（2）使用ATG或ALG：单独使用皮质类固醇冲击治疗不能逆转排斥反应，特别是血流动力学不稳定，在静脉使用激素12～24小时内未见临床症状改善时，要考虑应用ATG或ALG。每天使用rATG 1.5mg/kg或ALG 10mg/kg，rATG采用肌内注射，ALG进行静脉滴注，连用3～7天，将T细胞计数维持在（0.05～0.15）×10⁹/L。由于ATG、ALG均为异种血清产品，具有强烈的抗原性，可能引起严重的过敏反应和血清病。因此，除了在使用之前详细询问既往过敏史外，均应做皮肤过敏试验（0.1ml，1：1000盐水稀释）。使用多克隆抗体的主要不良反应：①细胞因子释放综合征，主要表现为寒战、发热与关节肌肉疼痛等。②血清病，主要表现为关节痛、瘙痒、荨麻疹、血管神经性水肿、皮疹等，一般3～5日可自愈。亦可经静脉输注钙制剂和口服抗组织胺药物来对抗。③过敏性休克，表现为低血压、呼吸困难和胸痛不适等。④感染，发生率均较正常人群明显升高。预防性应用抗生素是必要的，同时还应注意调整其他免疫抑制剂的用量。

（3）增加CsA/TAC及MMF用量或改用Aza：一些移植中心采取增加CsA用量的方法逆转中度急性排斥反应，约80%的急性中度排斥反应可以逆转，此时应避免大剂量应用皮质类固醇。使用TAC治疗的受者，可增大其用量，使其谷值保持在20μg/L左右，可能有效逆转轻、中度排斥反应。MMF每日可增至3g，但应密切观察白细胞数量。如效果不佳，可考虑改用Aza，每日3～5mg/kg，连用3天，宜将外周血白细胞计数维持在（4.0～7.0）×10⁹/L。

（4）使用OKT3单克隆抗体：如果经过两个疗程的甲泼尼龙及ATG治疗不能逆转严重的急性心脏排斥反应，可以考虑使用OKT3。在使用OKT3时可以停用其他各种免疫抑制药，或将其减为半量。OKT3的用量为每日5mg，一个疗程为5～14天，OKT3能够逆转90%的急性排斥反应。OKT3最常见也是最危险的不良反应是细胞因子释放综合征，由于其多发生于首次或最初1～3次用药之后45～60分钟，持续数小时，因此，又称为首剂反应。其主要症状为寒战与高热（可≥40℃）。其他较常见的症状：头痛、震颤、腹泻、恶心、呕吐、胸痛、胸闷、瘙痒及血压变化等。但是，通常这些副作用经对症治疗可以缓解，可在首次治疗前30～60分钟内，静脉注射甲泼尼龙80mg，肌内注射苯海拉明25～50mg，口服对乙酰氨基酚500mg予以预防和对抗。严重的首剂反应可出现致死性肺水肿、休克、呼吸困难等，主要发生在体液负荷显著过大的患者。对于这类患者，在应用OKT3治疗前应进行充分的透析，可以通过胸片或1周体重增加超过3%来评估受者有无体液负荷过重，同时还应配备心肺复苏装置，在首剂给药后48小时内保持密切监视。

（5）心脏再移植：如果经过上述各种方法不能逆转重度急性心脏排斥反应，移植心脏将在短期发生功能衰竭，此时能够挽救受者生命的唯一方法是再次施行心脏移植。在等待供体过程中，需要采取心室机械辅助装置或ECMO来过渡。

（二）超急性排斥反应和抗体介导的排斥反应的治疗

在极少数情况下，由于受者体内有抗供者HLA抗体形成，在心脏移植术后主动脉开放数分钟至2天内即可发生严重超急性排斥反应，主要是体液反应参与所致。一旦诊断明确应立即开始治疗。可选用的治疗包括大剂量静脉注射皮质类固醇、血浆置换、静脉注射免疫球蛋白、溶细胞免疫治疗、静脉注射 CNI 或 MMF、机械辅助循环等，同时术中获取组织标本行心肌活检。因供受者交叉淋巴细胞毒血清试验阳性、ABO 血型供者与受者不匹配而发生的超急性排斥反应采取任何药物都无法逆转，只能施行再次心脏移植，但在超急性排斥反应的情况下再次移植受者病死率很高。

抗体介导的排斥反应重在预防，治疗原则包括消除循环同种抗体、减少额外抗体产生，抑制 T 细胞及 B 细胞反应。缓解抗体介导的排斥反应对移植心脏损伤的措施包括大剂量静脉注射皮质类固醇、溶细胞免疫治疗，消除血液循环中抗 HLA 抗体的方法有血浆置换、免疫吸附和静脉注射免疫球蛋白。非常用的治疗还包括利妥昔单抗或脾切除术、硼替佐米、依库珠单抗、光分离置换法或全身淋巴组织照射。

（三）慢性排斥反应的治疗

所有长期存活的受者往往最终会发生慢性排斥反应。其机制不明，治疗手段也比较匮乏。目前的措施包括调整用药方案（如 CsA 转换为 TAC，或 MMF 代替 Aza，加用 mTOR 抑制剂）、增加免疫抑制剂（如大剂量甲泼尼龙或 ALG）和（或）使用其他免疫调节治疗（如全身淋巴细胞照射或光分离置换法）。尽管每一种治疗都有文献支持，但仍缺乏大样本资料的证据。鉴于慢性排斥反应作用于心脏移植物主要表现为移植心的冠状动脉严重硬化，又称移植心脏冠状动脉血管病（TCAD）。一般可给予硝酸酯、阿司匹林、他汀类降脂药口服，可减缓病变。有手术指征者采用经皮冠状动脉介入治疗或冠状动脉搭桥术。弥漫性冠状动脉硬化无法手术且心功能不全、反复心绞痛或已有梗死史，可考虑再次心脏移植。

二、低心排血量综合征

心脏移植术后供心不受神经支配，术中供心由于缺血和再灌注损伤，心功能受到不同程度的损伤，受体较高的肺血管阻力会使供心的负荷加重，易发生低心排血量综合征。因此术后应常规使用正性肌力药和血管扩张药物来支持心功能，如多巴胺、多巴酚丁胺、肾上腺素、米力农等治疗术后低心排血量综合征，使心排血量指数（CI）$\geqslant 2.5$ L/（min·m²），动脉收缩压维持在 90～120mmHg。正性肌力药物应使用最小的有效剂量。推荐应用以下治疗方案：①异丙肾上腺素 1～10μg/min；②多巴酚丁胺 1～10μg/（kg·min），用或不用多巴胺 1～10μg/（kg·min）；③异丙肾上腺素 1～10μg/min，用或不用多巴胺 1～10μg/（kg·min）；④米力农 0.375～0.75μg/（kg·min）。

如果术后常规使用正性肌力药和血管扩张药物仍出现血流动力学持续恶化（如心排血量不断降低、心肌耗氧量不断下降等）或术中移植物衰竭而脱离体外循环困难者尽早考虑机械循环支持治疗，包括 IABP 和 ECMO 辅助。左侧或右侧心力衰竭的支持治疗均需从药物治疗升级至 IABP，再到机械循环支持。其中小型心室辅助装置可提供左心支持、右心支持和双心室支持，且具有易置入、易管理、易取出的优点。当受者出现血流动力学不稳定时，应先开胸探查排除心脏压塞，同时排除超急性排斥反应；若已排除心脏压塞，应考虑机械循环支持治疗。应用机械循环支持治疗后出现移植物功能恢复的证据时可停用；若 3～4天内无移植物功能恢复的迹象，需排除超急性排斥反应，并考虑再次心脏移植。成人应用

ECMO 支持治疗需考虑感染、长期不能活动的风险及抗凝治疗。

三、心律失常

由于缺血再灌注损伤导致术后早期较容易发生心律失常，应采取下列措施。

1. 使用异丙肾上腺素和茶碱类药物，可用于加快围手术期心率。

2. 术中于心房和心室心外膜置入临时起搏导线，心脏移植后，应在心率相对较慢的情况下开启临时起搏器，保持心率在 90 次 / 分以上。

3. 若心脏移植 3 周后仍存在不恰当的变时反应，建议安装心房抑制型起搏或全自动双腔起搏的永久起搏器。

4. 快速性心律失常的治疗应以控制心率为目标。

5. 持续的快速性心律失常，无论是房性还是室性，均应评估排斥反应的可能性；若排除排斥反应，则需电生理检查。

6. 持续的室性心律失常应同时行冠状动脉造影和心内膜心肌活组织检查（EMB）。

可选药物: 索他洛尔和胺碘酮与免疫抑制剂相互作用小，能安全地应用于心脏移植受者；非二氢吡啶类钙通道阻滞剂和 β 受体阻滞剂可用于心脏移植受者的心率控制。

四、感染

由于免疫抑制剂的使用，感染是心脏移植术后受体最常见的并发症，也是心脏移植术后受体致死的主要原因之一。感染最常累及的部位依次为肺、中枢神经系统、心脏纵隔、胃肠道、泌尿系统、胸骨切口、皮肤等，肺部感染在各种感染性并发症中所占比例最高，占 23% 以上，以细菌性肺炎最常见。

（一）预防感染的措施

1. 建立患者入住单独的心脏移植层流监护病房。术前 1 日，必须检查层流监护病房层流过滤器，清洗上风口及回风口滤网。用清洁小毛巾将墙壁擦洗干净后用 1000mg/L 含氯消毒液抹拭 1 遍，地面用 1000mg/L 含氯消毒液擦洗 2 遍。监护仪器、呼吸机、输液泵、血气机、吸痰器、除颤仪、床、柜、治疗车、电话、壁柜、冰箱、微波炉用 1000mg/L 含氯消毒液抹拭后用消毒干毛巾抹 1 次，防止湿度过高致真菌生长。至少每日更换消毒好的枕套、床单套、病员服 1 次，如有污染，可随时更换。

2. 进入心脏移植监护病房的工作人员必须注意个人卫生，按规定着装，穿隔离衣，戴口罩、帽子、换拖鞋或穿鞋套。严格执行消毒隔离制度，接触患者前后必须洗手并用含乙醇的消毒液消毒双手。移植病房限制工作人员入内。身体有不适（如感冒、疱疹）的工作人员不能安排进移植病房工作。细菌学检查阳性的工作人员应及时治疗，再次细菌培养结果阴性方可进入工作。

3. 加强基础护理和生活护理。每日用温水为心脏移植术后患者擦洗全身，尤其要注意腋下、腹股沟、会阴等皮肤皱褶处的清洁和消毒，用后的毛巾用 1000mg/L 含氯消毒液浸泡消毒。每天用 0.1% 苯扎溴铵对尿道口进行擦拭，每日 2 次。及时为患者修剪指甲。清洁鼻腔，观察口腔情况，做好口腔护理，防止真菌感染。定时协助患者变换体位，观察局部皮肤受压情况，按摩受压皮肤，积极预防压疮的发生。

4. 动静脉置管、输液、输血时应严格无菌操作，不必要的动、静脉管路应尽早拔除，严密观察置管周围的皮肤，每日更换敷贴及三通管。外周静脉置管不超过 72 小时。一旦发生静脉通路的感染，应立即拔出穿刺针，对穿刺针进行留置针尖端培养和药物敏感试验，根据药敏结果尽早选择有效的抗生素。

5. 对于行气管插管呼吸机辅助呼吸的患者，吸痰过程中应严格无菌操作，动作应轻柔，避免呼吸道黏膜的损伤。病情稳定时应尽早拔出气管插管。鼓励患者尽早下床活动，以避免坠积性肺炎的发生。术后 1 周每日行痰培养或咽拭子培养。

6. 尽可能减少一切不必要的侵入性操作。因病情需要非做不可的操作，应严格无菌。如果有留置胃管、尿管、胸腔引流或心包引流管者，应尽早拔除。如发生不明原因的发热，应该立即抽取血培养送检，并对移植患者的排泄物、分泌物、胸腔引流物进行细菌培养及药敏试验。

（二）抗生素的使用

在心脏移植手术前及术后早期可预防性使用抗生素。通常可使用头孢哌酮舒巴坦。若存在移植物（如心室辅助装置或起搏器等）慢性感染，需根据药物敏感试验结果选择抗生素。若供者存在持续进展的细菌感染，受者需应用合理的抗生素治疗一个疗程。术后监测体温、血象、痰培养，若无感染迹象，术后 5 ~ 7 天可停用抗生素。

心脏移植后 1 ~ 2 天内需开始预防性使用抗 CMV 药物。需检测供者和受者的 CMV 血清浓度，从而将受者分为 CMV 感染低危、中危及高危人群。中危和高危受者需静脉应用更昔洛韦，低危患者仅需预防性使用抗单纯疱疹病毒药物阿昔洛韦。

受者一旦拔除气管插管，即需开始使用抗真菌药物预防表皮黏膜念珠菌感染。最常用的为制霉菌素（40 万 ~ 60 万单位，4 次 / 天，嚼服）或克霉唑（10mg）。

应在术后早期开始预防性使用抗肺孢子虫和抗弓形虫（有指征的病例）感染药物，最常用复方新诺明（2 次 /d），服用时注意适当多饮水，监测肾功能。

五、肾功能不全

心脏移植患者由于术前有不同程度的肾功能损害，术中体外循环低灌注损伤，以及术后右心功能不全，体循环淤血，肾功能均会受到不同程度的损伤，术后应严密观察尿量、尿色，如出现尿量减少应及时检查尿管是否通畅、循环血容量是否充足，在确定容量充足的情况下，可适量使用利尿剂，并注意及时监测电解质。持续尿少时应监测血肌酐、尿素氮等。

（一）急性肾衰竭的诊断

1. 患者每小时尿量 < 0.5ml/kg 或 24 小时尿量 < 400ml。

2. 尿比重 < 1.016 或较长时间在 1.010 左右。

3. 血尿素氮超过 17.9mmol/L，血肌酐超过了正常范围。血尿素氮 / 血肌酐比值＜ 10，尿肌酐 / 血肌酐比值＜ 20。

4. 肌酐清除率比正常下降 50% 以上。

5. 电解质紊乱：如高血钾、镁、磷，低血钠、钙、氯等。

（二）急性肾衰竭的预防

1. 对于高危肾衰竭患者，如尿素氮＞ 6.4mmol/L，血肌酐＞ 132.6μmol/L，术前可使用 ATG 诱导，术后延缓 CNI 的使用。

2. 适当使用血管扩张剂以对抗 CNI 引起的血管收缩作用。

3. 禁止使用肾毒性药物。

（三）急性肾衰竭的治疗

1. 减量或停用 CNI，如需使用应密切监测其浓度。

2. CNI 的肾中毒机制是使肾入球小动脉收缩，肾血流量下降，肾小球的滤过率下降，使用血管扩张剂可以缓解 CNI 导致的血管收缩。

3. 对于右心衰竭导致的肾衰竭，加强强心利尿治疗，改善右心功能，如多巴胺、呋塞米。

4. 一旦上述处理无效，及时进行尿、血的化验检查，如体内水潴留，肌酐、血钾进行性升高，需及时行血液透析。

5. 严格限制入量，纠正酸中毒、高血钾，控制感染等。

（四）围手术期肾功能和液体平衡的管理建议

1. 中心静脉压保持在 5 ~ 12 mmHg，在这个范围内既能保证心脏足够的充盈压，又不会引起右心超负荷。

2. 心脏移植后 24 小时内通常宜补充胶体溶液，首选输血。心脏移植后可安全地输注相配的血液制品，不会增加排斥反应的风险。

3. 间断静脉推注或持续静脉泵入袢利尿剂用于减轻容量负荷，可协同应用噻嗪类利尿剂或醛固酮拮抗剂。

4. 血液透析治疗肾衰竭应尽早开始，可同时起到容量控制和肾脏替代的作用。当受者出现无尿、少尿或血肌酐在移植后 2 ~ 4 小时快速上升时，血液透析是非常必要的。可选建议：①在充分药物治疗条件下，右心房压仍升高（＞ 20mmHg），则需考虑行血液超滤（Ⅱa 类推荐，B 级证据）；②若术前存在明确的肾功能不全或术后 2 天内肾功能出现恶化，则考虑延迟开始 CNI 抗排斥反应药物的应用。

六、其他

（一）右心功能不全和肺动脉高压的药物治疗

首选正性肌力药物改善右心功能，包括异丙肾上腺素、米力农、依诺昔酮、多巴酚丁胺和肾上腺素。在没有低血压的情况下选用有肺血管扩张特性的非选择性血管扩张药物，包括硝酸甘油和硝普钠，或者用选择性肺血管扩张药物，如前列腺素类（前列腺素 E_1、前列环素、吸入性伊诺前列素）、吸入性一氧化氮、西地那非。

（二）围手术期三尖瓣反流的处理

若在术中发现中度或重度三尖瓣反流，可考虑行 DeVega 环缩术以保持三尖瓣瓣环正常大小，并在移植后 24 小时内再次做心脏超声检查评估，术后前几日严密监测。

（三）围手术期心包积液的处理

术后发现心包积液时需行心脏超声检查，引起血流动力学改变时需行经皮穿刺引流或开窗引流。若未引起血流动力学参数改变，除非强烈怀疑积液由感染引起，否则无须引流治疗。

（四）围手术期高血糖的处理

术前停用口服降糖药物。术后 ICU 期间持续泵入胰岛素治疗，并控制血糖在 2g/L 以下。整个住院期间严格控制血糖。

第八节 临床效果评价

截至 2014 年 12 月，我国心脏移植注册登记 1483 例（图 6-18）。2014 年全国完成心脏移植共 324 例。我国各中心受者以男性居多，受者年龄在 45 岁左右，受者病因分布为心肌病（80% 左右）、冠心病（9% ~ 14%）、瓣膜病（1.9% ~ 3.8%）、再次移植（0.3% ~ 1.9%）和先天性心脏病（1.6% ~ 3.9%）。各中心围手术期生存率达 92% ~ 98%（注：本段文字中的全国数据不含港澳台数据）。

随着我国经济水平的快速发展，居民医疗保健制度的逐步完善，外科诊疗技术的不断进步，无论是在移植总数还是患者预后方面均取得长足进步。新时期中国心脏移植现状：随着器官捐献政策转型，心脏移植围手术期管理与国际接轨，移植总数及患者预后均取得长足进步，但手术总量与国际相比仍然偏小，受限于我国国情，社会器官捐献率低，供 / 受体比例严重失衡，器官转运工具相对局限，我国移植受者普遍病程长、病情重、多合并多器官功能不全，围手术期心脏机械辅助装备应用不成熟等。亟须扩大供体来源，加强政策支持、制度建设和立法规范，建立一套完善的公民逝世后捐献（DCD）供心保护指南。实现心脏移植供心分配、转运的立法化、规范化；加强心脏移植术前评估、管理、手术方式及术后管理的规范化、指南化，扩大常规供心标准，提高供心利用率，改善供体 / 受体比例失衡，以取得良好临床效果。利用有限资源使危重患者受益更多，对国内各中心提出更高的要求；寻求政府机构、医疗单位、公益组织、社会团体支持，构建更规范、透明、有序、高效的人体器官获取组织（OPO），更好地为患者、医务工作者服务；加强数据系统维护，让临床数据服务于心脏移植基础研究，并让更多的移植中心共同参与。

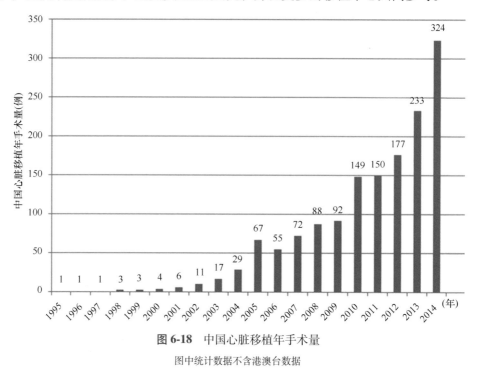

图 6-18　中国心脏移植年手术量

图中统计数据不含港澳台数据

随着国内脑死亡心脏供体应用量显著上升，我国心脏移植年手术量仍存在较大的发展空间。同时我国心脏移植的可行技术有下列五大发展方向。

1. 建立脑死亡心脏供体分配制度以扩大供体来源。促进心死亡器官捐献（DCD）到脑-心双死亡标准器官捐献（DBCD）的过渡，建立我国心脏移植供体入选技术规范和指南，建立我国紧急和常规心脏移植等待者分级标准，进行心脏移植供体筛选和评估规范化培训，网络注册上报人员和协调人员的培训。

2. 拓展心脏辅助技术以期延长供体等待和受体运输时间。如促进心室辅助装置应用于受体术前和术后围手术期，ECMO/IABP/连续性肾脏替代治疗（CRRT）单独和组合应用于受体术前和术后，ECMO 应用于供体维持循环，以及改进有自主产权的心室辅助装置，用于供体运输受体。

3. 各中心完善注册数据填报并统计危险因素以降低死亡率。

4. 通过建立和推广随访电子化进程加强术后患者随访管理。

5. 进行免疫耐受和分子水平生物标志物的研究以进一步提高远期生存率。例如，调节性 T 细胞（Treg）在移植心脏免疫耐受中的作用及其与远期预后的相关性研究，检测供者特异性 HLA Ⅰ 类和Ⅱ类抗体及抗供体特异性抗体 C1q 水平预测移植心脏衰竭和指导治疗后效果评价，以及 microRNA 作为心脏移植术后心肌损伤标志物的研究等。

（孙永丰　刘隽炜　张　菁　蔡　杰　刘金平　王国华　董念国）

参 考 文 献

陈实 . 2011. 移植学 . 北京：人民卫生出版社，348-388.

中华医学会心血管病学分会，中华心血管病杂志编辑委员会 . 2007. 慢性心力衰竭诊断治疗指南 . 中华心血管病杂志，35（12）：1076-1094.

中华医学会心血管病学分会，中华心血管病杂志编辑委员会 . 2014. 2014 年中国心力衰竭诊断和治疗指南 . 中华心血管病杂志，42（2）：1-22.

Aurora P，Edwards L，Christie J，et al. 2008. Registry of the International Society for Heart and Lung Transplantation：eleventh official pediatric lung andheart/lung transplantation report：2008. J Heart Lung Transplant，27：978 –983.

Costanzo MR，Dipchand A，Starling R，et al. 2010. The International Society of Heart and Lung Transplantation Guidelines for the care of heart transplant recipients. J Heart Lung Transplant，29（8）：914-956.

Cypel M，Yeung JC，Liu M，et al. 2011. Normothermic ex vivo lung perfusion in clinical lung transplantation. N EnglJ Med，364（15）：1431-1440.

Felker GM，Milano CA，Yager JE，et al. 2005. Outcomes with an alternate list strategy for heart transplantation. J Heart Lung Transplant，24（11）：1781-1786.

Ferraro P，Martin J，Dery J. 2008. Late retrograde perfusion of donor lungs does not decrease the severity of primary graft dysfunction. Ann Thorac Surg，86（4）：1123-1129.

Francis GS，Greenberg BH，Hsu DT，et al. 2010. ACCF/AHA/ACP/HFSA/ISHLT 2010 clinical competence statement on management of patients with advanced heart failure and cardiac transplant：a report of the ACCF/AHA/ACP Task Force on Clinical Competence and Training. Circulation，122（6）：644-672.

Mancini D，Lietz K. 2010. Selection of cardiac transplantation candidates in 2010. Circulation，122：173-183.

Mehra M，Kobashigawa J，Starling R，et al. 2006. Listing criteria for heart transplantation：International Society for Heart and Lung Transplantation Guidelines for the care of cardiac transplant candidates：2006. J HeartLung Transplant，25：1024 –1042.

van der Kaaij NP，Kluin J，Lachmann RA，et al. 2012. Alveolar preservation with high inflation pressure and intermediate oxygen concentration reduces ischemia-reperfusion injury of the lung. J Heart Lung Transplant，31（5）：531-537.

第七章 肺移植手术

肺移植与其他实体器官移植相同，选择合适的肺移植受体是移植成功最重要的决定因素之一。当前国际上肺移植发展的主要障碍是可利用供体的短缺，受体常因为等不到合适的供体，病情加重而死亡。因此供体器官资源应最优化分配和使用，确保肺移植受体为终末期肺疾病，无其他可以替代措施时才能选入等候移植名单。为了帮助全世界的医师更好地选择具有潜力的肺移植受体，此领域具有卓越贡献的专家统一意见，并且基于一个中心、多个中心，甚至是多国家移植中心的资料进行回顾性分析，1998 年在国际心肺移植协会支持下初步制订了肺移植指南，在此基础上 2006 年又重新修订了肺移植指南。当然，若要提高肺移植的手术成功率、肺移植术后近期和远期的生存率，则需要术前对每一例肺移植受体进行严格的评估和内科治疗。

第一节 肺移植手术的适应证和禁忌证

一、适应证

慢性、终末期肺疾病，或其他医疗手段医治无效者均为肺移植术的适应证。潜在的肺移植受者应当给予专业的保健咨询。根据国际心肺移植协会的最新统计，目前肺移植的主要适应证包括慢性阻塞性肺疾病（34%）、特发性肺间质纤维化（23%）、囊性纤维化（17%）、α_1-抗胰蛋白酶缺乏性肺气肿（6%）、肺动脉高压（3.1%）、支气管扩张（2.8%）、肺结节病（2.5%）等。肺移植的最根本目标是延长生存期限。一些研究表明，肺移植可以达到这一目标，尤其是严重的囊性肺纤维化、特发性肺纤维化和原发性肺动脉高压患者。而关于肺气肿患者的报道比较矛盾，两份研究结果表明，包括艾森门格综合征受者在内的肺移植术并未延长患者的生存时限。同时研究还表明，不同时间对存活率进行评价可以得到不同的结果，随着时间推移，存活率将升高。

如何评价存活率是否得到提高是一个值得探讨的问题。肺移植术对大多数患者而言都是相对的姑息治疗，但可以改善生活质量。当评价肺移植效果时，患者的生活质量也是其中重要的一项。但是由于供体器官的短缺，目前很难做到仅为了改善患者的生活质量而行肺移植术。

二、手术时机的选择

一般来说，当患者 2～3 年的生存率为 50% 或按照 NYHA 分级心功能为 Ⅲ～Ⅳ 级水平或两者皆有，可考虑进行肺移植评估。能否安全度过等待供肺的时期取决于等待的时间、不同的疾病和供体器官分配方案。等待供体的时间并不确定，取决于多重因素，如身高和血型。经验显示，身材矮小的女性患者等待合适供体的时间较长，AB 血型的患者较易得到供体。特发性肺纤维化、囊性纤维化或原发性肺动脉高压患者相对于肺气肿或艾森门格综合征患者能够耐受等待供体的时间更短。

尽早进行肺移植评估是非常有价值的，患者可以预先进入移植名单，并进入移植中心，在专家的指导下配合进行康复锻炼。无论最终患者是否需要移植，含多种学科的移植团队可以帮助患者全面改善身体状况，需参考各种临床指标（如感染率、进入 ICU 住院治疗、吸氧和减肥等）、实验室检查（如氧分压、二氧化碳分压等）和功能检查（如肺功能测试、超声心动图、心功能等）。

（一）慢性阻塞性肺疾病

慢性阻塞性肺疾病（COPD）是进行肺移植术最多的疾病。对于 COPD 患者，只有当内外科治疗，包括戒烟、最大程度的支气管扩张、康复锻炼、长期吸氧、内镜检查和外科肺减容等，均无法阻止疾病发展时可考虑予以肺移植治疗。选择适当的移植时机是一个非常复杂的问题，因为大部分 COPD 患者有相对较好的预后，所以是否应该为了改善生活质量而为这些患者行肺移植术确实是个矛盾的问题。

因高碳酸血症而收治入院的患者大多预后不良，一般 2 年生存率为 49%。未经移植的患者生存率随着年龄的增长而下降，并与低氧血症、高碳酸血症和肺动脉高压的程度及第一秒用力呼气量（FEV_1）、弥散功能（DLCO）及体重指数（BMI）相关。

另外，生活质量是与死亡率相对独立的预测指标。最近提出有几个指标与生活质量密切相关，BODE 指数包括肥胖指数、气流阻塞程度（FEV_1）、呼吸困难的程度（MMRC）和运动能力（6 分钟步行试验）。随着体重指数的增加，FEV_1 和 6 分钟步行试验的下降，呼吸困难的指数增加。对 625 名 BODE 指数为 7～10 的 COPD 患者进行前瞻性研究，其生存中位数约 3 年，或许比移植后的生存期限短。而对于 BODE 指数为 5～6 的患者，肺移植术并不会延长其生存期限。

美国肺气肿治疗实验研究结果显示，对于中位生存期为 3 年的肺气肿患者给予肺减容手术及术后使用药物治疗，较肺移植术后的生存率更低。这些患者主要为 $FEV_1 < 20\%$、$DLCO < 20\%$ 或弥漫性肺气肿者。

治疗指导方针：BODE 指数超过 5。

移植指导方针：BODE 指数 7～10 的患或有下列表现之一者。①因急性高碳酸血症入院治疗的病史（$PCO_2 > 50mmHg$）；②氧疗后无效的肺动脉高压和（或）肺心病；③ $FEV_1 < 20\%$、$DLCO < 20\%$ 或弥漫性肺气肿。

（二）囊性肺纤维化和其他原因引起的支气管扩张

囊性肺纤维化（CF）是位居第三的最常见的肺移植适应证。囊性肺纤维化患者常伴有慢性感染，移植后还有病原微生物残存在大气道、上呼吸道和窦道，免疫抑制治疗可能导致感染的发生。尽管如此，囊性纤维化患者肺移植后的成活率相近甚至高于因其他疾病而肺移植的患者。

囊性纤维化具有疾病本身的特殊性。首先是感染，耐药病原菌的存在会增加肺移植术后的感染风险，但是目前仅依靠病原菌分型和药敏试验还无法判断绝对禁忌证。因此最终是否适合移植依赖于对患者的综合评价，包括是否伴有其他疾病。同时存在其他疾病将增加移植的风险，甚至超出安全范围。明显的脓毒血症是肺移植术的绝对禁忌证。术前发热和白细胞增高会增加死亡率。

术前使用多种药物治疗或泛耐药的铜绿假单胞菌并非禁忌证，因为它对于短期生存率并无明显影响。耐青霉素的金黄色葡萄球菌，多耐药或泛耐药的革兰氏阴性杆菌如嗜麦芽寡养单胞菌（*Stenotrophomonas maltophilia*）和木糖氧化产碱菌，还有曲霉菌的感染，虽然资料不足，但也不认为是移植术的禁忌证。个别中心的研究指出，囊性肺纤维化患者复合有洋葱伯克氏菌（*Burkholderia cepacia*）感染，尤其是洋葱伯克氏菌Ⅲ型感染后 1 年、3 年和 5 年的死亡率增加了 30% ~ 40%，这类患者在一些移植中心进行了成功的肺移植手术，但是仍有很多移植中心拒绝接受此类患者。当确定患者感染洋葱伯克氏菌后，护理非常重要。应该常规重复测试药敏试验以确定手术期的抗生素使用。利用体外协作实验可以选择对泛耐药的细菌最合适的抗生素来提高手术成功率。

进行有创机械辅助通气的囊性肺纤维化患者是否可以进行肺移植术还存在争议，多个移植中心尚未达成一致意见。有研究指出，肺移植前的有创机械通气也是增加术后死亡率的因素之一，但这可能并不适用于囊性肺纤维化患者。气管插管也可能引起其他器官功能恶化和败血症。此外，何时应采取有创机械通气，还涉及临终关怀的伦理问题。等待肺移植术的囊性肺纤维化患者，有下列情形时可以考虑使用呼吸机辅助有创通气：①患者已经过肺移植术评估，并列为候选受者；②必须告知机械通气使用后可能使患者临床状况变差，甚至成为移植的禁忌证；③患者没有明显的其他器官功能衰竭；④患者同意气管插管。

囊性肺纤维化患者的其他肺外疾病应在术前或术后尽快处理，如糖尿病、骨质疏松症、鼻窦炎、胃食管反流。经处理的以上疾病即不是肺移植的禁忌。

美国囊性肺纤维化基金会调查了大量患者，进行统计分析后发现，当出现 FEV_1 下降30%，并且下降非常迅速时，可以考虑进行肺移植。对于年龄 < 20 岁的女性患者，如果疾病进展迅速，宜尽早行移植术，因为预后不良。尤其要考虑因肺功能恶化而收住入院且可能需要迁入 ICU 治疗的患者，移植术前要进行综合性评估，其中比较重要的指标是 FEV_1、需氧量的增加、高碳酸血症、需无创呼吸机辅助呼吸、功能状态（如 6 分钟步行试验）和肺动脉高压。

治疗指导方针：① FEV_1 低于 30% 或下降迅速，尤其是年轻女性患者；②肺部疾病急剧恶化，需要入 ICU 治疗的患者；③疾病恶化，需频繁应用抗生素治疗；④不能耐受和（或）再发生气胸；⑤用支气管动脉栓塞不能控制的咯血。

移植指导方针：①氧气依赖的呼吸衰竭；②高碳酸血症；③肺动脉高压。

（三）特发性肺纤维化和非特异性间质性肺炎

特发性肺纤维化（IPF）也称为特发性间质性肺炎，是普通型间质性肺炎（UIP）中最常见、最严重的疾病，也是肺移植术中位居第二的疾病。如果不做肺移植，IPF患者的中位生存期为 2.5 ~ 3.5 年。因此，从其他间质性肺疾病中区分出 IPF 非常重要。患有 IPF 的患者在等待移植期间有非常高的死亡率。世界范围内等待肺移植的 IPF 患者存活率都非常低，因此倡议在分配供体器官时更应优先考虑 IPF 患者。

大量组织学研究表明，IPF 严重影响患者的生存率。与 UIP 相比，非特异性间质性肺炎（NSIP）的预后更难以确定，并且发生纤维化的可能性低。总之，UIP 的存活率较纤维化的 NSIP 低，但是研究表明纤维化的 NSIP 中的一个亚型的存活期为 2 年，与 UIP 患者接近。该亚型表现出严重的功能障碍，如不治疗，肺弥散功能会在 6 ~ 12 个月内急剧下降。

有研究使用肺量测定法作为预后的指标之一。这些研究结果显示，用力肺活量低于60% 死亡率增加。然而最近对大量 IPF 患者的研究结果显示，肺容量较好的患者的死亡率与肺功能较差者接近。因此无法用肺量测定法来评估患者是否可以实施肺移植术。

肺量连续测定也是 IPF 患者的一项预后指标。最近有 5 份研究均显示，最大肺活量或其他肺功能参数，或氧饱和度都与较高的死亡率相关。这些资料提示，确诊后 6 个月最大肺活量降低 10% 或更多。

一氧化碳弥散量在预测普通型间质性肺炎和纤维化 NSIP 患者的预后方面是一项更可靠的指标。一氧化碳弥散量低于 35% 常提示较高的死亡率。连续肺呼吸量测定法能够预测限制性肺疾病的进展。

运动能力的测定对于评估 IPF 患者的预后也很有价值。对于心肺运动实验的价值尚无统一认识，但是 6 分钟步行试验中氧饱和度测定具有重要价值。6 分钟步行试验中氧饱和度降至 88% 以下者多有较高的死亡率。

此外，CT 结果同样具有很高的价值。特发性间质性肺炎（IIP）患者具有典型的影像学特征（如蜂窝肺），如果患者表现出非常典型的影像学特征，存活时间多不长。

治疗指导方针：根据过去的指南，激素治疗失败者考虑实施肺移植。此后，大量报道显示这种治疗益处非常有限。因此，等待 IPF 患者对治疗做出反应，相当于延迟治疗。这条建议对于其他形式的间质性肺疾病也同样有效。目前仍然需要大量的前瞻性工作，以发现如何适当地对患者进行免疫抑制治疗。

当出现以下两点时推荐做肺移植：① UIP 的组织学或影像学改变与肺活量无关；②组织学改变证实 NSIP 纤维化改变。

移植指导方针：①组织学或影像学证实 UIP 或下列任何一项：a. 一氧化碳弥散量少于39%；b. 6 个月内用力肺活量低于 10% 或更多；c. 6 分钟步行试验中氧饱和度下降至 88%以下；d. 高分辨 CT 显示蜂窝状改变（纤维分数＞2）。②组织学改变证实 NISP 与下列表现之一：a. 一氧化碳弥散量减至 35% 以下；b. 用力肺活量（FVC）减少 10% 或更多，或者6 个月内一氧化碳弥散量降低 15%。

（四）弥漫性肺间质纤维化与胶原性血管病

弥漫性肺间质性病变伴有或不伴有肺动脉高压与胶原性血管病变相关者较少为肺移植的适应证（0.5%）。肺纤维化（无论是 UIP 或是 NSIP）在胶原沉着病、类风湿关节炎和结缔组织病中都很常见。胶原血管病的患者表现差异很大，因此要考虑个体差异。总体来说，静止期的全身性疾病为治疗的适应证，而活动性的血管炎不适宜肺移植治疗。

胶原性疾病患者并发肺部疾病预后的资料主要来自硬皮病。年龄超过 60 岁是一项独立的不良预后因素。诊断时 FVC 低于 70% ~ 80% 预示终末期肺疾病或是生存时间较短。虽然已有硬皮病患者成功实施肺移植的病例，但是目前的资料还不足以形成胶原性疾病患者行肺移植术的指导规范。

（五）肺动脉高压

肺动脉高压（PAH）是由肺循环血管阻力增高引起的进行性加重肺血管变性疾病，最终导致右心衰竭甚至死亡。原发性肺动脉高压预后不良，若未经治疗，生存中位数仅为 2.8 年。在过去的 10 年，随着医学的发展，预后也有所改善。许多专家就移植时机进行了探讨，涉及早期诊断及早移植，以及出现下述症状，如肺功能状况改变，包括 6 分钟步行试验和血流动力学改变后早期移植。讨论结果认为，当患者的肺功能及血流动力学衰退到不进行移植无法支持时，为移植的指征。

治疗指导方针：①心功能Ⅲ级或Ⅳ级，目前治疗无效；②进展迅速的疾病。

移植指导方针：①心功能Ⅲ级或Ⅳ级，目前药物治疗已发挥至极；② 6 分钟步行试验低于 350 米；③静脉前列腺素 E 或类似药物治疗无效；④心脏指数 < 2L/（min·m^2）；⑤右心房压超过 15mmHg。

（六）肉瘤病

约有 2.6% 的肉瘤患者为肺移植的适应证。除了肺部症状外，还要考虑包括心脏、肝、神经类肉瘤病的明显症状。此外，由细菌或真菌引起的明显的支气管扩张在此类患者中非常常见。由于肉瘤病患者一般都有慢性病程，因此肺移植的时机很难界定。某些迹象可表明预后不良，包括非洲 - 美洲人群种族性低氧血症、肺动脉高压、心脏指数减低和右房压升高等。右房压升高提示严重的右心室功能障碍，并与短期内高死亡率密切相关。最近的研究显示，等待肺移植的肉瘤患者死亡率可达 30% ~ 50%，与肺纤维化患者接近。

治疗指导方针：心功能Ⅲ级或Ⅳ级。

移植指导方针：运动耐受力的下降和以下因素：①休息时也发生低氧血症；②肺动脉高压；③右心房压力超过 15mmHg。

（七）淋巴管平滑肌增多症

淋巴管平滑肌增多症在肺移植患者中仅占 1.1%。早期的研究显示，几乎所有淋巴管平滑肌增多症患者都死于症状出现后 10 年内，但是最近的研究显示，10 年存活率可达 40% ~ 78%。绝经后接受黄体酮治疗的患者，FEV$_1$ 的下降趋势较为平缓，而未接受激素治疗的患者约下降 120ml。有研究证实，经肺移植后的淋巴管平滑肌增多症患者已存活 11 年。影响预后的因素包括 FEV_1/FVC 的下降、肺总量的升高、组织学检查证实平滑肌增生甚至囊性损害。

治疗指导方针：心功能Ⅲ级或Ⅳ级。

移植指导方针：①肺功能严重损伤和锻炼能力下降；②休息时低氧血症。

（八）肺朗格汉斯细胞组织细胞增多症

肺朗格汉斯细胞组织细胞增多症在肺移植患者中仅占 0.2%，此病发病率较低，且仅少数病例发展为严重的肺功能损伤。由于肺微循环的病变，这些患者常可发生严重的继发性肺动脉高压，导致小气道损伤。此类患者的生存中位数约为 13 年。与预后不良相关的因素：老龄、FEV_1 和 FEV_1/FVC 严重下降、残气容积及残气容积占肺总量的比值均升高、肺弥散功能下降和肺动脉高压。

治疗指导方针：心功能Ⅲ级或Ⅳ级。

移植指导方针：①肺功能和锻炼功能严重损伤；②休息时低氧血症。

三、肺移植的禁忌证

肺移植后的治疗非常复杂，围术期并发症的发病率和死亡率较高。因此全面考虑手术的禁忌证和并发症非常重要。下面列出了临床上肺移植的禁忌证。

（一）绝对禁忌证

1. 2 年内的恶性肿瘤、表皮鳞癌和基底细胞瘤除外。总体来说 5 年之内有其他病史者均需谨慎。肺移植术在治疗局限性气管肺泡细胞癌中的应用还存有争议。

2. 伴有严重的无法治疗的其他器官或系统的严重病变（如心脏、肝或肾）者。冠状动脉疾病或具有严重的左心室功能损伤都是绝对的禁忌证，但是可以考虑心肺联合移植术。

3. 无法治愈的肺外感染，包括慢性活动性病毒性肝炎（乙肝或丙肝）和 AIDS 患者。

4. 显著的胸壁或脊柱畸形者。

5. 无法完成医疗过程或随访过程者。

6. 未治疗的精神疾病或心理状况无法配合治疗者。

7. 没有社会保障的患者。

8. 成瘾（如对酒精、烟草或麻醉药）患者或 6 个月之内有成瘾史者。

（二）相对禁忌证

1. 年龄超过 65 岁者。高龄患者由于并发症较多，生存率相对较低。因此患者的年龄应当是受体选择的一项参考条件。虽然对于年龄的上限并无绝对标准，但是随着年龄的增长患者的风险将会增加。

2. 危重的或不稳定的身体状况［如休克、使用体外膜肺氧合（ECMO）］。

3. 患者机体的恶病质。

4. 存在高致病性感染，如细菌、真菌或分枝杆菌。

5. 严重肥胖（定义为体重指数超出 $30kg/m^2$ ）。

6. 严重骨质疏松。

7. 机械通气。移植前使用机械通气支持的患者需要谨慎对待，要排除其他急性或慢性器官损伤，并且要积极鼓励患者参与康复锻炼以提高肺移植术的成功率。

8. 其他情况：如同时伴有其他未达到终末期的器官损伤，如糖尿病、系统性高血压、消化性溃疡或胃食管反流，需在移植前先予治疗。患有冠状动脉疾病的患者应在肺移植术前先介入治疗或旁路移植。

第二节　供肺选择、获取与保护

经过两个多世纪的发展，肺移植已从实验阶段发展成为治疗终末期肺部疾病的主要方法。肺保存技术的进步已明显增加了可供使用的供体。在移植过程中每个肺都有不同程度的损伤，大多数患者肺移植后失功保持在轻到中度，然而，仍有 10% ~ 20% 的患者供肺损伤十分严重以至于需要延长正压通气支持、药物治疗甚至有时需要体外膜肺氧合器支持气体交换。

目前，临床供肺获取后肺保存时间为 4 ~ 6 小时，即缺血时间最长不得超过 6 小时，近年来虽然在动物实验肺保存可以长达 18 ~ 24 小时，甚至更长，但临床仅个别报道可保存 9 ~ 12 小时。延长供肺的保存时间、保持供肺的氧合功能是肺移植成功的保证，因此对供肺进行获取灌注保存技术一直是实验室及临床研究的重点。

一、供肺的评估及选择

供体为脑死亡者，其肺并不一定适合移植。在健康的年轻人中，外伤是常见的脑死亡原因。急骤发生的脑死亡可能直接引起肺实质或支气管损伤，颅内压升高也可引起神经源性肺水肿。此外，在昏迷状态下，可能吸入胃内容物引起肺损伤，一些患者在 ICU 救治一段时间，经过气管插管和机械通气，肺炎相当常见，以上情况常可导致供肺不能使用。因此需要我们对供肺进行仔细的评估。

1. 动脉血气　在取供肺前，供肺的 X 线片和血液气体交换必须达到最低标准。当供者的 FiO_2 为 1，且 PEEP 为 $5cmH_2O$ 时测定动脉血气，PaO_2 应大于 300mmHg。在取肺前每 2 小时测定一次动脉血气，如果动脉血气不理想，在宣布此肺不合格之前，应保证它的通气充足，气管内插管的位置正确，潮气量足够。同时必须经气管镜吸引以排除大气道内分泌物的阻塞，只有在充分通气和维持最佳体液平衡后，才能在血气不良的情况下做出供肺不适合移植的结论。

2. 纤维支气管镜　供肺常规行纤维支气管镜检查，吸出物进行细菌学检查，供体和受体均应根据培养药敏试验使用抗生素。有时纤维支气管镜可发现严重的气管－支气管炎，特别是脓液被吸出后仍从段支气管的开口涌出，提示肺炎的存在，供肺无法使用。由多伦多肺移植组推荐的"理想""扩展""边缘"供体的选择标准见表7-1。

表7-1 多伦多肺移植组推荐的"理想""扩展""边缘"供体的选择标准

选择标准	标准条件（理想供体）	扩展条件（扩展供体）	禁忌（边缘供体）
ABO 相容性	完全相同	适合	不适合
供体病史			
年龄	＜ 55 岁	＞ 55 岁	—
吸烟史	＜ 20 包 / 年	＞ 20 包 / 年	—
胸外伤	无	局部外伤	广泛肺外伤
机械通气时间	＜ 48 小时	＞ 48 小时	—
哮喘史	无	有	—
癌症史	无（皮肤癌、原位癌除外）	原发的中枢神经系统肿瘤	有癌症史
氧分压 [a]	＞ 300mmHg	＜ 300mmHg	—
痰革兰氏染色	阴性	阳性	—
胸片	清晰	局部异常	弥漫性浸润
支气管镜	清楚	分泌物在主气道	化脓 / 抽吸物阳性

注：a. 在手术室连续血气分析 FiO_2 为 100%，PEEP 为 $5cmH_2O$。

3. 供肺大小的估计 肺是唯一存在于相对限制空间中的器官，肺纤维化时，肺容积比同年龄同身体条件的人的预期值小，横膈的位置较高，胸廓的容量较小。而肺气肿患者横膈下降和肋间隙增宽，胸廓的容量较大。因此选择受者时需要加以考虑。术后最初 2 周内受体横膈、胸壁会在一定范围内逐渐与新的移植肺相适应。

二、供肺的维护

一旦确认供体可用，在肺移植组取肺前要对供肺做好维护，静脉注射甲泼尼龙 15mg/kg，供体气管插管，肺机械通气 FiO_2 低于 0.5，PEEP $5cmH_2O$，潮气量（VT）10ml/kg。有时需加 30 秒的 PEEP $30cmH_2O$，以防止肺不张及肺泡萎陷，这对于呼吸停止的患者尤为重要。必要时重复纤维支气管镜检查，吸净支气管分泌物，确保肺良好地扩张，尤其是防止肺下叶不张。要经常进行胸片和血气检查，供体要做到血流动力学稳定，以免发生肺水肿（表 7-2）。

三、供肺的获取及保存

1. 灌注保存液的准备 准备 5℃左右的改良 LPD 液 3 袋（2 升 / 袋），配制方法见表 7-3，临时每升加入前列腺素 E_1（PGE_1）125μg，每袋悬挂位置高于手术床约 40cm 以保存一定的灌注压力，在灌注时可以用测压导管连接肺动脉灌注插管，以测定肺动脉压力，使其保持灌注压力 15mmHg，防止压力过高导致肺水肿。

表 7-2 供体处理

1. 调节代谢紊乱

   酸碱度（参考标准 pH 7.40 ~ 7.45）

   贫血（参考标准：血细胞比容 > 30%，血红蛋白 > 10g/dl）

   电解质（K^+、Mg^{2+}、Ca^{2+}）平衡

2. 补充激素

   甲泼尼龙 15mg/kg

   胰岛素 1U/h，边增加边观察，保持血糖在正常范围

   抗利尿激素：1U 初始剂量，然后 0.5 ~ 4.0U/h，边增加边观察，保持系统血管阻力在 800 ~ 1200dyne·sec/cm^5

   考虑应用甲状腺激素类药物（T_3）：初始剂量 4μg，如果超声心动图提示左心室射血分数 < 45%，则继续以 3μg/h 维持

3. 血流动力学处理

   左心室射血分数 < 45%，考虑插入 Swan-Ganz 导管

   考虑使用多巴胺 / 多巴酚丁胺、抗利尿激素

   逐渐减少去甲肾上腺素、肾上腺素

   参考用量：多巴胺 < 10μg/（kg·min）或多巴酚丁胺 < 10μg/（kg·min）

4. 调整液体量和维持血管张力

   平均动脉压 > 60mmHg 或收缩压 > 90mmHg

   中心静脉压 4 ~ 10mmHg

   肺动脉楔压 8 ~ 12mmHg

   系统血管阻力 800 ~ 1200 dyne/（sec·cm^5）

   心脏指数 > 2.4L/（min·m^2）

5. 供肺处理

   经常支气管内吸痰

   支气管镜检查并吸除支气管内黏液栓

   支气管肺泡灌洗并送染色检查和培养

   保持潮气量 10ml/kg，PEEP 5 ~ 10cmH_2O

   以最小 FiO_2 保持 PaO_2 > 80mmHg 或 SaO_2 > 95%

   保持 $PaCO_2$ 30 ~ 35mmHg

表 7-3 棉子糖低钾右旋糖苷液（RLPD）的构成

成分	剂量
右旋糖酐 40	50g/L
氯化钠	8g/L
氯化钾	400mg/L
硫酸镁	98mg/L
磷酸氢二钠	46mg/l
磷酸氢钾	63mg/L
葡萄糖	910mg/L
五水棉籽糖	17.86g/L
氨丁三醇	0.144g/L
pH	7.5
渗透性	306mmol/L

2. 顺行灌注（anterograde flush）　准备取肺时，供体静脉注射肝素 3mg/kg，供体仰卧位，正中劈开胸骨进胸，充分打开心包，游离上、下腔静脉，上阻断带，游离升主动脉和肺动脉圆锥，轻轻牵开上腔静脉和主动脉，升主动脉插入常规心脏停搏灌注管。在主肺动脉分叉处插入肺灌注管，将 $500\mu g$ 前列腺素 E_1 注入肺动脉。剪下下腔静脉、左心耳行双侧肺灌注，同时关闭升主动脉，共用 4L LPD 液交替进行双侧肺灌注（50 ~ 60ml/kg）。灌注时机械通气维持 FiO_2 0.5、VT 10ml/kg、PEEP $5cmH_2O$，同时用冰屑覆盖肺表面降温，灌注至双肺完全发白为止。在主动脉钳闭处下方切断主动脉，在结扎处离断上腔静脉，关闭气管，整体取下心肺后体外分离心脏。

3. 逆行灌注（retrograde flush）　即从左房袖或肺静脉灌注液体，从肺动脉流出。将 1L LPD 液连接一根带球囊的导尿管，球囊充盈 4 ~ 5ml，以确保能插入上、下肺静脉内阻塞管口，从一侧上、下肺静脉内分别灌注，使用 LPD 液约 250ml/ 静脉分支，共需用 LPD 液 1000ml，逆行灌注时可以轻轻抚压肺组织，肺动脉朝下仍可见少量微小血块灌洗出，直至肺动脉流出的灌注液清晰为止。最后使用双层塑料袋以保证安全和保持无菌，将肺浸在 3L 5℃ LPD 液中放入装有冰块的保温箱中小心运送至医院，避免肺被冰块挤破，塑料袋中的空气必须尽量排除。在手术室移植前再次修剪供肺。

目前国内报道最常用的是肺动脉顺行灌注，其优点是方法简单可行，但它也有许多缺点，肺动脉顺行灌注仅增加肺实质的灌注，经常发生肺动脉血管收缩，而逆行灌注液同样能通过支气管动脉灌注支气管循环，增强气道的保护。由于肺静脉循环是低阻力、高容量的循环，实验显示逆行灌注能到达肺段的血管，而顺行灌注无法到达，在顺行灌注后立即进行逆行灌注，使顺行灌注后留下的血凝块、末梢血管床的血栓均能被冲洗掉。此外，逆行灌注能增强肺表面活性物质的功能，尤其是在无体外循环序贯式双肺移植时，逆行灌注可以延长第二个肺植入时临床缺血耐受时间，有助于加强顺行灌注的质量，减轻术后肺水肿，改善术后肺的氧合，增强术后早期肺功能。

四、肺灌注保存液的研究进展

目前临床上使用的灌注液分为细胞内液型和细胞外液型。细胞内液型如改良 EC 液或 UW 液，为高钾溶液（115mmol/L），我国报道的肺移植中大都使用该类灌注液。细胞外液型以 LPD 液和 Celsior 液为代表，为低钾溶液（4mmol/L）。历史上，EC 液为肾移植发展而来，UW 液为肝移植发展而来，Celsior 液为心脏移植发展而来，只有 LPD 液是专为肺移植而发展的。

20 世纪 80 年代中叶，日本 Fujimura 等证明，在延长供肺保存方面，改良的细胞外液优于细胞内液 EC 液。之后，Keshavjee 等证明，在犬单肺移植模型中，使用 LPD 液保存的缺血 12 小时的肺具有较好的肺功能，Steen 及其同事重复了这一实验并在左单肺移植和双肺移植模型发现，LPD 液提供的安全肺保存时间是 12 ~ 24 小时。

LPD 液中右旋糖酐和低钾是关键的成分，低钾对内皮细胞的结构和功能损伤较小，右旋糖酐维持渗透压，5% 的浓度时产生 24mmHg 的渗透压，保护红细胞不被破坏，阻止受损的红细胞继续恶化，另外可附着于内皮表面和血小板，防止血栓形成，这一作用可改善肺的微循环和保护内皮 - 上皮屏障，进一步防止无再灌流现象并限制再灌注时水及蛋白的外渗程度。研究还表明，LPD 液与 EC 液或 UW 液相比，在肺冷缺血期间，其能抑制多形核细胞的趋化作用，对 Ⅱ 型肺泡细胞的细胞毒性小，并有较好的保护肺泡内皮细胞的 Na^+，K^+-ATP 酶的功能，这一作用使缺血末期和再灌注后脂质过氧化少，可较好地保护肺表面活性剂的功能。2001 年多伦多肺移植组报道了 LPD 液用于临床取得很好的疗效，LPD 液已通过了 FDA 临床验证，多个中心已开始用 LPD 液作为临床肺移植的保存液。

而 UW 液中存在的棉子糖（raffinose）被认为具有高渗透压，其可明显减少肺水肿的发生。2001 年多伦多肺移植组在最初 LPD 液的基础上又进行了改良，他们在 LPD 液中加入了棉子糖，棉子糖是一种三糖，平均分子质量 594Da，比单糖和双糖更能有效地阻止肺水分的渗出和肺水肿。提高保存液的胶体渗透压以防止水的弥散和细胞肿胀。在肺膨胀时加入少量葡萄糖提供有氧代谢的底物，鼠的肺移植实验证实，LPD-Raffinose 液能减少缺血 24 小时后移植肺的气道峰压并改善供氧，可减轻缺血末期组织损伤和保持细胞完整性，提高再灌注后移植肺功能，减轻肺缺血再灌注损伤，术后肺的氧合功能增加，但目前国外尚未用于临床。

无锡市人民医院肺移植中心据此配制成改良 LPD 液，在 LPD 液中加入棉子糖 30mmol/L，经检测 pH 7.5，液体性能稳定，无杂质、无热源、无细菌污染，医院进行的大动物猪肺移植动物实验，从病理组织学及术后氧合功能上得出了相似的结果（图 7-1），在此基础上该方法于 2002 年 9 月 28 日在国内首先应用于临床供肺的灌注保存，至今先后完成 400 多例肺移植，术后存活时间最长的患者达 11 年。

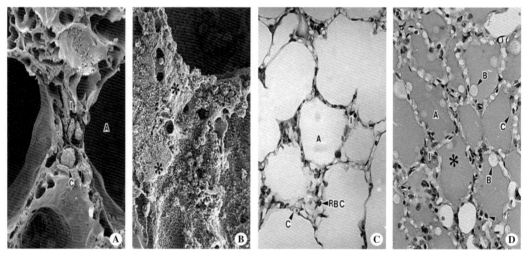

图 7-1 电镜（A，B）和光镜（C，D）显示 LPD 液能较好保存肺的组织结构

2003 年 6 月在利用同一供体进行的 2 例单肺移植中，一例受体术前呼吸机依赖，尽管肺冷缺血时间长达 6 小时 30 分，但术后早期肺功能仍良好；2015 年 10 月完成的双肺移植中，左、右肺植入时肺冷缺血时间分别长达 11 小时、13 小时，远超目前国内传统肺保存 6 小时的限制，患者术后肺功能良好。充分说明该灌注液及肺灌注保存技术的优越性，因此进一步开展国人研制的改良 LPD 液肺灌注保存的临床研究和应用，对我国开展肺移植有非常重要的学术意义和经济价值。

供体缺乏已成为我国移植事业的瓶颈，随着肺移植技术的成熟，越来越多的边缘供体能够被利用。如何提高供肺质量、减轻肺组织在保存过程中的组织结构和功能的损伤成为肺移植面临的一个主要问题。现在国际上正在研发一类新技术——离体肺灌注（*ex vivo lung perfusion*，EVLP）系统（图7-2，图7-3），它类似于体外循环装置，不过增加了一条去氧合通路，模拟体内环境使供肺维持代谢。实验研究表明，采用EVLP，不仅可使供肺保存时间延长，而且能减少因冷缺血带来的肺损伤。对于心脏死亡供体等质量可疑的供肺，可以有充足时间对供肺进行评估，以决定是否进行肺移植。

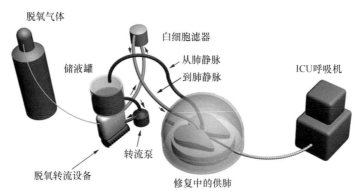

图 7-2　离体肺灌注系统的简易构造图

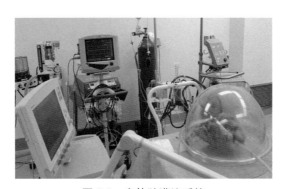

图 7-3　离体肺灌注系统

113

第三节　肺移植术前准备

　　肺移植迄今仍是具有高风险的复杂手术，需要详细的术前评估。对于终末期肺病患者，何时需要考虑行移植评估呢？理想的移植评估时机选择应该不是基于某一个单独指标，因为没有单个简单的指标能够成功地早期预测死亡率，而是应该综合一系列临床表现（感染机会、ICU 入住、氧需要、体重减轻等）、实验室检查（血气分析 PaO_2 和 $PaCO_2$ 等）、功能状态（肺功能测定、超声心动图、运动能力等）。目前的移植评估时机建议，患者预计 2 ～ 3 年生存率小于 50% 或（和）NYHA 心功能评级Ⅲ或Ⅳ级。

　　患者等待移植期间的生存机会取决于等待时间、潜在疾病、器官分配规则。等待时间取决于许多因素，如身高、血型；一般相比于高个子患者，或 AB 型患者，矮个子女性患者等待时间更长；相比于肺气肿或艾森门格综合征患者，IPF、CF、IPAH 患者生存机会较低。因此，建议及早进行术前评估，使得患者在进一步列入移植名单前有充足时间有条不紊地评估，处理一些术前情况，完成患者教育，康复锻炼。无论患者评估结果如何，经验丰富的多学科合作团队致力于仔细挖掘潜在疾病和相关伴随疾病，并能及时提前干预治疗，改善患者全身状况，延长患者等待肺移植时间，从而大大提高患者的生存获益。

一、移植受体的术前评估

1. 详细询问病史和体格检查。
2. 胸部摄片，心电图，血常规、血液生化检查。
3. ABO 血型，HLA 血型，群体反应性抗体。
4. 血清肝炎病毒 A、B、C 和 HIV，巨细胞病毒抗体。
5. 肺部检查。
6. 标准肺功能，血气分析。
7. 核素定量通气 / 血流扫描。
8. 心肺运动试验。
9. 胸部 CT。
10. 心血管检查。
11. 放射性核素心室造影。
12. 超声心动图。
13. 右心导管血管造影。
14. 食管超声心动图。
15. 康复评估。
16. 6 分钟步行试验。
17. 心理测定。
18. 营养评估。

二、术前评估时需要考虑的特殊问题

1. 机械通气依赖　由于供体短缺，在等待移植期间患者疾病进展到呼吸机依赖甚至死亡并不少见，国外已经呼吸机依赖的患者通常不考虑移植，然而对于列入等待名单后进展为呼吸机依赖并且病情稳定的患者仍考虑移植。

2. 术前类固醇皮质激素维持治疗　正在接受高剂量类固醇皮质激素治疗（泼尼松＞40mg/d）的患者通常考虑为不适合移植，已经有充分证据证明，高剂量类固醇皮质激素治疗不利于支气管吻合口愈合；而低到中剂量的类固醇皮质激素治疗 [泼尼松＜ 0.2 mg/（kg·d）] 不是移植禁忌证。

3. 既往胸部手术史　既往胸部手术或胸膜粘连术对于肺移植不是特殊的禁忌证；某些肺气肿患者在移植前做过肺减容手术；但是由于既往胸部手术操作引起的胸膜粘连和肺部

解剖结构改变常使移植手术变得更加复杂，因而在筹划手术时必须仔细考虑。

第四节　肺移植手术要点、难点及对策

自 1983 年第一例肺移植成功以来，肺移植的外科技术在不断改进。由于明显的并发症（尤其是气管吻合口并发症），现在已经不再采用整体双肺移植。最初采用的网膜覆盖技术虽能降低气道吻合口缺血并发症，但因其手术复杂现也已弃用。支气管动脉血管重建现在也很少采用。围手术期常规应用激素对气道吻合口愈合未产生令人担心的副作用。随着临床经验的积累，支气管和血管吻合口缝合材料、单肺和双肺移植的切口选择都已得到进一步改良。目前国际上序贯式双肺移植得到了进一步推广。2000 年以来，双肺移植的数量已与单肺移植的数量持平。控制性白细胞滤过再灌注作为一项预防缺血再灌注损伤的新方法得到了推广。

一、肺移植受体术前准备和手术切口选择

（一）受体准备

患者仰卧位，肢体固定，双手置于两侧。患者术前一般放置 Swan-Ganz 导管检测肺动脉压力，桡动脉和股动脉置管，置 Foley 导管，经食道超声探头，完善心脏超声检查，气管内放置双腔导管或单腔双囊导管，便于单肺通气，手术期间完善气管镜检查，及时吸出分泌物，检查吻合口有无狭窄等。

在麻醉诱导前，大多数患者需置硬膜外导管。如果预计要建立体外循环，因需肝素化，则不放置硬膜外导管。常规行气管内双腔插管。当移植的适应证是感染性肺部疾病（囊性肺纤维化、支气管扩张症）时，可先插入大口径的单腔管以便通过成人纤维支气管镜吸取脓性分泌物。这一操作可以保证单肺通气期间通气效果最佳，降低使用体外循环的可能性。

根据患者术前或术中情况决定是否行 ECMO 或体外循环（CPB）转流，当患者有严重的肺动脉高压时，单肺通气无法满足手术要求，第一个肺移植结束后出现严重的移植肺功能障碍，应及时应用 ECMO，术后患者出现严重的原发性移植物失功（PGD），也需紧急 ECMO 插管治疗。当然，绝大多数病例无须使用 CPB，但应准备以防急需。也无须常规使用细胞收集器，因为大多数移植术中出血少于 500ml。

（二）切口的选择

1. 双侧前外侧切口　对于大多数患者，特别是胸膜粘连较少的阻塞性肺疾病患者，采用两个局限性前外侧切口，不横断胸骨即可完成序贯式双肺移植。该切口可以防止胸骨愈合并发症。皮肤切口取第 4 肋间沿乳房下折痕切口，不游离覆盖胸骨的皮肤。游离乳房组

115

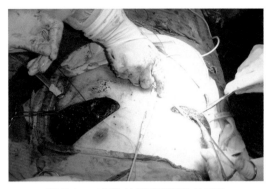

图 7-4　双侧前外侧不横断胸骨开胸

织和胸肌下缘并向上牵开，经第 5 肋间进入胸腔。辨别双侧内乳动脉，游离结扎。也可保留内乳动脉，在胸骨旁将第 4 肋软骨切除 1cm，以便牵开时增加第 4 肋的移动性。从胸腔内分离肋间肌直至脊柱旁肌肉，可获得更大的移动性。不分离前锯肌，保留胸长神经。将其向后牵开，显露后侧肋间隙入路。从垂直方向再放置另一牵开器可获得理想暴露（图 7-4）。需要时可将手术床向左或右倾斜30° 左右，以保持解剖肺门、肺切除和肺移植吻合时的最佳暴露。

2. 横断胸骨开胸　使切口呈蛤壳状能更好地暴露肺门结构、纵隔和双侧胸腔（图 7-5）。两侧牵开器牵开胸壁。以下情况可选择本切口：①合并心脏手术，须在 CPB下进行手术者；②肺动脉高压继发心脏扩大者；③限制性肺疾病和小胸腔患者，采用双侧前外侧切口开胸不能充分暴露时。关胸时，选择 5 号胸骨线作 8 字缝合可使胸骨固定。有人认为可采用右前外侧切口作升主动脉和右房插管，而不必采用蛤壳状切口。

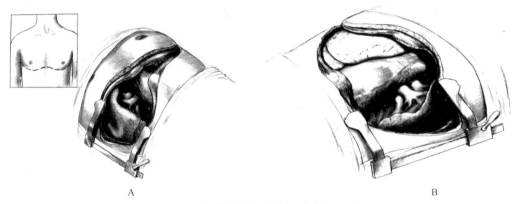

A　　　　　　　　　　　　　　　　　　　　　　　B

图 7-5　横断胸骨开胸的蛤壳状切口

3. 左后外侧开胸和右前外侧开胸　限制性肺疾病、小胸腔病例及继发性肺动脉高压和心脏扩大的病例，心脏可能占据更多的左前半胸腔，因而通过前路径暴露左肺门十分困难。对于这种情况，选择左后外侧切口开胸行左肺移植可以避免使用CPB。之后患者取仰卧位，选择右前外侧切口开胸行右肺移植（图 7-6）。

4. 腋前线保留肌肉开胸　有些外科医生为慢性阻塞性肺气肿患者行单肺移植时选择腋前线保留肌肉开胸切口（图 7-7）。据推测，该切口能够改善术后胸壁和肩部的机械牵拉约束。

5. 胸腔镜辅助小切口肺移植　Fisher 等采用了胸腔镜辅助小切口行肺移植，采用该技术可以使前外侧切口更小且视野良好。术中在预计放置下胸管的位置放置胸腔镜（图 7-8，图 7-9）。如术中需 CPB，可以在术后放置胸管的位置插管转体外（图 7-10，图 7-11）。

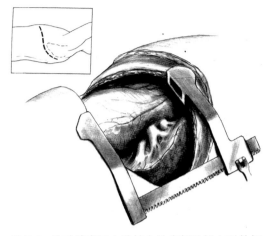

图 7-6　肺动脉高压心脏扩大的病例选择左后外侧
切口和右前外侧开胸

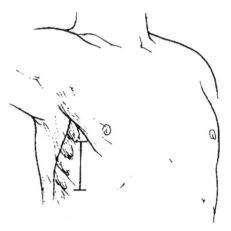

图 7-7　腋前线保留肌肉开胸切口

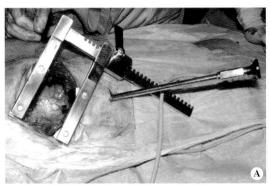

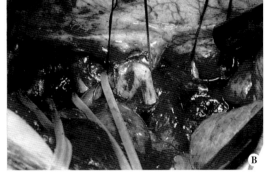

图 7-8　胸腔镜辅助小切口行病肺切除

117

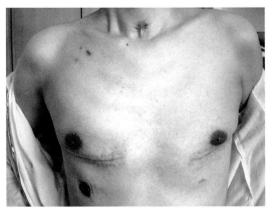

图 7-9　双侧前外侧小切口在预计放置下胸管的位
置放置胸腔镜

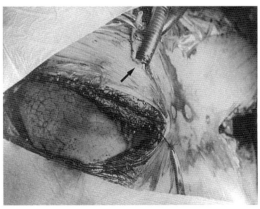

图 7-10　双侧前外侧小切口 CPB 下肺移植

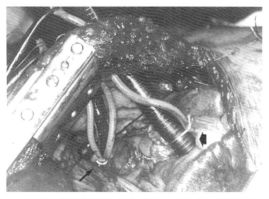

图 7-11 在预计放置上胸管的位置放置 CPB 插管

二、病肺切除技术要领

（一）肺移植受体的病肺切除术

为减少使用 CPB，应先切除移植肺功能较低一侧的肺（通过术前肺通气和灌注扫描评估决定）。在一侧肺移除前，尽可能分离双侧所有胸腔粘连及肺门结构。小心分离，避免损伤膈神经（位于肺门前方）和迷走神经（位于肺门后方）。预先解剖可以缩短另一侧移植肺缺血时间，降低肺再灌注水肿可能性。在切除受体肺之前，应修剪供肺，准备充分。

解剖肺动脉和肺静脉超过其第一分支以保持主干的长度。在距离已结扎的右上叶第一分支前 1cm 处以血管缝合器离断右肺动脉。左肺动脉保持足够长度并在左上叶第二分支前以血管缝合器离断（图 7-12A，图 7-12B）。静脉分支通常以丝线结扎，在其第二分支处离断，保证受体房袖口缝合的长度。近隆突两个软骨环处离断左或右主支气管（图 7-12C，图 7-12D）。分离结扎支气管动脉，结扎或电凝周围淋巴管，主支气管周围的结缔组织不必过分游离，以免影响术后支气管吻合口血供。

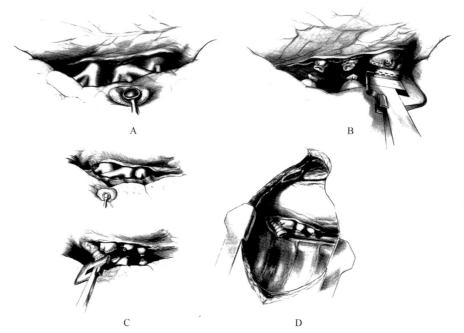

A

B

C

D

图 7-12 分离左侧肺门，游离肺动脉，上、下肺静脉（A）；气管缝合器离断左主支气管（B）；在近隆突两个软骨环处离断左或右主支气管（C）；病肺移除（D）

从胸腔移除病肺，胸腔内电灼止血，充分显露手术野为移植做准备。血管钳钳夹肺动脉残端向前牵引显露支气管。钳夹肺静脉残端侧向牵引，打开其周围的心包。剪开心包后，肺静脉暂时向前牵引固定。以此更好地显露主支气管。左双腔插管可能影响左主支气管修剪，可以将插管退出数毫米。此时应对后纵隔严密止血，在移植完成后针对这部分术野的止血操作很困难。最后，在移植期间用细吸管置入相应的双腔管管腔内，随时吸除支气管内的出血及气道分泌物。

（二）肺减容术后病肺切除困难的处理

肺减容术后行肺移植，因术中肺胸壁粘连紧密手术较困难，有报道在 35 例预先接受肺减容手术的肺移植病例中，有 2 例发生膈神经损伤（5.7%）。常发生膈神经与缝合线粘连，从而使解剖复杂且危险。为避免膈神经损伤，可选择用肺缝合器在远离缝合线处缝合分离紧密粘连组织，并残留部分肺组织在膈神经上。

三、单肺和双肺移植

（一）单肺移植

受体胸腔内放置冰袋，将供肺植入。如果胸腔空间允许，可预先在胸腔内放置一层冰泥。按支气管、肺动脉、左房袖口顺序吻合。支气管吻合时，在支气管前壁中点缝牵引线，牵引支气管远离纵隔显露视野。开始吻合时，将供体、受体支气管后壁靠近，4-0 可吸收缝线连续缝合支气管膜部（图 7-13）。4-0 可吸收缝线间断 8 字缝合软骨环部（图 7-14A），也可采用 U 字形套入缝合（图 7-14 B）。通常仅在预先缝合的

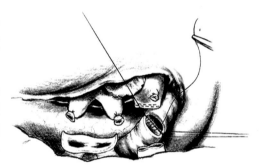

图 7-13 连续缝合支气管膜部

牵引线两侧各缝两针，但有时也需要在前壁中间加一针间断缝合。剪去前壁中点的牵引线并用冷盐水冲洗气道，将前壁缝合线打结。如果支气管管腔小（多见于左侧支气管），可选择以 3-0Vicryl 缝线单纯间断缝合支气管前壁以防止气道狭窄（图 7-14C）。支气管吻合口完成后，以支气管周围组织覆盖吻合口。整个吻合口重建均使用 4/0 单股可吸收缝线。

接下来行动脉吻合。调整供体和受体肺动脉的位置后，用小 Satinsky 钳夹闭受体肺动脉，此时应小心避免误夹 Swan-Ganz 导管。在供体和受体动脉尺寸相匹配的位置剪除血管缝合线。修剪供体和受体肺动脉，防止血管过长，术后发生扭曲。以 2 根 5-0 Prolene 线连续缝合动脉吻合口（图 7-15）。吻合需精密、针距小，同时要避免吻合口狭窄。

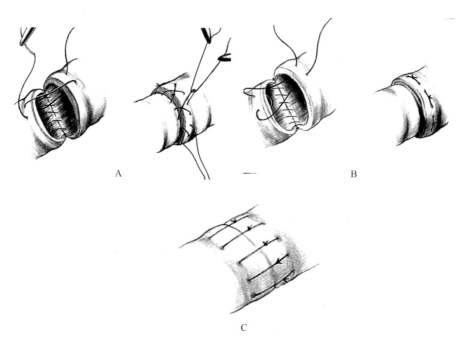

图 7-14 间断 8 字缝合软骨环部（A）；U 形套入缝合（B）；单纯间断缝合支气管前壁（C）

120

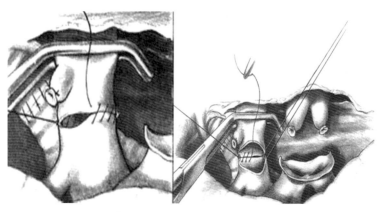

图 7-15 连续缝合动脉吻合口

牵引两肺静脉干，在受体左心房安置 Satinsky 钳，尽可能适度钳夹左心房，同时应观察血流动力学有无变化。常用脐带、胶布带系紧钳子，防止在后续步骤侧向牵引钳子时发生滑脱。然后切断受体肺静脉干并分离两干之间的连接，形成房袖口（图 7-16）。此外，可在下肺静脉上方 2 ~ 3cm 处的心包上缝牵引线（注意避开膈神经），部分悬吊心脏，可以更好地显露左心房吻合口。吻合口以 2 根 4-0 Prolene 线从后壁连续缝合（图 7-17）。也可采用褥式缝合技术，褥式缝合可以使内膜对合更好，避免血栓形成。前壁的最后数针放松，肺部分膨胀，短暂开放肺动脉，冲洗残留在肺内的灌注液，然后松开左房钳排尽左心房气体，收紧左心房缝线打结，撤除左房钳。恢复通气和灌注后，所有吻合口缝线处和心包切缘均应检查止血。

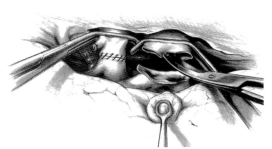
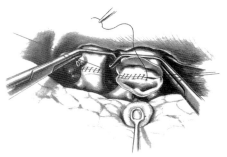

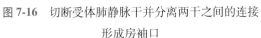

图 7-16　切断受体肺静脉干并分离两干之间的连接　　　　图 7-17　连续缝合左房吻合口
　　　　　　　形成房袖口

（二）双肺移植

非 CPB 下序贯式双肺移植时，单肺移植完成后，采取同样方式行对侧肺移植。通常选用两根大口径胸管引流胸腔，一根成角，一根直形，分别放在胸顶、膈肌。用单股非吸收缝线间断 8 字缝合闭合肋骨。胸肌、筋膜及皮下组织用标准缝合材料缝合。皮肤使用缝合器缝合。切口使用干的无菌敷料覆盖。在离开手术室前，行纤维支气管镜检查，查看支气管吻合口并清除气道分泌物，摄胸片了解移植肺缺血再灌注损伤情况。患者鼻插管或气管插管状态下送 ICU 进行术后监护。

（三）肺移植与循环支持

一般成人单肺移植无须应用 CPB，整体双肺移植须用 CPB，儿童肺移植和肺叶移植的患者则要在 CPB 下完成。序贯式双肺移植时根据具体情况决定是否要用 CPB。在多伦多肺移植中心，双肺移植占 90%，约 35% 的患者术中使用循环支持，除了原发性肺动脉高压的患者均使用外，肺纤维化占 49%，囊性肺纤维化占 26%，肺气肿占 13%。在占比 35% 的术中使用 CPB 的手术中，45% 的患者因为有原发性或继发性肺动脉高压或术中需心内直视修补，术前已决定术中常规使用 CPB；另外 55% 的患者术前未决定使用 CPB，当术中受体不能耐受单侧肺通气，单侧肺动脉阻断时即开始启用 CPB。此外，通常于双肺移植术中一侧肺植入后即开始使用 CPB。目前术中 CPB 应用指征：①术中高碳酸血症和酸中毒药物不能纠正；②单侧移植肺通气 PaO$_2$ < 6.7kPa（50mmHg）；③术中循环不稳定、肺动脉高压、右心功能不全或手术误操作等。

计划使用 CPB 的病例，应在肝素化和插管前完成胸腔、肺门的解剖分离以减少使用 CPB。经右心房行上、下腔插管，升主动脉插管（图 7-18），也可经股动、静脉插管进行。插管完成后，全流量运行循环泵并切除双肺。一侧肺移植完成后，左心房排气并移除左房钳。仍保留肺动脉钳。如果保留左房钳，则在对侧肺移植时没有足够的空间供安置房钳。行对侧肺移植时以冰盐水保护已移植的肺。

早期肺移植均在 CPB 辅助下完成，但 CPB 需全身肝素化，会增加出血的风险，对全身血流动力学影响大，增加急性肺损伤和 PGD 的危险性，尽管如此，CPB 仍是肺移植中最基础的循环支持方式之一，尤其适用于血流动力学不稳、单肺氧合功能较差、肺动脉压急剧升高、术中出现右心功能不全，以及胸腔小、暴露困难等情况。体外膜肺氧合（ECMO，图 7-19）作为一种循环支持方式既可用于术前患者等待肺移植的过渡，作为肺移植术中的循环支持，也可用于治疗术后发生的 PGD，ECMO 对术中血流损伤小，不需全身肝素化即可减少围手术期出血，对炎症介质的影响小，也可作为 PGD 和 IRI 的预防和治疗措施。

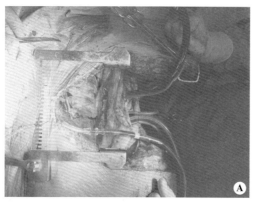
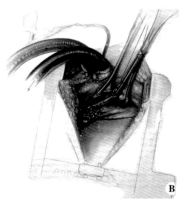

图 7-18　体外循环下双肺移植，双侧病肺已切除，体外已建立（A）；体外循环下单肺移植（B）

（四）供肺移植时的特殊处理

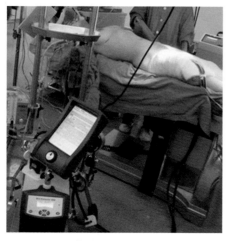

图 7-19　体外膜肺氧合（ECMO）

1.受体小胸腔　常见于限制性肺疾病的受体，常导致暴露困难。为扩大操作空间，可在膈肌腱部缝一根牵引线，通过胸壁插入 14 号导管，用钩针导出牵引线，拉紧固定，降低膈肌。移植完成后，剪除牵引线。另一增加胸腔空间的方法是在前后肋间插入可伸缩牵开器，压低膈肌。

2.受体房袖口不足　安置左房钳后，偶见由于心脏血流动力学变化，房袖口不足，影响吻合口的缝合。在这种情况下，可选择保留供体完整房袖口，将供体静脉口与受体静脉口分别吻合（保留供体静脉间的房连接），也可分离供体房袖口，分别行静脉吻合。

Robert 等采用受体上、下肺静脉联合成形，形成袖口，再用标准方法吻合（图 7-20）。Massad 等采用供体房袖口与受体心耳吻合。此时，Satinsky 钳夹在受体左心耳，并切开左心耳形成吻合袖口。仔细检查分离心耳的小梁，确保吻合口通畅。然后以标准吻合方法吻合。

3.肺动脉尺寸不匹配　受体和供体肺动脉尺寸不匹配通常是可以调整的。吻合时仔细调整每针针距来矫正吻合口。此外，可以将大的受体动脉游离至已结扎的第一分支，从而与小的供体动脉匹配。反之，小的受体动脉可以向近心端游离以增大其周径。

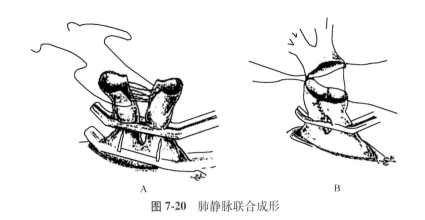

图 7-20　肺静脉联合成形

（五）控制性再灌注

为了进一步减少肺冷缺血再灌注损伤，可缓慢松开肺动脉钳超过数分钟，使新移植的肺缓慢再灌注。在实验研究的基础上，国外有移植组已经开始采用控制性再灌注联合白细胞滤过技术。Lick 等报道了这项技术在人类肺移植中的应用。他们将根据实验研究改良的技术应用于经挑选的少量病例，并报道没有发生再灌注损伤。在行控制性再灌注前，收集 1500ml 受体血液储存在容器内并加入营养液以备改良灌注。在肺动脉吻合口未打结处安置插管，Satinsky 钳仍然夹闭。左心房吻合口缝线暂不打结，放松可使改良灌注液流出。Satinsky 钳仍然夹闭左心房。再灌注时，以白细胞滤过后的改良灌注液灌注移植肺，控制流速（200ml/min）和灌注压（＜20mmHg），灌注时间约 10 分钟（图 7-21）。从左

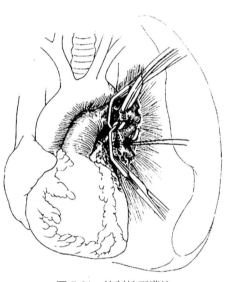

图 7-21　控制性再灌注

心房吻合口流出的灌注液以细胞收集器收集再循环灌注。控制性再灌注完成后，分离灌注液红细胞回输。再灌注期间保持 50% 吸入氧浓度通气。该技术的缺点是增加用血量，可出现低血容量性低血压。

第五节　术后监测与处理

自从多伦多肺移植组 1983 首例肺移植成功后，肺移植在全世界取得了快速的发展。目前全世界共完成单、双肺移植 39 835 例，由于肺移植患者术后功能的改善、生活质量的提高，近 3 年来肺移植数每年以 1500 例的速度增长，而在 2000 年后，全世界单、双肺移植的比例已经持平，目前双肺移植数量明显多于单肺移植。根据国际心肺移植协会统计，肺移植

术后 3 个月、1 年、3 年、5 年、10 年的生存率分别为 88%、79%、64%、53% 和 30%，而围手术期（0 ～ 30 天）的监测与治疗是影响患者能否长期生存的关键。

一、术后早期管理

术后即刻，患者气管插管持续监测下转送 ICU。一旦病情稳定，逐步脱离呼吸机，一般在 48 小时内脱机。术后早期血气分析只要 $PaO_2 > 70mmHg$ 和（或）$SaO_2 > 90\%$，即可逐渐降低吸氧浓度，及时监测动脉血气，降低氧中毒的风险。大多数没有再灌注肺水肿的患者，在移植后的第 1 个 24 小时内 FiO_2 可降低到 30% 甚至更低。术后经常运用肺灌注扫描的方法来评估移植肺的血流通畅程度。如果发现有一肺叶或更大灌注的缺损，就应当用导管或手术的方法来明确其原因。

单肺移植 COPD 患者，运用 0 或最小的 PEEP，适当延长呼气时间，以减少自体肺的气体潴留，可通过呼气暂停的方法来测定内源性 PEEP。限制液体以防止移植肺水肿是非常重要的，通常在 48 小时尽量保持负平衡。联合输血、胶体和利尿维持适当尿量。常应用利尿药，但是否应用小剂量多巴胺 2 ～ 3μg/（kg·min）仍有争议。过分积极的利尿可导致肾灌注不足，而术后高环孢素浓度和他克莫司浓度又可损害肾功能，所以术后应立刻监测免疫抑制剂的浓度和肾功能。

拔管前，可用纤维支气管镜清除呼吸道内分泌物，拔管后；如果没有漏气，通常在术后 48 小时内拔除上胸管。由于术后肋胸膜反复有渗出，尤其是双肺移植者，故下胸管要多放置几天，通常 5 ～ 7 天拔除（引流量＜ 150ml/24h）。

胸部的理疗、体位引流、吸入支气管扩张药和经常吸除呼吸道内分泌物非常重要。较早和坚持理疗，确保患者下床活动也非常重要，应尽早使用踏车和健身车，尽管此时患者可能仍保留气管插管。早期移植肺失功的患者，气管插管时间将会延长。早期行气管切开有方便活动、患者舒适、口腔清洁、气道内分泌物易清除等优点。

适当的疼痛控制可以预防由于胸廓运动减少而引起的肺不张，以及开胸术后由于伤口疼痛而导致的咳嗽抑制。硬膜外镇痛效果较好，且能减少全身反应。有肺移植研究组认为，硬膜外插管镇痛与静脉内吗啡镇痛相比，能更快地拔管并减少患者在 ICU 停留的时间。

术后早期应每天检测肝肾功能、电解质、血常规、血气分析、胸片、心电图等，每周 2 次检测细菌、真菌培养（痰、咽拭子、中段尿），免疫抑制剂血药浓度等测定每周 2 次，直至药物浓度调整稳定。从供肺或移植受体痰及支气管分泌物进行细菌培养和药敏试验，术后使用广谱抗生素预防细菌感染，对囊性纤维化患者，抗生素的抗菌谱需包括抗假单胞杆菌，更昔洛韦预防巨细胞病毒（CMV）感染，制霉菌素、氟康唑、伊曲康唑等防治真菌感染。

二、免疫抑制治疗原则

肺移植术后传统的免疫抑制维持方案包括 CNI、抗代谢药和糖皮质激素组成的三联方案，CNI 包括环孢素和他克莫司，抗代谢药包括硫唑嘌呤和吗替麦考酚酯（MMF）。肺移植术后免疫抑制剂的作用机制较复杂，激素主要通过阻断细胞因子基因转录及溶解 T 细胞起免疫抑制作用；环孢素通过阻断 IL-2 基因转录减少 IL-2 介导的 T 细胞增生，他克莫司可减少活化的 T 细胞增生，降低免疫排斥发生；硫唑嘌呤通过阻断 DNA 复制和合成，而 MMF 可同时抑制肌苷 5′- 磷酸脱氢酶（IMPDH）和 T、B 细胞的增生。三联免疫抑制方案的维持治疗能有效减少术后急、慢性排斥反应的发生。近年来新的免疫抑制措施包括生物制剂免疫诱导、mTOR 等在临床上有较好的效果。常用的免疫诱导剂：①多克隆抗体：抗胸腺细胞球蛋白（ATG）、抗淋巴细胞球蛋白（ALG）；②单克隆抗体：莫罗单抗 -CD3（OKT3）和阿仑珠单抗；③IL-2 受体拮抗剂：达珠单抗和巴利昔单抗；④ mTOR：主要有西罗莫司和依维莫司（详见本章第六节）。

三、长期随访

肺移植患者应该有严格的术后随访制度，要求患者自觉遵守。所有移植单位都应建立供、受者档案，督促患者定期随访。并通过随访系统指导各种用药及生活、工作情况。开展肺移植的医疗机构需要从以下 5 点着手：

1. 建立完善的随访制度和计划。

2. 建立受者随访资料档案，有条件的单位应建立移植资料数据库，专人负责随访资料的登记、录入及保存。

3. 出院前肺移植受者予以术后康复、自我护理、合理用药、身体锻炼、饮食、生活习惯，以及相关移植科普知识和依从性教育，交代出院后注意事项和随访计划。

4. 加强移植受者教育，普及移植知识。

5. 切实落实、保证移植专科门诊，方便受者就医。

第六节　免疫抑制方案

一、治疗方案

在免疫耐受尚未进入临床应用前，免疫抑制剂在器官移植排斥反应的防治中起到了关键作用。放射线照射、胸导管引流及脾切除等由于效果不理想，有不良反应，现已很少应用。

肺移植术后的免疫抑制方案一般采用联合用药方案，利用免疫抑制药之间的协同作用，增强免疫抑制效果，并因此减少各种药物的剂量，降低毒副作用。此外，要实施个体化的用药方案，即根据不同的个体、同一个体不同阶段，以及患者对药物的敏感性和毒副作用调整用药种类和剂量。国人与西方人的用药方案尤其是使用剂量有差别，一般国内比国外推荐剂量要小。

（一）常用的免疫抑制剂

1. 肾上腺糖皮质激素　是临床最常使用的免疫抑制剂，常用于肺移植的糖皮质激素有甲泼尼龙、泼尼松。糖皮质激素通过在体内与糖皮质激素受体结合，产生强大的免疫抑制作用，具体表现：①稳定细胞膜，影响巨噬细胞吞噬和处理抗原的作用；②破坏参与免疫活动的淋巴细胞；③大剂量的糖皮质激素对免疫母细胞的分裂增殖、浆细胞合成抗体及致敏淋巴细胞都有抑制作用，主要通过细胞因子发挥作用；④干扰补体参与免疫反应；⑤对免疫反应引起的炎性反应有较强的抑制作用。

2. CNI　包括环孢素、他克莫司。1976 年，Borel 等首次描述了环孢素的免疫抑制活性，作为一种亲脂性化合物，环孢素通过与 T 细胞胞内亲环素结合，形成复合物，降低 IL-2 的转录，进而干扰淋巴细胞的活性，防止免疫排异的发生。他克莫司于 1984 年由日本藤泽公司筛选出，免疫抑制强度为环孢素的 10 ~ 100 倍，其机制是与 T 细胞内的 FKBP12 结合，抑制细胞因子包括 IL-2 的转录。

3. 抗代谢药　包括硫唑嘌呤、霉酚酸（MPA）、mTOR 抑制剂。硫唑嘌呤通过阻断 DNA 复制和合成，而 MPA 可同时抑制肌苷 5'- 磷酸脱氢酶（IMPDH）和 T、B 细胞的增生。mTOR 抑制剂包括西罗莫司、依维莫司，其主要药理作用是在 G_1 期调节细胞周期，抑制由细胞因子等第三信号引起的细胞分化和细胞增殖。

4. 抗淋巴细胞球蛋白　可分为两大类，即多克隆抗淋巴细胞球蛋白和单克隆抗淋巴细胞球蛋白。多克隆抗淋巴细胞球蛋白是针对人淋巴细胞表面不同抗原决定簇的多种抗体的混合物，根据致敏物和吸收物的不同又可分为抗淋巴细胞球蛋白（ALG）、抗胸腺细胞球蛋白（antithymocyte globulin，ATG）、抗 T 细胞球蛋白和抗胸腺细胞血清（antithymocyte serum，ATS）。单克隆抗淋巴细胞球蛋白特异性作用于 T 细胞亚群上特定的抗原决定簇，其典型代表是针对 CD3 的 OKT3。目前最常用于肺移植的是 ATG。

5. IL-2 受体抗体　IL-2 在 T 细胞激活过程中起着极为重要的作用。自分泌和旁分泌的 IL-2 与 IL-2R 的结合可以促进淋巴细胞的增殖。因为只有激活的 T 细胞才表达 IL-2 受体，所以提示用单克隆抗体阻断该受体可以比 OKT3 更加有选择性地预防排异反应。用于肺移植中的 IL-2R 抗体有巴利昔单抗和达克珠单抗。达克珠单抗于 2009 年已被 FDA 禁用，故目前用于肺移植中最多的 IL-2R 抗体为巴利昔单抗。

6. 新型免疫抑制剂　包括阿奇霉素、他汀类药物、吡非尼酮等药物，有单中心实验证明这些药物可以调节免疫功能，降低肺移植术后慢性排异的发生，但仍缺少多中心前瞻性研究的支持，临床并未广泛应用。

（二）基本方案

1. 联合用药　免疫抑制治疗的基本原则是联合用药。一般对器官移植术后患者应用一组基础的免疫抑制药物，以后再酌情选择加用有效制剂，保持移植器官的良好功能及患者的长期存活。

2. 个体化用药方案　个体化的免疫抑制治疗方案的制订依据：供受者的配型、受者的免疫功能；患者年龄、种族、致敏状态；手术后不同时期；受者对药物的顺应性或耐受性，调整用药种类和配伍；根据血药浓度和相关指标调整用药剂量。

3. 注意事项　免疫抑制剂均有毒副作用，并影响移植物的存活和患者的生活质量；毒副作用可包括肝、肾、骨髓毒性、新生肿瘤、机会感染、肝炎病毒复发等，以及高血压、高血脂、高血糖、骨质疏松、感染、心脑血管并发症和移植肾慢性失功，甚至危及患者生命。应监测和预防药物的毒副作用。

（三）免疫抑制剂常用配伍方案

临床器官移植免疫抑制剂的应用可分为预防性和治疗性用药。当发生急性排斥反应或加速性排斥反应时，需加大免疫抑制剂用量或调整免疫抑制方案。由于移植物血流开通后即启动了免疫应答反应，故术后早期免疫抑制剂用量较大，这一阶段称为诱导阶段。随后可逐渐减量，最终达到维持量以预防急性排斥反应的发生，这一阶段为维持阶段，多数情况下免疫抑制需终身维持。

1. 诱导期免疫抑制剂

（1）肾上腺皮质类固醇：术后早期使用激素仍有争议，大多数医疗中心选择中等剂量甲泼尼龙 0.5 ~ 1mg/（kg·d），逐渐过渡到口服泼尼松 0.15mg/（kg·d）。

（2）抗体诱导治疗：可能存在高危和高致敏因素的患者，排斥反应发生的概率高，如高 PRA 水平、再次移植、移植物功能延迟恢复等，常建议应用抗体，如巴利昔单抗 20mg 术后当天（D0）和术后第 4 天（D4）进行诱导治疗，可以显著降低排斥反应的发生率，改善患者预后。

2. 维持期治疗　免疫抑制诱导期结束后，即进入维持期治疗。维持期治疗是在预防急性排斥反应、慢性排斥反应和防治药物副作用之间取得平衡的个体化治疗过程。维持期治疗的任何时间均可发生急性排斥反应，发生急性排斥反应的强度和频度是影响移植肺长期存活的重要因素。未被发现和治疗的亚临床急性排斥反应同样是影响移植肺长期存活的重要因素。

维持期的治疗方案是关系到提高长期存活率和提高受者生活质量的重要措施。

（1）二联用药方案：以 CNI（如环孢素或他克莫司）作为免疫抑制的基本药物，与抗代谢药物（如硫唑嘌呤或 MMF 或咪唑立宾）联合用药。

（2）三联用药方案：是目前最常用的方案，在 CNI（如环孢素或他克莫司）与抗代谢药物（如硫唑嘌呤或 MMF 或咪唑立宾）二联用药方案的基础上增加皮质类固醇激素。此外，也有将 CNI 替换为 mTOR 受体抑制剂的三联用药方案。经典的三联免疫抑制疗法：①环孢素、硫唑嘌呤＋皮质激素；② MMF、他克莫司、皮质激素；③环孢素、MMF、皮质激素。

（3）小四联用药：环孢素或他克莫司＋硫唑嘌呤或 MMF ＋泼尼松＋西罗莫司。

二、免疫抑制方案的选择

根据 ISHLT 统计，目前全世界约 50% 的中心使用诱导免疫治疗。通常的方案都是采用ATG 或 IL-2R 抗体诱导治疗。但是高强度的免疫抑制治疗必须与副作用相权衡，副作用包括感染，恶性肿瘤等，既往多个回顾性分析得出的结论各有不同。需要多中心、大样本、前瞻性研究进一步研究诱导的适应证。

术后免疫抑制方案采用甲泼尼龙 0.5mg/（kg·d），连用 3 天，随后改泼尼松 0.5mg/（kg·d）；环孢素 5mg/（kg·d），2 次 / 天，或他克莫司 0.1 ~ 0.3mg/（kg·d），2 次 / 天；口服

MMF 0.5 ~ 1g，2 次 / 天。硫唑嘌呤，术前静脉 2 ~ 3mg/kg，术后 1 ~ 2mg/（kg·d）维持，保持 WBC > 3.5×10⁹/L。根据 2012 ISHLT 数据，他克莫司是目前最常用的 CNI，术后 1 年有 83% 的患者在使用他克莫司，术后 5 年依然有 77% 的患者在使用他克莫司。

一旦出现急性排斥反应，可用大剂量皮质类固醇激素冲击治疗，甲泼尼龙 10mg/（kg·d），连用 3 天，3 天后改口服泼尼松 0.5mg/（kg·d）或逐渐减量。对于难治性排斥反应，除上述措施外，可用溶细胞疗法，包括给予 5 ~ 10 日 ATG 或 5 日 OKT3 治疗，或多克隆抗胸腺细胞制剂，亦可调整基本的免疫抑制方案，如 CNI 和抗代谢药物剂量，也可试行将环孢素和他克莫司互换或转换使用西罗莫司，加用 MMF 等。

西罗莫司（SLR）在肺移植术后的应用主要在以下 4 个方面：①肾功能不全的患者不能使用 CNI，或使用 CNI 后出现肾功能不全的患者，可以使用 SLR+MMF+Pred 的三联用药方案；②与 CNI 联合应用，可以减少激素或 CNI 的用量；③作为闭塞性细支气管炎综合征（BOS）发生后的补救治疗；④应用于恶性肿瘤患者，具有抗肿瘤作用。但需要强调的是西罗莫司必须在吻合口愈合后使用。

三、药学监护

稳定的药物浓度是肺移植术后患者长期生存的必要条件，因此掌握不同免疫抑制剂的药代动力学及浓度检测非常重要。此外，免疫抑制剂应用过程中各种副作用的产生也是药学监护的重要内容。

（一）环孢素

1. 体内代谢过程

（1）吸收：环孢素在回肠缓慢地被吸收，吸收不完全，需要胆汁乳糜使其自载体中分离。环孢素在以下情况吸收减少，如胃排空减慢、胆汁分流、胃肠蠕动增加或胰外分泌减少等。相反，同时进食、胃排空增快、增加服药次数、糖尿病患者的胃压力低或使用甲氧氯普胺都可以增加环孢素吸收。环孢素的生物利用度个体差异很大，一般为 5% ~ 90%，平均 40%，平均血药浓度达峰值时间为 3.8 小时。

（2）分布：环孢素大部分分布在血液外组织中。环孢素在血液中，血浆含 33% ~ 47%，红细胞含 41% ~ 59%，淋巴细胞含 4% ~ 9%，粒细胞含 5% ~ 10%。在血浆中，90% 药物与血浆蛋白结合，其中大部分为脂蛋白。因此在检测环孢素浓度时，需要区别全血浓度和血浆浓度。

（3）生物转化：环孢素由细胞色素 P450 代谢，经羟化、去甲基化及呋喃形成等方式转化，代谢物为 M17，M8。二级转化包括代谢物的生物转化，代谢物与主药相比，仍保留环状结构，但亲水性更强。体外试验表明，一级转化衍生物有免疫抑制作用，但 M17 的抑制能力仅为主药的 10% ~ 30%；二级转化衍生物无免疫抑制作用。

（4）排泄：环孢素主要经胆汁和粪便排泄，极少量（< 6%）经尿排出，几乎所有药物都以生物转化的代谢物形式而很少以主药形式排泄。代谢物可经肠肝循环再吸收，主药再吸收甚少，环孢素的排泄半衰期为 6.4 ~ 8.7 小时。

2. 药物的相互作用　升高环孢素血浓度的药物：红霉素、甲泼尼龙、西咪替丁、甲氧氯普胺、氟康唑、酮康唑、伊曲康唑、地尔硫䓬、尼卡地平、硝苯地平、妥布霉素、万古霉素、诺氟沙星、普那霉素、普尼拉明、甲硝唑、甲睾酮、炔孕酮、亚胺培南、达那唑、乙酰唑胺、雌二醇、新霉素 B、阿米卡星、舒林酸等。降低环孢素血浓度的药物：卡马西平、苯巴比妥类、苯妥英钠、利福平、肝素、美托洛尔、奥曲肽、扑米酮、丙戊酸钠、普罗布考、复方新诺明、亚磺比拉宗、华法林等。根据血药浓度调整环孢素的剂量时，要考虑这些药物对环孢素血药浓度的影响，有时可以增加这些影响药物来提高血药浓度而不一定要改变既定的给药剂量。

3. 药物浓度检测及药物副作用的监测　环孢素治疗的安全血药浓度（治疗窗）范围较窄，患者个体间、同一患者不同给药时间对环孢素的吸收差别较大，一天内血药浓度的峰值变异也很大。故为了安全、有效地应用环孢素，用药者应常规定时进行环孢素血药浓度的测定，及时调整剂量。常采用测定全血环孢素的谷浓度（trough level，C_0）、峰浓度（C_2）来指导临床用药，在患者服药前抽血测定，采用全血标本测定的结果比血浆或血清测定的值更为可靠。测定的实验室方法有多种，这些方法各有利弊，测定的有效谷值范围也有差异。高效液相色谱法（HPLC）结果最为可靠。

环孢素的副作用：①肝肾功能损害；②高尿酸血症；③高血压、糖尿病、高胆固醇血症、高钙血症、胃肠道反应等并发症也较常见，可采用对症治疗；④多毛、痤疮、齿龈增生等可不予处理。故临床上需要检测肝肾功能、血脂组合及患者的血压等。

（二）他克莫司

1. 药代动力学　他克莫司分子质量为 822kDa，具有高度脂溶性，而水溶性极低，在各种条件下均较稳定。他克莫司的剂型分为胶囊和静脉剂型两种。在口服给药时，吸收较差，主要吸收部位在小肠，吸收过程与环孢素相似，但他克莫司的吸收并不一定靠胆汁。动物实验表明，他克莫司在动物体内分布的浓度由高到低依次为肺、肝、心、肾、胰和脾，其浓度均超过血浆浓度。代谢的主要场所在肝，只有 < 1% 的药物以原型排出。他克莫司经静脉给药后，半衰期为 3.5 ~ 40.5 小时，平均为 8.7 小时，主要经胆汁和尿液排泄。由于他克莫司主要经肝 P-450 酶系统代谢，许多影响肝 P-450 酶系统的药物均可影响他克莫司的代谢、血药浓度，可升高他克莫司血药浓度的药物有硝苯地平、尼卡地平、地尔硫䓬、红霉素、甲泼尼龙、西咪替丁、甲氧氯普胺、氟康唑、酮康唑、伊曲康唑、克霉唑、克拉霉素、溴隐亭等；可降低 FK506 血浓度的药物有卡马西平、苯巴比妥类、苯妥英钠、利福平、利福布汀等。与调整环孢素一样，在调整他克莫司剂量时，也要考虑到这些药物对他克莫司血药浓度的影响。

2. 血药浓度的检测及副作用监测　服药 10 ~ 12 小时测得的谷浓度范围为 10 ~ 60μg/L，此浓度与全血药物浓度时间曲线（AUC）的相关性最高（相关系数为 0.94），因此一般监测他克莫司的全血谷浓度作为临床指导用药的参考指标。目前测定全血他克莫司的方法有 5 种：受体结合法、生物测定法、高压液相法、微粒子酶免疫测定法、ELISA。常用于临床的方法是微粒子酶免疫测定法、ELISA。监测频率：3 个月内，每周测定 1 次；3 ~ 12 个月内，每月测定 1 次；一年以上，每 3 个月测定一次。具体药物浓度检测数值见表 7-4。

表 7-4　术后免疫抑制剂药物浓度监测

他克莫司（酶联免疫吸附试验法）		环孢素（高效液相色谱法）		
时间（月）	目标浓度（ng/ml）	时间（月）	目标谷浓度（ng/ml）	目标峰浓度（ng/ml）
1	15 ~ 20	1	300 ~ 400	850 ~ 1000
2	10 ~ 15	2 ~ 3	250 ~ 300	600 ~ 800
3	10 ~ 15	4 ~ 12	200 ~ 250	500 ~ 600
> 3	8 ~ 12	> 12	150 ~ 200	300 ~ 500

他克莫司的毒副作用与环孢素相似，也有一定的肾毒性，肾毒性发生后尚无确实有效的治疗手段，重在预防。他克莫司的血药浓度 > 20μg/L 时，其肾毒性的发生概率大大增加，预防治疗时控制他克莫司的血药浓度在 20μg/L 以下，同时避免使用如氨基糖苷类抗生素、两性霉素 B 等对肾功能有不良影响的药物。应用他克莫司的患者有 29% ~ 47% 出现血糖升高，其中部分患者甚至需胰岛素治疗；其他常见的副作用主要有震颤、头痛、腹泻、高血压、高钾血症、低镁血症、高尿酸血症，一般经调整剂量和对症处理后可缓解。临床需要注意监测相关副作用的发生。

（三）吗替麦考酚酯

1. 药代动力学　吗替麦考酚酯（MMF）口服后，立即在胃中吸收，1 小时达到血药峰值，然后很快下降，MMF 在肠道中被酶水解，成为有活性的霉酚酸（MPA），MPA 在肝内代谢为无活性物质 MPA- 葡萄糖醛酸苷，绝大部分由胆汁排泄，极少量经肾通过尿排出。胆汁中分泌的 MPA- 葡萄糖醛酸苷被肠道的酶再活化为 MPA，从肠道中再吸收，形成肠 - 肝循环。由于肠 - 肝循环，服药后 6 ~ 12 小时，血浆中出现第二个 MPA 高峰。影响 MMF 胃肠道吸收的主要因素有与制酸药和氢氧化镁、氢氧化铝同时应用，MMF 的吸收减少，服用考来烯胺后，MPA 的曲线下面积减少 40%，临床应尽量避免与上述药物同时应用。

2. 药物浓度检测及药物副作用的监测　MPA 的谷浓度检测无意义，AUC 曲线下面积最准确，然而对于 MPA 的浓度测定尚无定论，根据国际心肺移植协会统计，大多数中心不检测 MMF 的药物浓度。然而根据肝肾移植经验，MPA 的 AUC > 60ng/（h·L）可能导致骨髓抑制等副作用的发生。

MMF 的毒副作用主要有胃肠道反应、出血性胃炎、白细胞减少、贫血、血小板减少，这些不良反应可通过减少 MMF 的用量而缓解，减量的同时宜联合使用其他免疫抑制药来弥补 MPA 血浓度的下降。

（四）西罗莫司

1. 药代动力学　服用西罗莫司后迅速吸收，单剂量口服后的平均达峰时间约为 1 小时；在肾移植受者中，多剂量口服后的平均达峰时间约为 2 小时。高脂肪餐可增加西罗莫司的吸收，故建议口服西罗莫司片剂时应恒定地与或不与食物同服。西罗莫司分布容积（Vss/F）的平均值为（12±8）L/kg。西罗莫司与人血浆蛋白广泛结合（约 92%）。西罗莫司为细胞色素 P450 Ⅲ A（CYP3A）和 P- 糖蛋白（P-gp）的作用底物。西罗莫司可被肠壁和肝中的 CYP3A4

代谢，并且可被 P-gp 从小肠上皮细胞逆转运至肠腔。因此，作用于上述两种蛋白的药物可影响西罗莫司的吸收和清除。CYP3A 和 P-gp 的抑制剂（地尔硫䓬、甲氧氯普胺、西柚汁、酮康唑、伏立康唑、伊曲康唑、红霉素、泰利霉素和克拉霉素）可增加西罗莫司的浓度；CYP3A 和 P-gp 的诱导剂［卡马西平、苯巴比妥、苯妥英、利福布汀、利福平、利福喷汀、圣约翰草（St. John's Wort，贯叶连翘，金丝桃素）］可降低西罗莫司的浓度。西罗莫司与以上两种蛋白的抑制剂或诱导剂合用时，应注意监测药物浓度。西罗莫司主要经粪便排泄，仅少量（2.2%）经尿排泄。

2. 药物浓度检测及药物副作用的监测　根据既往文献综述，各大中心的西罗莫司浓度一般控制在 5 ~ 15ng/ml，在与他克莫司同时应用时控制在 5 ~ 10ng/ml。

西罗莫司具有骨髓抑制作用，可以减少白细胞、红细胞和血小板的产生。骨髓抑制作用多见于用药后 1 个月，多为轻度，停药后能自行缓解。如应用西罗莫司后，血小板低于 $100×10^9$/L，白细胞低于 $2×10^9$/L，则须减量使用；血小板低于 $50×10^9$/L，粒细胞低于 $1.5×10^9$/L，则建议停药。如出现贫血，可以使用促红细胞生成素。西罗莫司的应用还可以导致高脂血症，可以加重环孢素引起的高胆固醇血症和激素引起的高三酰甘油血症。此外，西罗莫司的应用还可能导致囊状淋巴管瘤、口腔溃疡、伤口愈合延迟等，曾有文献报道西罗莫司的应用导致肺移植术后吻合口裂开，故西罗莫司必须在肺移植术后吻合口愈合后使用。

总之，加强肺移植术后免疫抑制剂的药学监护是非常重要的。应该有严格的术后随访制度，要求患者自觉遵守。

第七节　术后常见并发症的预防与处理

一、外科相关并发症

气胸、血胸、胸腔积液、脓胸，持久或临时漏气是术后早期常见并发症，发生率为 22% 左右，其中最常见的是气胸。此外支气管吻合口和血管吻合口并发症也是肺移植术后早期较为常见的并发症。

（一）气胸

气胸的发生原因很多，主要有自体肺过度膨胀，阻塞性肺疾病单侧移植后自体肺过度膨胀，PEEP 进一步加重，从而引起已有的肺大疱破裂，形成气胸。支气管吻合口、肺创面漏气、机械通气及 PEEP 应用均可引起术后气胸。

气胸能引起潮气量降低、肺膨胀不全、低氧血症。胸片可见气胸带。膈肌功能可通过 X 线透视检查、超声检查或神经传导检查来评估。单纯气胸可通过胸腔闭式引流保守治疗，严重者需要二次手术治疗。

（二）血胸

胸腔内出血，可能原因：①开胸手术后或双肺化脓症患者胸内广泛粘连形成侧支循环，止血困难；②体外循环所致的凝血功能障碍；③技术上的疏忽。

当血压出现进行性降低、休克、急性心脏压塞等临床表现，术后持续、大量的胸腔血性引流液（如＞200ml/h，连续2～3小时），或不明原因的休克伴胸管阻塞，需要考虑血胸的可能。

血胸出血量少，可先采取保守治疗（如少量多次输新鲜血等）。如术后持续、大量的胸腔血性引流液（如＞200ml/h，连续2～3小时），或不明原因的休克伴胸管阻塞，应及早开胸探查，术中应重点检查血管吻合区域和肺门组织。

（三）供受体大小不匹配

供受体之间肺或胸腔的大小不匹配，会导致机械并发症，如肺不张。这些并发症在术后是立即显现的。因肺气肿而接受单肺移植的患者，会感到供肺相对患者的胸腔小，但供肺和受者胸腔大小差异为10%～25%是可以接受的。

（四）气道吻合口并发症

虽然近年来在供体获取、器官保存、手术技巧、免疫抑制药物、感染控制等方面有了飞速发展，大大减少了气道并发症的发病率，但是全球大部分移植中心报道各种气道并发症的发病率仍为7%～18%，相应死亡率为2%～4%。

支气管缺血在气道并发症的发病机制中起主要作用，由于供体获取时，支气管动脉循环的丢失，支气管吻合处血供中断造成局部组织缺血，手术创伤、排斥反应、感染等因素进一步加重了局部缺血，术后早期支气管主要依靠压力较低的肺动脉逆行供血。国外有学者尝试应用直接支气管动脉重建术，然而，至今尚无证据支持其优越性。还有学者认为在供体获取时，采取双正向及逆向灌注，可保护支气管循环，有利于支气管恢复，从而降低吻合口并发症发生率。肺移植术后吻合口感染，如曲霉菌感染、耐甲氧西林金黄色葡萄球菌感染是支气管吻合口并发症的重要因素。此外，良好的支气管吻合技术也是预防肺移植术后发生吻合口并发症的重要措施，尽可能缩短供体支气管长度及望远镜式吻合已经被证明在预防气道并发症方面是有效的。但是，也有一些研究表明望远镜式吻合并不比端端连续吻合更有利。

肺移植术后气道并发症分类较为复杂，至今还没有一种方法能够被广泛接受。一般认为，肺移植术后气道并发症有六种基本类型：吻合口狭窄、裂开、肉芽增生、气管支气管软化、吻合口瘘、吻合口感染。有报道将气道并发症分为早期（＜3个月）和晚期（＞3个月）。吻合口黏膜坏死裂开一般发生于早期；支气管狭窄和软化一般发生于晚期。局部表现呈现多样性，如局部黏膜出血、坏死、肉芽增生，以及气道吻合口狭窄、气管裂开等。临床表现为不同程度的咳嗽、咯血、呼吸困难及肺内感染等；气管裂开者可出现气胸、纵隔气肿及急性大咯血；严重者可发生急性呼吸衰竭。通过纤维支气管镜可确诊。

一旦出现吻合口并发症需要立即治疗，治疗措施：①全身治疗，改善一般状况，控制气管吻合口局部及肺内炎症，加强抗炎治疗的同时应考虑气管吻合口局部并发症的发生是否与排斥相关，酌情加强抗排斥治疗；②局部治疗，加强气管雾化及气管镜吸痰，保持气道通畅；③腔内治疗，早期气管吻合口狭窄可行反复球囊扩张，而顽固性狭窄和气管软化病例则需放置气管内支架，肉芽组织增生引起吻合口狭窄可以行硬式支气管镜治疗，必要时行激光清创；④吻合口开裂患者的治疗，部分患者通过保持通畅的胸腔引流维持肺的良好膨胀，能够获得满意的疗效，早期可考虑手术修补或局部切除再吻合术，而完全裂开后果严重，修复失败最终行移植肺叶切除、全肺切除或再移植。

预防吻合口并发症主要从以下几点着手：①尽量多地保留受者支气管及周围组织，以保护受者支气管的血运，改进支气管吻合技术；②合理应用免疫抑制药物；③加强术后抗感染和支持对症治疗，避免感染、低血压、低蛋白血症等影响吻合口愈合的因素。

（五）血管吻合口并发症

目前血管吻合口并发症病因尚不明确，可能与供受者血管直径不匹配、缝合技术有关。患者术后出现呼吸困难、干咳、需氧量增加、移植肺水肿、肺动脉高压、机械通气时间延长等，需考虑血管吻合口并发症。

血管吻合口狭窄能通过3种检查发现：①同位素灌注扫描，能发现移植肺低血流灌注，但结果仅作为血管狭窄的参考而不作为诊断依据；②超声心动图，经胸腔超声心动图不能提供满意的吻合口附近的肺动静脉图像，而经食管超声心动图能精确判断吻合口形态及功能情况；③血管造影，是血管吻合口狭窄影像学诊断金标准。导管插入可以精确测量吻合口压力梯度，从而指导其功能评估，早期移植肺失功要考虑对本病的鉴别诊断，先行同位素灌注扫描，怀疑有血管狭窄可能时，再行肺血管造影。

治疗选择包括保守治疗、再手术、血管成形术、支架置入。再手术时，肺动脉夹闭后，移植肺血供中断，处于缺血状态，采用稀释冷血灌注避免移植肺热缺血损伤。建议体外循环下手术，冷血灌注血供中断的移植肺。

因此尽可能使供受者血管直径相匹配，并改进手术技术是预防肺移植血管吻合口并发症的主要举措。

133

二、原发性移植物失功

缺血再灌注损伤是移植后常见的并发症之一，发生率为11% ~ 57%。原发性移植物失功（PGD）是肺移植后急性缺血再灌注肺损伤发展的严重形式，由于过去对PGD认识的不统一，对于PGD的定义也有不同的描述。PGD曾被称为严重的缺血再灌注损伤、早期移植肺功能丧失、再植入反应、再植入性水肿或再灌注水肿等，但它们与其他形式的急性肺损伤症状类似。PGD指移植后72小时内发生的以非特异性肺泡损害、肺水肿和低氧血症为特征的综合征。临床表现可以是轻度低氧血症和几乎正常的胸部X线片，也可以是急性严重的低氧血症，类似急性呼吸窘迫综合征（ARDS），需要正压机械通气治疗，偶尔需要ECMO治疗。PGD是导致早期移植肺功能衰竭的主要原因，是移植后早期的重要并发症和死亡原因，致死率为16% ~ 25%。其亦可增加急性排斥反应的危险，从而导致远期移植肺功能不全。

目前，对PGD定义的研究主要考虑以下几个方面：发生时间、PaO_2/FiO_2、胸部X线表现等，但要排除肺部感染和排斥反应等原因，对于肺移植术后PGD的诊断，主要根据ISHLT对肺移植受者术后不同时期的氧合情况及胸部X线表现制订的标准，结合术中大量出血、体外循环支持等诱因可以基本判定。PGD的发生与供者因素、年龄、吸烟史、种族、性别及原发病有关。国外大样本研究显示，肺移植术后早期PGD的发生还与受体的一般特征（性别、年龄、体重指数等）、术前肺动脉压、术中输血量、术中是否使用体外循环密切相关。国外一项 126 例肺移植样本研究中，术前肺动脉高压者是肺动脉压正常者术后早期发生 PGD 的 1.64 倍，同时也观察到术中使用体外循环者发生 PGD 的可能性更大。手术创伤、供肺缺血、支气管动脉循环中断、淋巴循环中断及供肺失神经支配等也是危险因素，病理机制为肺血管内皮细胞和上皮细胞的活性氧直接损伤、产生炎症级联反应、黏附分子表达上调。

肺移植后缺血再灌注损伤的诊断参照 ISHLT 制定的标准：①肺移植后 72 小时内出现渗出浸润性的影像学改变；②肺移植后 72 小时内出现氧合指数（PaO_2/FiO_2）< 300mmHg；③排除超急性排斥反应、静脉吻合口梗阻、心源性肺水肿及肺部感染后诊断为原发性移植物失功。肺移植后缺血再灌注损伤严重程度分级依据 ISHLT 的分级标准，即以肺移植后不同的时间点 PaO_2/FiO_2 和胸部 X 线片浸润为判定根据。肺再灌注 6、24 或 48 小时，胸部 X 线片有浸润。氧合指数超过 300 定为 1 级，200 ~ 300 定为 2 级，< 200 定为 3 级。其他特定情况的分级标准：任何鼻导管吸氧的患者或 FiO_2 < 0.3，依据胸部 X 线检查结果定为 0 级或 1 级；胸部 X 线片浸润的缺失为 0 级，即使患者氧合指数 < 300。国外一项对 402 例肺移植受者的资料进行回顾性研究，发现移植后 48 小时内绝大多数受者经历了不同程度的 PGD，使用 ISHLT 的 PGD 标准，轻度（1 级）、中度（2 级）、重度（3 级）PGD 的发生率分别是 38%、28% 和 34%，使用氧合指数进行 PGD 分级，发现轻度（1 级）、中度（2 级）、重度（3 级）PGD 的发生率分别为 22%、32% 和 6%。

PGD 治疗原则：在保证重要器官和支气管吻合口灌注良好的前提下，依据监测的血流动力学参数及氧动力学参数，严格限制液体入量，适当应用利尿剂，使中心静脉压 < 10mmHg（1mmHg=0.133kPa），平均动脉压 > 65mmHg，血细胞比容 > 30%，循环支持维护血流动力学稳定。同时适当调整机械通气参数，采用保护性肺通气策略，以改善和维持氧合。

此外，应用一氧化氮、前列腺素、肺泡表面活性物质等可保护肺毛细血管完整性及预防白细胞和血小板黏附聚集；严重 PGD 患者还应早期采用 ECMO 辅助。根据不同分级 PGD 给予不同处理：PGD 0 ~ 1 级的患者只需要注意液体的负平衡，一般在术后 24 小时内可以脱机拔管；PGD 2 ~ 3 级患者除了液体负平衡外还需延长呼吸机治疗时间及应用前列腺素 E_1，轻者 2 ~ 3 天，重者 1 周左右可以脱机拔管。

但对于 PGD 3 级患者，除以上治疗外，可应用 ECMO 转流，度过 PGD 急性期，同时需要预防急性肾衰竭和多脏器功能衰竭的发生。当肺移植术后早期出现低氧血症，特别是 PGD 引起血流动力学不稳的情况下，ECMO 可以作为早期（术后不超过 7 天）稳定循环、挽救患者生命的重要方法。有研究回顾性分析了 763 例心肺或肺移植病例的临床资料，其中 7.6% 发生 PGD 3 级时使用 ECMO 稳定循环，其中最后能顺利撤除 ECOM 的患者 1 年及 5 年生存率达到 59% 和 33%。多中心临床结果表明，尽早使用 ECMO 的受者存活率可达 50% 以上，而诊断 PGD 后超过 7 天才使用 ECMO 者，死亡率甚至可高达 100%。把握使用 ECMO 的指征是决定 PGD 临床治疗结果的重要环节。ECMO 的应用：麻醉后经股动 - 静脉切开置管并转流。若术中测得的全血活化凝血时间 > 160 秒，则不用肝素。ECMO 氧流量 2L/min，转流流量根据体重、血流动力学情况及血气分析的结果调整为 2 ~ 3L/min，保持 PaO_2 在 75mmHg 以上，$PaCO_2$ 在 20mmHg 左右。术后根据移植肺的氧合情况和血流动力学的平稳程度，决定是否撤除 ECMO。撤除时首先流量减半，0.5 小时后停止转流，拔除股动、静脉插管并修补股动、静脉。

此外供肺保存的灌注液、灌注保存技术、手术及开放技术是减少及减轻 PGD 发生的关键：①灌注液的要求，笔者所在医院肺移植中心采用改良低钾右旋糖酐液灌注供肺，尽量减少肺泡的破坏和炎症介质的生成；②灌注保存过程中灌注插管到肺动脉中不能过深，以免不完全灌注，压力过高会导致肺泡受损，必要时进行逆行灌注冲去炎性介质；③术中再次开放血管时血流的影响；④术后早期维持移植后的肺干燥相当重要，术后若控制不佳易导致再灌注损伤，出现肺水肿，这是导致早期移植肺失功的重要原因。

提前预防 PGD 效果更好，处理方法包括小潮气量、恰当的 PEEP 和轻微呼吸性酸中毒。患者应尽量保持移植侧朝上的侧卧位，并结合积极的胸部理疗。术后 3 天保持受者液体负平衡。只要 $PaO_2 > 70mmHg$ 和（或）血氧饱和度（SaO_2）$> 95\%$，即可逐步降低 FiO_2，并根据血气分析结果及生命体征调节通气参数，以预防 PGD 的发生。在移植术后密切进行的血流动力学、氧动力学、呼吸力学等监测，积极有效预防感染与排斥反应等措施，对降低肺移植患者的早期死亡率起到了重要作用。

三、排斥反应

排斥反应是受者对同种异体肺移植物抗原发生的细胞和体液免疫反应，是目前导致 PGD 的主要原因。按照国际心肺移植术后排异反应的分类，通常肺移植排斥有 3 种形式：超急性、急性和慢性。依据急性排斥反应的程度可分为 0 ~ 4 级，同时按照有无细支气管炎症、大气管炎症分成 a、b、c、d 四类（表 7-5）。

表 7-5　排斥反应分级

分类	分级	意义	表现
A. 急性排斥	0	无	正常肺实质
	1	极低	不明显的小单核细胞血管周围浸润
	2	低	更常见、明显血管周围浸润，嗜酸细胞可能存在
	3	中等	密集的血管周围浸润，延伸到间隙，包含有内皮细胞，嗜酸细胞和中性粒细胞
	4	极度	弥漫的血管周围、间质和气室浸润，伴有肺损伤，中性粒细胞可能存在
B. 气道感染	0	无	无支气管炎症
	1R	低级别	支气管黏膜下不常见，分散的或单个层单核细胞
	2R	高级别	支气管黏膜下更大且活化的淋巴细胞更加活跃的浸润，包含有嗜酸细胞核和浆细胞
	X	无法分级	无法获取气管组织
C. 慢性气道排斥 - 闭塞性细支气管炎	0	缺失	如果存在描述为气道管腔内纤维结缔组织闭塞
	1	存在	
D. 慢性血管排斥 - 加速的移植物血管硬化		未分级	动脉纤维性内膜增厚，静脉少细胞的透明性硬化。常需要靠活检诊断

（一）急性排斥反应

目前，肺移植术后第一年约有 36% 的患者发生至少一次急性排斥反应。急性排斥反应通常由细胞免疫介导，反复发作的急性排斥反应被认为是闭塞性细支气管炎的诱发因素，急性排斥反应术后早期即可发生，3 个月后逐渐减少，1 年以后不再有急性排斥反应。

急性排斥反应临床表现为感觉不适、疲劳、发热、胸闷、气急、胸痛或胸片有浸润阴影、胸腔积液等。典型患者白细胞中等升高、PaO_2 下降、FEV_1 减低。CT 对肺移植急性排斥反应的诊断作用有限，没有特殊的表现。有时 X 线胸片、临床症状、生理变化不能区别术后早期排异与感染。有时胸片改变早于症状的出现和肺功能的改变，肺门周围常出现间质浸润阴影，肺磨玻璃样变。磨玻璃样变最适合作为支气管镜肺活检的时机和活检部位的指标。如临床高度怀疑存在排斥反应，而无法进一步确诊，给予冲击剂量甲泼尼龙 15mg/kg，临床症状、胸片、SaO_2 常在 8 ~ 12 小时内改善。

因使用强效免疫抑制剂，急性排斥反应的临床表现越来越不典型，急性排斥反应时典型的临床表现已很少出现，症状表现比较平缓、隐蔽，可能只表现为肺功能的减退，需结合各项辅助检查综合判断分析。

发生急性排斥反应时，胸部高分辨率 CT 表现为小叶间隔增厚、胸腔积液和磨玻璃影，在急性排斥反应的诊断中有 35% ~ 65% 的敏感性。尤其是经甲泼尼龙治疗后，48 小时内影像学明显改善者更倾向为急性排斥反应。目前经支气管肺活检（transbronchial lung biopsy，TBLB）为明确血管、气管周围炎症或淋巴细胞浸润诊断的金标准，但有些患者术后无法获取病例，可行纤维支气管肺泡灌洗（BAL）检查，有研究显示通过检测 BAL 中的淋巴细胞亚群，急性排斥反应和增加的 CD8 T 细胞有关。对难以诊断的急性排斥反应，可以考虑胸腔镜或小切口开胸肺活检。

一旦诊断为 AR，常规静脉内使用大剂量甲泼尼龙冲击治疗，甲泼尼龙 10mg/（kg·d），连用 3 天，随后根据临床情况逐渐减量。耐激素型或强烈的急性排斥反应，应尽早使用抗淋巴细胞抗体，更改免疫抑制方案，加用免疫诱导剂，全淋巴放疗和体外光化学治疗等。

（二）慢性排斥反应

慢性排斥反应通常发生在肺移植后约 6 个月，5 年和 10 年发病率分别为 49% 和 75%，占晚期死亡原因的 30%，是影响患者长期生存的主要因素。闭塞性细支气管炎综合征（BOS）是一种慢性肺移植排斥反应的表现，由于小气道纤维化闭塞呈进行性不可逆的发展，主要表现为肺功能下降（FEV_1 下降），移植肺功能逐渐丧失，出现胸闷、气急，呈进行性的、不可逆的阻塞性通气功能障碍，直接影响患者的生活质量和长期生存。闭塞性细支气管炎的病理变化为小气道上皮细胞损伤、上皮基底膜增厚、气道炎性细胞浸润、进行性纤维化和胶原组织沉积导致小气道闭塞。导致 BOS 的原因包括急性排斥、巨细胞病毒感染、HLA 错配等。

目前 BOS 没有确切的治疗方案，治疗方法有吸入环孢素局部气道处理，口服他克莫司替代环孢素可稳定肺功能，阿奇霉素抑制炎症介质，他汀类药物免疫调节，减轻 BOS 的严重程度（改善肺功能），改善生存率。因此早期诊断 BOS、延缓病程是改善预后最主要的措施，终末期 BOS 可考虑再次肺移植。

四、术后感染

近数十年来，肺移植术后管理的水平显著提高，但感染仍然是肺移植术后最重要的并发症。可以说，一次成功的肺移植，离不开对感染的准确诊断和恰当防治。

由于免疫抑制剂的应用，肺移植受者处于免疫抑制状态，终身有患感染性疾病的风险。供肺去神经支配、纤毛运动减弱、咳嗽反射减弱、受者术前基础情况差、营养不良，加之术后置入的各种管道较多，影响了功能的恢复，均使受者主动排痰能力差，易感染。除此之外，淋巴回流中断、病原体定植、供体病原体传播等均是术后感染的易患因素。感染是肺移植术后发病和死亡率居首位的原因。除了导致感染性休克、器官功能衰竭等并发症外，感染亦可诱发急性和慢性排斥反应，增加死亡率。为了减少感染相关并发症和死亡率，需要对受者进行全面的评估，包括既往感染史和气道定植史，常见的细菌包括铜绿假单胞菌、鲍曼不动杆菌、金黄色葡萄球菌，最常见的真菌是曲霉菌，最常见的病毒是巨细胞病毒。

肺移植术后第 1 个月是肺部感染发生的高峰，6 个月后风险随之下降。肺移植术后感染时相见图 7-22。早期的肺部感染主要来自供肺，应在对供体肺进行微生物学普查的同时进行术后预防性抗感染治疗，以改善预后。后期发生的感染与闭塞性细支气管炎有关。对于肺移植术后诊断为 BOS 的患者，感染可迅速加重病情，甚至导致死亡。

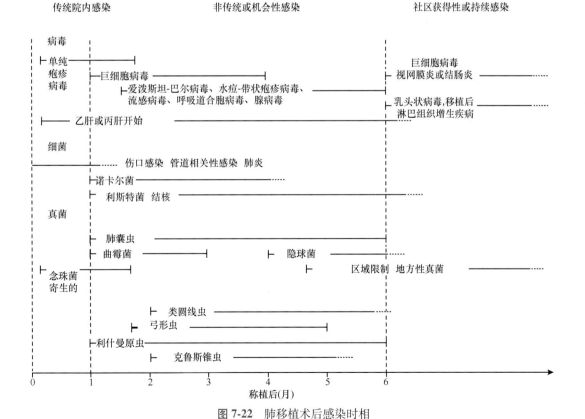

图 7-22　肺移植术后感染时相

137

肺移植受者感染的临床症状是多样的，可以无症状，也可以快速进展。围手术期的监测、术后日常家庭肺功能检查及长期密切随访等对于早期发现感染有重要意义。肺移植术后的患者都应常规接受教育，在生活中注意预防感染，学会识别早期感染的征象。当患者出现发热，乏力，咳嗽、咳痰加重，肺功能下降等情况时，需与移植科医生联系。诊断性检查包括病史、体格检查、血液检查、痰液检查、影像学检查、肺功能、支气管镜肺泡灌洗及经支气管肺活检等。

（一）真菌感染

肺移植术后真菌感染的高危因素：较长的手术时间、术中大量输血、移植术前术后真菌定植、移植后继发细菌感染或 CMV 感染、单肺移植、肾脏替代治疗、低丙种球蛋白血症、既往支气管支架置入史、糖皮质激素使用等。真菌感染的病原体包括酵母菌、霉菌（即丝状真菌）、双相型真菌及类真菌。对于肺移植受者，危害最大的仍是丝状真菌，故下文所述真菌主要指丝状真菌。丝状真菌包括曲霉（如烟曲霉、黄曲霉等）和非曲霉（如毛霉等）。最常见的曲霉菌是烟曲霉（91%），黄曲霉和黑曲霉感染的发生率为 2%，不同种类曲霉菌混合感染达 5%。

肺移植术后真菌感染可以进一步分为支气管吻合口真菌感染、真菌性支气管炎、侵袭性肺部真菌感染或播散感染。肺移植术后真菌感染的高峰集中在前 3 个月，念珠菌感染好发于移植术后 2 个月内，曲霉菌感染好发于移植术后 1 ~ 3 个月，侵袭性肺真霉病或播散感染大多发生于肺移植后 1 年内。Singh 和 Husain 总结前人经验发现，肺移植术后受者真菌感染的发生率为 6.2%，58% 的患者有支气管或吻合口感染，而 32% 的患者有肺部侵袭性感染，10% 有浸润性播散。随着术后普遍预防经验的积累，肺侵袭性感染和播散感染比例较前减少。有研究报道，75% 的真菌感染出现在气道，而 18% 为肺实质侵袭性感染，7% 为全身播散性感染。上述结论是很有意义的，因为侵袭性肺部真菌感染或播散感染的死亡率较高，甚至可 > 50%，而局部感染的死亡率明显较低。真菌定植状态的受者在移植术后更易患侵袭性肺真菌病，尤其是支气管扩张、囊性肺纤维化，对于该类受者，术后应积极处理。

侵袭性肺部真菌感染受者的影像学表现可为孤立或多发的结节影、楔形阴影、实变影，病灶内可形成空洞，但并非特异性表现，胸腔积液少见。晕轮征（Halo）、空气新月征、病灶内曲霉球等征象虽然更具特征性，但在肺移植受者中罕见。半乳甘露聚糖检测（GM 试验）有助于诊断侵袭性肺真菌病。半乳甘露聚糖是曲霉菌的细胞壁成分，在其生长过程中释放。在肺移植患者中，血清半乳甘露聚糖检测的敏感性差，仅 30% ~ 55.5%，特异性为 87% ~ 95%。目前通过 ELISA 实验证实，支气管肺泡灌洗液中半乳甘露聚糖检测似乎更有意义，诊断侵袭性曲霉菌病的敏感性为 60%，特异性为 95% ~ 98%。然而，抗真菌预防（假阴性）和哌拉西林他唑巴坦抗炎治疗（假阳性）可影响实验结果的质量。此外，采用（1，3）-β-D- 葡聚糖检测（G 试验）亦有助于诊断真菌感染，但真菌细胞壁多糖成分并非仅存在于曲霉菌，特异性稍差。常规纤维支气管镜检查对于吻合口真菌感染的诊断非常重要。在支气管吻合口愈合的早期，气管镜下可见污浊的坏死物及假膜覆盖在吻合口周围，进而可见肉芽组织增生、吻合口狭窄，甚至吻合口缝线断裂。可经气管镜获取标本进行培养或组织学检查。

一般抗真菌治疗药物包括棘白菌素类（卡泊芬净、米卡芬净）、三唑类（伏立康唑、泊沙康唑）、两性霉素 B 及其脂质体。预防性抗真菌治疗的方案，无论是药物的选择还是疗程，各移植中心之间区别较大。最常用的预防方案包括单用三唑类药物（伏立康唑或泊沙康唑），可联合吸入两性霉素 B，之后予伊曲康唑序贯应用，疗程为移植后 4 ~ 6 月。氟康唑不常规应用，由于它缺乏抗非念珠菌的活性。侵袭性肺真菌病的一线治疗药物仍是伏立康唑，而棘白菌素类、静脉用两性霉素 B 为二线治疗药物。伏立康唑、泊沙康唑、伊曲康唑均是 CYP3A4 抑制剂，与 CNI 合用时，可明显增加后者的血药浓度，故在加用或停用该类药物时，应同时积极调整 CNI 的剂量，并密切监测血药浓度，以防止不必要的排斥反应或感染出现。除此之外，应注意观察其药物不良反应，如视觉障碍、肝毒性、皮疹等，权衡用药安全性与有效性的平衡点。

（二）肺孢子菌感染

肺孢子菌（pneumocystis jiroveci，PC）是一种机会性感染真菌，在肺移植受者可以引起致死性的肺孢子菌肺炎（pneumocystis pneumonia，PCP）。PC 是单细胞型，发展过程包括滋养体、囊前期、包囊 3 个阶段。

在肺移植中，PC 感染的好发因素包括年龄＞ 65 岁，T 细胞计数＜ 750/mm³ 持续 1 个月以上，免疫球蛋白 IgG 水平低，巨细胞病毒感染后，急性排斥反应。有文献报道，52%的 PCP 患者，在 1 年内有巨细胞病毒感染的病史，类似的是，有超过 50% 的 PCP 感染患者，在 1 年内有急性排斥反应的病史。

PCP 的诊断方法：①痰液、支气管肺泡灌洗液、肺活检标本经特殊染色（吉姆萨、哥氏银、六胺银、甲苯胺蓝染色等），镜检寻找病原体。② PCR，比显微镜检更加客观且敏感度高。PCR 可检测不同的基因底物，包括内在转录间隔区基因、线粒体大亚基 rRNA 及主要的表面糖蛋白基因等。③血清学，主要指 G 实验，即测定（1, 3)-β-D- 葡聚糖。④影像学，PCP 的 CT 分布特征为弥漫性（95% 以上）、对称性（90% 以上），常见征象为磨玻璃影（最常见，全肺分布为主，其次为上叶）、网状影、小叶间隔增厚、肺气囊（特异性，肺上叶或上中叶为主）等。

PCP 的治疗药物：①复方磺胺甲噁唑（SMZ-TMP）、氨苯砜、阿托伐醌、喷他脒，这类药物主要针对 PC 的滋养体；②棘白菌素类药物，主要针对 PC 的囊前期；③激素，可缓解病情，减轻炎性渗出，还可减少其他药物的不良反应。

未进行预防用药的情况下，肺及心肺联合移植受者 PCP 发病率为 10% ~ 40%。远远高于肾移植的 2% ~ 15% 和肝移植的 5% ~ 15%。各脏器移植 PCP 好发时间为术后 1 年内，术后 1 年后，PCP 发病率肺移植最高。加拿大多中心研究显示，不预防用药的受者，PCP 感染的发生时间为术后 17 ~ 204 天，预防用药半年者，PCP 感染的发生时间为术后 846 ~ 4778 天。此外，基本所有文献均提示，当进行预防用药时，没有 PCP 发生。鉴于 PCP 感染的严重性、上述流行病学调查结果，以及预防的有效性，一般建议术后早期予以 PCP 预防用药，持续半年以上。但最近有学者发现，短期预防（仅预防 1 个月）也可达到类似的效果，其原因可能为：①研究中术后早期应用棘白菌素类预防真菌，同时对 PC 也有效；②短期预防破坏了 PC 的定植状态。当然，短期预防法是否可靠，仍需要进一步研究。

（三）病毒感染

巨细胞病毒（cytomegalovirus，CMV）是肺移植术后感染最重要的病原微生物之一。与其他疱疹病毒相同，CMV 可终身潜伏于宿主体内，有复发可能。CMV 阳性的肺移植供体是重要的传播途径。有 CMV 潜伏的肺移植受者具有肺移植术后发病的风险，然而 CMV 错配者，术后严重感染的风险更大，死亡率更高。CMV 错配指血清学 CMV 阴性的受者（R-）接收 CMV 阳性供者（D+）的供肺。

CMV 感染好发于移植术后 1 年内，尤其是移植术后 6 个月至 1 年。临床症状可表现为肺炎、肠炎、肾炎、视网膜炎、肝炎、骨髓抑制和脑病。CMV 除了带来直接器官损伤外，还可引起免疫系统的改变，称为 CMV 感染的间接效应。CMV 的间接效应可致机会感染增多，可引起急性排斥反应、慢性肺移植物失功（chronic lung allograft dysfunction，CLAD）和移植后淋巴组织增生性疾病（post transplantation lymphoproliferative disorders，PTLD）发生率升高。

近 10 年来，CMV 的发病率及发病时间随着预防措施的改变发生了很多变化。预防措施下，CMV 感染在肺移植术后出现得更晚。而没有经过预防的患者，典型的 CMV 症状出现于术后第 1 ~ 4 个月。进行 CMV 预防治疗有出现耐药毒株的可能，基因型主要分为两类，UL97 和 UL54。耐更昔洛韦病毒株最常发生的突变位点是磷酸转移酶基因（UL97），在该处出现的突变抑制了药物的合成代谢，降低了更昔洛韦的磷酸化作用，因而抑制其转化成有活性的细胞内三磷酸盐复合物。导致 CMV 耐药的危险因素有 CMV 错配、过长时间地口服更昔洛韦预防治疗、免疫抑制过度。

肺移植术后社区获得性呼吸道病毒（community-acquired respiratory viruses，CARV）的常见病原体：副黏病毒科 [呼吸道合胞病毒 A、B 型（RSV），副流感病毒（PIV1-4）、人偏肺病毒（HMPV）]、正黏病毒科（流行性感冒样病毒 A、B 型）、小 RNA 病毒（鼻病毒 A、B、C 型和肠病毒），冠状病毒科（冠状病毒）和腺病毒科（腺病毒）。人类博卡病毒是一种新型细小病毒，但关于该病毒的报道较罕见。肺移植术后受者的 CARV 感染发病率很高，且有季节性特点，冬季时流感病毒和 RSV 好发。CARV 感染的表现不一，可以从无症状到轻度上呼吸道感染，甚至重症肺炎，但出现明显气道症状者可达 57%。感染的严重程度和感染的病毒类型有关。无症状的病毒携带状态是罕见的，但有时可见于小 RNA 病毒或冠状病毒感染。流感病毒和副黏病毒感染的症状表现往往较严重，需要住院治疗。而腺病毒感染移植肺可引起相当高的死亡率。在 CARV 感染基础上继发细菌和真菌感染是其严重的并发症。

CARV 移植肺感染可能与排斥反应发生有关。多伦多一项前瞻性的研究包括 50 例具有呼吸道病毒感染的肺移植受者（痰培养阳性或巨细胞病毒抗原阳性者除外），对照组为 50 个稳定的肺移植术后受者。有呼吸道症状的患者中 66% 经鼻咽或口咽拭子进行 CARV 检测为阳性（包括呼吸道合胞病毒、副流感病毒 1 ~ 3、流感病毒 A 和 B、腺病毒、人肺病毒、鼻病毒、肠病毒、冠状病毒）。对照组中仅 8%（4 例）患者出现鼻病毒阳性。3 个月后上述感染组患者急性排斥反应发生率为 16%，18% 的患者 FEV_1 下降 20% 以上。而上述对照组中没有病例出现急性排斥反应或 FEV_1 下降 20% 以上。

CMV 外周血检测包括定量 PCR、抗体及半定量 pp65 抗原检测等。用免疫荧光法检测抗体的灵敏度较低，早期诊断的金标准仍是应用 PCR 法进行核酸扩增检测。在组织侵袭性 CMV 感染中，行组织活检可见典型的包涵体，可作为诊断依据。

肺移植术后抗病毒应重在预防。治疗的选择是有限的。对于副黏病毒，可选用口服、静脉滴注或雾化吸入利巴韦林来治疗，但应提防其副作用。流感病毒感染的治疗药物包括金刚烷胺、扎那米韦和奥司他韦，但其在肺移植中应用的有效性少有报道。对于严重的 CMV 感染，标准治疗方法是静脉滴注更昔洛韦（5mg/kg），持续 2 ~ 3 周，随后序贯口服缬更昔洛韦 2 周以上。同真菌感染类似，各移植中心的预防方案各异。常用预防方法：肺移植后即开始予缬更昔洛韦（900mg）药物预防；对于 D+/R- 的受者，预防持续 6 ~ 12 个月；对于 D-/R+ 或 D+/R+ 的受者，预防持续 3 ~ 6 个月；对于 D-/R- 的受者，可不预防。对更昔洛韦耐药者，可选用膦甲酸钠或西多福韦来防治，而对上述药物均耐药者，马立巴韦、来氟米特、乐特莫韦、青蒿琥酯可作为替代药物。

免疫抑制状态、CMV 和 EB 病毒感染与 PTLD 相关，发生率为 2% ~ 8%。PTLD 的临床表现多变，可以侵犯任何器官，累及淋巴结或淋巴结外组织。由于 95% 的 PTLD 受者表达 CD20，使得利妥昔单抗成为治疗 PTLD 的有效手段。

（四）细菌感染

细菌感染可发生于移植后任何时间。受者年龄超过 40 岁、病原体定植、供体肺过度缺血（> 76 小时）、肺叶膨胀不全、咳嗽反射受损、淋巴回流中断、手术后通气不足、误吸等可增加肺部细菌感染的危险。术后常见的细菌病原体包括铜绿假单胞菌、鲍曼不动杆菌、克雷伯杆菌、金黄色葡萄球菌、嗜麦芽窄食单胞菌等。

近几十年来，由于术后常规抗感染药物的应用，细菌感染的发生率和感染谱发生了很大变化。西班牙的一项前瞻性多中心研究包括 236 名肺移植受者，平均随访期为 180 天，显示平均每 100 名肺移植受者中每年有 72 名患肺炎。2/3（57 例）的患者有病原学依据，82% 为细菌感染。24.6% 分离到铜绿假单胞菌，鲍曼不动杆菌和金黄色葡萄球菌均为 14%，大肠埃希菌、肺炎克雷伯菌和嗜麦芽窄食单胞菌均为 5.3%，恶臭假单胞菌、黏质沙雷菌、洋葱假单胞菌均为 1.8%，分枝杆菌为 5.3%（3.5% 为结核杆菌、1.8% 为鸟分枝杆菌）。

诊断感染需要综合各项检查，主要包括痰培养、支气管肺泡灌洗液培养、PCR、经支气管肺活检等。在病原学未出结果前，可暂时经验性应用广谱抗生素预防感染。支气管扩张或囊性肺纤维化受者一般病史长，术前存在结构性肺病，往往有革兰氏阴性菌，如铜绿假单胞菌、洋葱伯克霍尔德菌属定植。术后早期需积极予以抗生素预防。

分枝杆菌感染虽较少见，但也应引起重视，尤其是囊性肺纤维化受者。典型或非典型结核分枝杆菌感染均相对罕见，通常出现的时间较迟，在手术后 4 个月或以上，原发或继发病例均有报道。影像学表现为多个小结节集群、结节性磨玻璃浑浊或渗透、空洞、小叶间隔增厚、胸膜增厚、单侧或双侧胸腔积液及淋巴结肿大。

（五）肺移植术后的免疫接种

肺移植术后一年，所有受者均可进行疫苗接种。现有研究表明，仅 1/3 左右的免疫抑制受者获得了对流感疫苗的保护性抗体。一般选择肌内注射接种活疫苗。皮内注射因不能显著提高疫苗的免疫原性，不推荐使用。一般情况下，肺移植受者接种流感疫苗的耐受性良好，鲜有副作用，且其一般为局部反应。目前没有针对 CMV、RSV 的有效疫苗，但临床研究正在进行。

五、其他并发症

随着生存时间的延长、老年患者的逐渐增多及免疫抑制剂的大量使用，肺移植术后全身并发症的发病率也在增高，全身并发症对肺移植患者的预后影响较大，尽早处理全身并发症可改善患者的生存质量。全身并发症主要包括肾衰竭、糖尿病、骨质疏松症、缺血性坏死、血栓栓塞性疾病、胃肠道并发症、心血管并发症、血液系统并发症、神经系统并发症、恶性肿瘤及淋巴增生障碍性疾病等。

第八节　临床效果评价

（一）肺移植的历史

肺移植的实验研究开始于 1946 年的苏联，此后在动物实验的基础上，1963 年 6 月 11 日，美国密西西比大学医学中心 James Hardy 等为一位 58 岁左侧肺门部鳞癌、对侧肺气肿的患者进行了首例人类肺移植，术后第 18 天该患者死于肾衰竭。1971 年比利时 Derome 为 23 岁的终末期矽肺患者行右肺移植，术后出现支气管吻合口狭窄、慢性感染和排斥，住院 8 个月，出院后只存活很短时间，但此患者是 1963～1983 年 40 多例肺移植受者中存活时间最长的一位，其余病例均于术后短时间内死于支气管吻合口瘘、排斥反应、感染、肺水肿等并发症。

Veith 等认识到，支气管吻合口并发症是肺移植后死亡的主要原因，供肺支气管的长度与支气管吻合口并发症有直接关系，缩短供肺支气管长度可以减少并发症的发生。进而又证实套入式支气管吻合可以减少缺血性支气管并发症。同期斯坦福大学的 Reitz 等成功完成心肺移植术，大大促进了临床肺移植工作的发展。此时新的抗排斥反应抑制剂环孢素也开始应用于临床。同时应用带蒂大网膜包绕支气管吻合口改善支气管血运供应，促进吻合口愈合。

1983 年 11 月 7 日 Cooper 为一位 58 岁男性终末期肺纤维化患者行右单肺移植，6 周后患者出院恢复全日工作，参加旅游，并不断地进行肺移植的供、受体组织工作，6 年半后死于肾衰竭。1983～1985 年 Cooper 领导的多伦多肺移植组共报道了 7 例单肺移植，5 例存活，更进一步促进了肺移植工作的开展。1988 年法国巴黎 Beallon 医院的 Mal 和 Andteassian 成功地为 2 例肺气肿患者做单肺移植，术后患者恢复良好，V/Q 比例无明显失调，患者术后基本恢复了正常生活。打破了 COPD 不适合单肺移植的说法，其文章报道后很短时间内 COPD 就成为单肺移植的适应证。

随着单肺移植经验的积累，1990 年开始双侧序贯式肺移植。通过横断胸骨的双侧开胸，相继切除和植入每一侧肺，将单肺移植技术分别用于每一侧肺移植，使双肺移植变得简单而安全。多数情况下不需要体外循环，需要体外循环时也只是短时间的部分转流，不需要心脏停搏。目前序贯式双肺移植技术已被普遍采用，2000 年后全世界单、双肺移植的数量已经持平，2012 年后双肺移植占近 70%。

近年的另一个新进展是应用肺移植治疗特发性肺动脉高压或艾森门格综合征同时修补心内畸形，肺移植减轻右心室后负荷后可以促进心室功能的恢复。单肺移植术后肺灌注扫描，发现移植肺接受超过 80% 的血流灌注而没有不利影响，以上研究均支持新移植肺能够耐受绝大部分（如果不是全部）心排血量的观点，肺动脉高压肺移植术后心功能恢复良好。

20 世纪 90 年代，肺移植在世界各地广泛开展，在美洲、欧洲和澳大利亚都取得了巨大成功。在欧美国家，肺移植已经相当成熟。截至 2014 年 6 月，全球已完成 51 440 例肺移植手术（图 7-23），肺移植术后 3 个月、1 年、3 年、5 年、10 年的生存率分别为 89%、80%、65%、54% 和 31%，存活满一年的肺移植患者的中位生存期为 7.9 年。

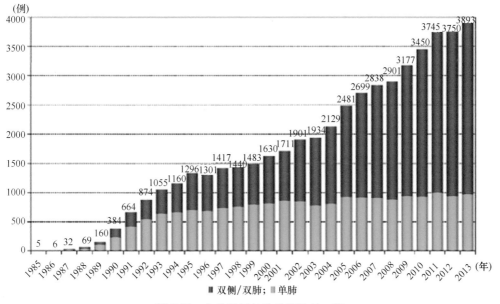

图 7-23 全世界历年肺移植数量一览

亚洲地区肺移植相对落后。1996 年 Takagi 调查了亚洲 11 个国家及地区。泰国 1993 年 2 月完成双肺移植，至 1995 年行肺移植 22 例；中国香港 3 例；沙特阿拉伯报道，至 1994 年行单肺移植 4 例；韩国曾行 2 例肺移植未成功。此外还有以色列曾行肺移植术。近 10 年来中国台湾肺移植工作发展很快，1991 年 7 月 10 日首先为一例矽肺患者行单肺移植，术后半年因感染死亡，1995 ～ 1999 年共行 29 例次。1999 年 5 月在日本东京召开的亚洲肺移植研讨会上，日本、韩国、泰国、菲律宾及中国都报道了肺移植手术病例。2003 年日本报道活体肺叶肺移植治疗小儿终末期肺病 10 余例。

（二）我国肺移植的历史

我国肺移植起步很早，1979 年北京结核病控制研究所辛育龄教授就为 2 例肺结核患者行单肺移植术，因急性排斥及感染无法控制，分别于术后 7 天及 12 天将移植肺切除。经过长期停顿后，1995 年 2 月 23 日首都医科大学附属北京安贞医院陈玉平教授为一位终末期结节病肺纤维化患者行左单肺移植，术后存活 5 年 10 个月，成为我国首例成功的单肺移植。1998 年 1 月 20 日北京安贞医院又为一名原发性肺动脉高压患者在体外循环下行双侧序贯式肺移植，术后存活 4 年 3 个月，成为我国首例成功的双肺移植。1994 年 1 月至 1998 年 1 月我国共近 20 例肺移植，只有北京安贞医院的上述 2 例肺移植患者术后长期生存，其余患者均在术后短期内死亡，以后肺移植工作在我国停滞了近 5 年时间。

我国心肺联合移植数量较少，目前总数不超过 20 例，且开展单位较肺移植开展单位少，由于供体短缺，此类移植的例数不会在短期内增加许多。

2002 年 9 月，以陈静瑜为首的无锡肺移植中心成功完成了国内第 1 例单肺移植治疗肺气肿，使得停滞 5 年的临床肺移植工作在中国大陆再一次燃起生机，再次启动了我国临床肺移植工作。近年来，在无锡市相继召开了 7 届全国心肺移植研讨会议，对我国的肺移植工作起到很大的推动作用。目前根据 2006 年 5 月起实施的《人体器官移植条例》和《人体器官移植技术临床应用管理暂行规定》，全国共有 167 家医院通过卫生部人体器官移植技术临床应用委员会审核，成为第一批获得施行人体器官移植资质的单位，但其中具有开展肺移植资质的医院仅有 20 余家。据统计，自 2002 年以来，全国至少有 10 余家医院开展了肺移植手术，除了亲属活体捐赠肺叶移植没有长期存活的受者外，其他肺移植术式，如单肺、双肺及肺叶移植手术等均已成功开展，且大部分受者长期存活，至 2014 年底，全国肺移植总数为 523 例（图 7-24），2014 年全国肺移植数是 147 例，无锡市人民医院 104 例，进入全世界五大肺移植中心行列，全国每年仅有无锡市人民医院的肺移植数量超过 10 例，与肝、肾移植相比，我国肺移植的数量和质量还有待提高。

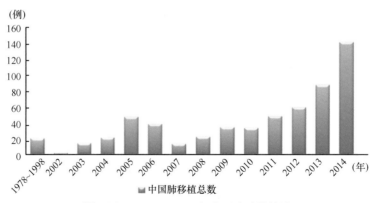

图 7-24 1978 ~ 2014 年全国肺移植统计

2002 ~ 2014 年底无锡市人民医院完成肺移植 344 例（图 7-25），历经 10 余年探索，积累了较多术后管理经验，肺移植技术，以及术前、术后管理等得到极大改善和提高，在受者年龄偏大、身体条件较差的情况下，无锡市人民医院的肺移植受者 1 年、3 年、5 年、10 年存活率达到了 78 %、62 %、53 % 和 38%，接近国际先进水平。目前，无锡市人民医院成为卫生部负责肺移植的注册单位，2010 年肺移植项目获得中华医学奖。肺移植受者术后生活质量得到了极大提高，许多肺移植术后多年的受者先后参加了 6 次全国移植受者运动会，与肝、肾移植受者同场竞技，毫不逊色。

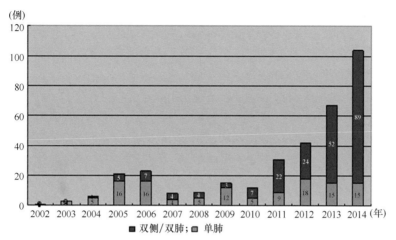

图 7-25　2002 ～ 2014 年无锡市人民医院历年肺移植例数

自 2015 年 1 月 1 日起，我国全面停止使用死囚器官作为移植供体来源，公民逝世后自愿器官捐献将成为器官移植使用的唯一渠道。随着此要求的推出，公民脑死亡和心脏死亡供体成为肺移植供肺的主要来源，但由于中国器官捐献相对于欧美国家仍处于初级阶段，许多潜在供肺缺乏足够的维护，导致捐献失败，或供肺质量一般，获取后无法达到理想供肺标准，作为边缘性供肺应用于临床，给临床移植带来了巨大的压力。但随着移植团队的不懈努力，在以后的移植中，必会利用每一个可用的供肺为更多的终末期肺病患者进行移植，挽救更多患者的生命，发展壮大中国的肺移植事业。

（三）肺移植发展与展望

经过漫长的实验与临床摸索，肺移植已在实验成功的基础上发展成为临床治疗终末期肺病的唯一方法，使越来越多的终末期肺病患者获得了新生。根据国际心肺移植协会的最新统计，目前肺移植适应证主要为慢性阻塞性肺病（33%）、间质性肺疾病（24%）、囊性肺纤维化（16%）、α_1- 抗胰蛋白酶缺乏（6%）等。随着医学的进步，国内肺移植近年来发展迅速，但同样遇到许多问题。

1. 肺移植技术待成熟　目前制约心肺移植发展的主要技术障碍是受者死亡率高，术后早期移植肺无功能，慢性排斥反应导致受者长期存活率低等，这也是目前国际上肺移植研究的重点。肺不同于肝、肾等实体脏器，它是一个空腔脏器，安全的冷缺血保存时限只有 4 ～ 6 小时，而且易发生严重的缺血再灌注损伤，可能导致早期移植肺水肿和肺功能丧失。因此，移植过程中对供肺的获取、保存、植入、再灌注的要求较高。目前我国正在开展脑死亡 / 心脏死亡供者捐赠器官移植的工作，临床供肺来源均为公民死后捐献，预示着我国肺移植与国际的接轨。

由于肺是对外开放的器官，肺移植后的早期感染（包括细菌、病毒和真菌三大感染）极为常见，并且是导致受者死亡的主要原因之一。同时，国内的肺移植受者术前身体条件普遍较差，多数曾大量使用抗生素，耐药现象严重，加大了肺移植后感染控制的难度。此外，急性排斥反应作为肺移植后的常见并发症，也是影响肺移植发展的重要因素。尽管肺移植受者免疫抑制剂的用量和血药浓度水平均高于其他实体器官移植，但肺移植后的急性排斥反应要多于肝、肾移植。因此，肺移植受者的长期存活与拥有一个多学科合作团队，包括外科医师、呼吸内科医师、麻醉科医师、重症监护医师、物理治疗师和护士等的配合及围手术期管理是密切相关的。

2. 对待肺移植的观念待更新　除了技术原因之外，导致肺移植在我国发展相对滞后的一个重要原因在于患者对肺移植的认识不够。由于文化和理念的差异，我国的患者不到万不得已不会选择肺移植。目前我国每年肝移植总数为 2000 例，肾移植 4000 例左右，而肺移植平均每年 150 例，仅利用了 1 % 的供肺资源，这种情况与国外发达国家完全不同。在美国，因为供者缺乏，能得到供肺进行肺移植的患者控制在 65 岁以下，即超过 65 岁的患者无法肺移植，法律规定要将有限的肺源给相对年轻的患者，当患者的预计存活期为 2 年时就开始排队等待肺源，以进行肺移植。但尽管如此，每年还是有 28 % 列入肺移植等候名单的患者因没有等到肺源而死亡。相比我国大量的肺源都浪费了，但为什么还有患者因等不到肺源而死亡呢？关键是我们的患者目前几乎到了濒死状态才来寻求肺移植，不要说等 2 年，甚至 1 ~ 2 周有时也不行，而目前对于终末期肺病患者，除了呼吸机支持外，没有其他有效办法。反观尿毒症患者，即使不做移植也能依靠血液透析长期生存。目前我们将 ECMO 用于等待肺移植的患者，但此技术最多也只能维持数周，而且应用时间过长，移植成功率低。因此，我们目前不缺肺源，缺的是观念。

据统计，来无锡市行肺移植术前评估的患者绝大部分是终末期肺病患者，甚至是高龄患者，全身情况较差，其中不少经救护车转运而来，并在等待供肺的过程中死亡。更有甚者，生命垂危濒临死亡时才考虑紧急行肺移植术抢救治疗。10 余年来，无锡市人民医院的 400 例肺移植受者中，许多是长期呼吸机依赖的患者，最长的患者在气管切开呼吸机维持了 20 个月才来肺移植。而在美国，呼吸机依赖患者接受肺移植者仅占 1.2 %。我国目前接受肺移植的患者年龄偏大，基础条件差，高危因素多，很多患者直到呼吸机依赖才要求实施肺移植。国外的患者接受肺移植是为了改善生存质量，而在我国是为了救命。

此外，还有部分医务人员对肺移植尚不理解，认为肺移植尚不成熟，不愿建议患者接受肺移植。1998 年美国和欧洲已经有了统一的肺移植的选择标准，如果按照此标准选择肺移植受者，我国至少有数万人是肺移植的潜在受者。

3. 医疗制度待完善　曾有统计，在美国 1 例肺移植手术本身要支付 30 万美元，是几种大器官移植中费用最高的，其中还不包括术后随访、长期应用免疫抑制剂的费用。而目前我国的肺移植受者病情重、体质弱、术后恢复慢，在精打细算的情况下开展这项工作也需 30 万 ~ 50 万元人民币。

在我国，肝、肾移植手术均已经列入国家医疗保险，而肺移植在我国大部分省市却没有列入医疗保险。30 万 ~ 50 万元人民币的肺移植费用对大部分普通居民来讲确实昂贵，不易承受。目前在江苏省，肺移植已列入二类医疗保险报销范围，患者个人仅需支付40%的费用，而且术后免疫抑制剂的费用个人仅需支付10%，其余列入医疗保险报销范围，由国家补贴，大大减轻了患者的负担。希望今后我国其他地区也能将肺移植列入医疗保险报销范围。

4. 加强供肺的维护利用及分配 有供肺才有移植，2015年上半年1200例肺捐献，5%的供肺都没有利用，许多协调员不了解供肺如何评估、如何维护，需要加大这方面的培训，国家心肺网络分配系统尚未完善，许多能用的肺源浪费了，希望2018年国家供受体网络分配系统尽快完善上线。

5. 进一步宣传及鼓励全社会支持我国器官捐献及移植事业 目前心肺移植的冷缺血时间较短，供肺取下必须在6~8小时到达移植医院，必须得到民航、高速公路、高铁转运的支持，开通快速快捷的绿色通道，及时转运器官。

6. 肺移植准入医院适当放开 目前全国能够独立自主完成肺移植的医院不到10家，我国肺移植的发展和肝、肾移植的发展不同，肝、肾移植是在有500余家医院能开展的基础上，最后国家根据区域规划准入了100余家医院，而肺移植起始国家就准入了20余家，许多准入的医院目前不开展肝移植，而没有准入的医院目前都是有肝、肾移植资格的医院，为了使捐献的器官不浪费，爱心扩大，他们有较强的意愿开展心、肺移植，因此，国家为了器官捐献事业的发展，应适当放开准入。

为了推动人体器官移植事业健康发展，国家要加快心肺移植培训基地的确认和建设工作，规范移植医生的资格准入，国家要制定进一步加强器官移植的管理办法，目前没有移植资格的医院为了临床开展DCD/DBD器官捐献肺移植工作的需要，报省级卫生健康行政部门申请同意，非移植医院可以邀请有移植资格的医院团队合作开展。

尽管肺移植已是一项成熟的技术，但是鉴于以上因素，肺移植在我国推广尚需时日，但相信只要不断努力，随着社会的进步，人们观念的改变，相关制度的不断完善，肺移植一定会惠及更多患者。

（毛文君 陈静瑜）

陈静瑜. 2006. 胸部微创技术在肺移植切口中的应用. 中国微创外科杂志，6（9）：648-649.

毛文君，陈静瑜，郑明峰，等. 2012. 棉子糖低钾右旋糖苷液在临床肺移植中的应用. 中华器官移植杂志，33（5）：275-279.

毛文君，陈静瑜，郑明峰，等. 2013. 肺移植100例临床分析. 中华器官移植杂志，34（1）：28-32.

朱幸讽，陈静瑜，郑明峰，等. 2010. 体外膜肺氧合在原发性及继发性肺动脉高压肺移植中的应用. 中华器官移植杂志，31（8）：463-465.

朱艳红，陈静瑜. 2008. 第六届国际心肺移植研讨会简介. 中华器官植杂志，29（11）：693-696.

朱艳红，陈静瑜，郑明峰，等. 2006. 肺移植围术期ICU的监测与治疗. 医学研究杂志，35（3）：8-10.

Allen JG，Weiss ES，Merlo CA，et al. 2009. Impact of donor-recipient race matching on survival after lung transplantation：Analysis of over 11，000 patients. J Heart Lung Transplant，28（10）：1063-1071.

Christie JD，Edwards LB，Kucheryavaya AY，et al. 2012. The Registry of the International Society for Heart and Lung Transplantation: 29th adult lung and heart-lung transplant report-2012. J Heart Lung Transplant, 31 (10): 1073-1086.

Cypel M, Rubacha M, Yeung J, et al. 2009. Normothermic ex vivo perfusion prevents lung injury compared to extended cold preservation for transplantation. Am J Transplant, 9 (10): 2262-2269.

Date H, Sweet SC. 2009. Lung and heart-lung transplantation. Cardiol Young, 19 Suppl 1: S45-48.

de Perrot M, Liu M, Waddell TK, et al. 2003. Ischemia-reperfusion-induced lung injury. Am J Respir Crit Care Med, 167 (4): 490-511.

Eberlein M, Reed RM, Maidaa M, et al. 2013. Donor-recipient size matching and survival after lung transplantation a cohort study. Ann Am Thorac Soc, 10 (5): 418-425.

Fischer S, Hopkinson D, Liu M, et al. 2001. Raffinose improves 24-hour lung preservation in low potassium dextran glucose solution: a histologic and ultrastructural analysis. Ann Thorac Surg, 71 (4): 1140-1145.

Fischer S, Simon AR, Welte T, et al. 2006. Bridge to lung transplantation with the novel pumpless interventional lung assist device NovaLung. J Thorac Cardiovasc Surg, 131: 719-723.

Hopkins PM, McNeil K. 2008. Evidence for immunosuppression in lung transplantation. Curr Opin Organ Transplant, 13 (5): 477-483.

Maurer JR, Frost AE, Estenne M, et al. 1998. International guidelines for the selection of lung transplant candidates. The International Society for Heart and Lung Transplantation, the American Thoracic Society, the American Society of Transplant Physicians, the European Respiratory Society. J Heart Lung Transplant, 17: 703-709.

Michel P, Vial R, Rodriguez C, et al. 2002. A comparative study of the most widely used solutions for cardiac graft preservation during hypothermia. J Heart Lung Transplant, 21 (9): 1030-1039.

Miyoshi S, Schaefers HJ, Trulock EP, et al. 1990. Donor selection for single and double lung transplantation. chest size matching and other factors influencing posttransplantation vital capacity. Chest, 98 (2): 308-313.

Ng CY, Madsen JC, Rosengard BR, et al. 2009. Immunosuppression for lung transplantation. Front Biosci, 14: 1627-1641.

Orens JB, Estenne M, Arcasoy S, et al. 2006. International guidelines for the selection of lung transplant candidates: 2006 update-a consensus report from the Pulmonary Scientific Council of the International Society for Heart and Lung Transplantation. J Heart Lung Transplant, 25 (7): 745-755.

Ouwens JP, van der Mark TW, van der Bij W, et al. 2002. Size matching in lung transplantation using predicted total lung capacity. Eur Respir J, 20 (6): 1419-1422.

Roberts DH, Wain JC, Chang Y, et al. 2004. Donor-recipient gender mismatch in lung transplantation: Impact on obliterative bronchiolitis and survival. J Heart Lung Transplant, 23 (11): 1252-1259.

Strueber M, Hoeper MM, Fischer S, et al. 2009. Bridge to thoracic organ transplantation in patients with pulmonary arterial hypertension using a pumpless lung assist device. American Journal of Transplantation, 9: 853-857.

Trulock EP, Edwards LB, Taylor DO, et al. 2006. Registry of the International Society for Heart and Lung Transplantation: twenty-third official adult lung and heart-lung transplantation report-2006. J Heart Lung Transplant, 25 (8): 880-892.

Yusen RD, Edwards LB, Kucheryavaya AY, et al. 2015. The registry of the International Society for Heart and Lung Transplantation: Thirty-second official adult lung and heart-lung transplantation report-2015; Focus theme: Early graft failure. J Heart Lung Transplant, 34 (10): 1264-1277.

第八章 心肺联合移植手术

第一节 心肺联合移植手术的适应证和禁忌证

一、心肺联合移植的适应证和受体选择

心肺联合移植手术最初是治疗原发性肺动脉高压、先天性心脏病伴艾森门格综合征的移植术式，目前主要针对那些内科无法治疗，且不能依靠常规心脏、肺手术或单纯心脏、肺移植矫治的心肺疾病，主要疾病如下所述。

1. 心脏疾病引起的不可逆的肺部病变 如左向右分流型先天性心脏病并发艾森门格综合征、晚期特发性心肌病、瓣膜心脏病合并不可逆的肺血管病（如 PVR＞10Wood 单位）。

2. 无法矫治的先天性心脏病合并肺动脉闭锁或严重弥散的肺动脉发育不良及顽固性心功能衰竭。

3. 肺部病变引起不可逆的心力衰竭 原发性肺动脉高压、弥漫性肺动脉静脉瘘和肺实质性疾病（如囊性肺纤维化、支气管扩张、终末期肺气肿等）同时伴有不可逆的心功能衰竭。

4. 其他应用药物治疗无效的肺实质性病变合并心功能不全，表现为终末期心肺衰竭者。

心肺联合移植受体选择：①预计患者的存活时间不超过 12～18 个月；②有显著且持续的心肺功能障碍，包括呼吸困难、咯血、晕厥、发绀等，NYHA 分级为Ⅲ或Ⅳ级；③除心肺疾病外，其他脏器没有严重病变；④患者的心理状态稳定。

成年人心肺联合移植主要的病种有先天性心脏病（34.9%）、原发性肺动脉高压（27.2%）、囊性纤维病（14.1%），小儿心肺联合移植主要的病种有特发性肺动脉高压（26%）、先天性心脏病（22%）、囊性肺纤维化（22%）、艾森门格综合征（14%）（数据来自国际心肺移植学会登记处 1982.1～2008.6）。

二、心肺联合移植的禁忌证

心肺联合移植的绝对禁忌证：严重全身系统性疾病、严重肝肾功能障碍、恶性肿瘤、HIV 感染、活动性乙肝和（或）丙肝、呼吸系统多重耐药菌感染、免疫缺陷疾病、严重胸廓畸形或呼吸肌无力等。

心肺联合移植的相对禁忌证：活动性肺外感染、症状性骨质疏松、恶病质或严重肥胖、毒品或酒精滥用、癫痫或精神疾病、医嘱依从性差等。

第二节 供体心肺选择、获取与保护

一、供体的选择

选择心肺联合移植的供体较其他器官更加困难，因为脑死亡或外伤者多合并存在肺部感染或肺水肿，只有不到 20% 的供体适合用于移植。

评估供者需要了解病史、体格检查、胸部 X 线片、12 导联心电图、动脉血气分析和有关 HIV、丙肝、乙肝、单纯疱疹病毒、巨细胞病毒、弓形虫、梅毒等血清学筛查结果。供体的选择标准：年龄一般不超过 50 岁，心脏和肺视诊、触诊未见异常，X 线肺野清晰，且心 / 胸比例正常，FiO_2 为 40% 时 PaO_2 应 $>$ 140mmHg，或 FiO_2 为 100% 时 $PaO_2 >$ 300mmHg，肺通气顺应性检测吸气峰压 $<$ 30cmH_2O，支气管镜检未见明显异常，超声心动图显示心功能良好，必要时做冠状动脉造影排除粥样硬化病变（表 8-1）。

表 8-1 心肺联合移植供体的选择标准

年龄 $<$ 50 岁
吸烟史，吸烟量应少于 20 包 / 年
FiO_2 为 40% 时 $PaO_2 >$ 140mmHg，或 FiO_2 为 100% 时 $PaO_2 >$ 300mmHg
肺部 X 线片正常
痰细菌和真菌培养或镜检阴性
支气管镜检查未见脓性分泌物或呼吸道异常
心脏功能良好，无明显冠状动脉病变
无胸部创伤史
HIV 感染阴性

绝对禁忌证：长时间的心脏停搏、低氧血症、恶性肿瘤（除基底细胞癌和皮肤鳞状细胞癌外）、HIV 感染者、严重的冠状动脉和其他器质性心脏病，以及近期心肌梗死病史。相对禁忌证包括胸部外伤、败血症、大量吸烟史、长时间低血压（收缩压低于 60mmHg 持续 6 小时以上）、乙肝表面抗原（HBsAg）或丙型肝炎病毒（HCV）抗体阳性、多次复苏、长时间大剂量应用正性肌力药 [如多巴胺 $>$ 15μg/（kg·min）超过 24 小时]。应排除代谢性或生理原因造成的心律失常和心电图异常（如脑疝、低钾血症和低温），并正确评估胸部挤压伤、误吸、肺气肿、支气管损伤等情况。

近 10 年伴随器官移植事业的迅速发展，供体相对短缺的问题日益突出，供者的选择标准逐渐放宽，如年龄上限有时被提高到 60 岁。但 ISHLT 研究显示，供者超过 55 岁，缺血时间超过 6 ~ 8 小时，可能使受者的长期存活率降低，且增加罹患闭塞性细支气管炎（OB）

的概率。吸烟史方面的限制也常被放宽，传统标准是低于 20 包 / 年，修改后则仅要求供者在筛查时没有明显慢性阻塞性肺病或其他肺部疾病表现。有时甚至痰细菌学筛查（革兰氏染色）阳性的肺亦被用于移植，但此时要求移植前后的供、受者均接受一段时间抗生素治疗，而痰液检出真菌仍是供肺禁忌证。对供体血气分析和胸片方面的限制也可能被放宽。

Gabbay 等倡导采用积极的方法处理供者，以达到"器官复苏"，即术前通过给予抗感染、胸部理疗、液体治疗、调整机械通气和支气管灌洗等治疗，使不合格的供者成为合格的供者。$PaO_2 < 300mmHg$（$FiO_2$100% 时）的供者通过这种处理可提高氧分压，从而使 34% 不合格供者成为合格的供者。

二、供体心肺组织的切取

成功的移植首先依靠合适的器官选择。事实上，许多术前事件，如机械性创伤、脑死亡、误吸、低血压、机械通气等都对供体心肺组织功能和缺血耐受性有潜在影响。这些影响的具体情况很难评估，目前评估参数主要来源于供体病史、血流动力学指标、动脉血气分析、胸片和超声表现、支气管纤维镜与切取组织时的肉眼外观检查等，更精确的评估方法（如脑死亡后炎症因子的动态变化）尚未进入临床应用阶段。

急性脑外伤者因神经系统损伤、缓慢心率和体液大量丢失，常出现血流动力学不稳定、肺水肿、肺挫伤、误吸、感染等情况，其心肺组织作为供体之前常需要进行动静脉压力监测、液体复苏及强心、扩管等处理。气管插管和机械通气时，要注意吸入气压切勿过高，避免人工性肺气肿，FiO_2 一般不超过 40%，避免吸纯氧所致肺损伤，PEEP 不超过 3 ~ 5cmH$_2$O，定期轻柔地进行气管内吸引，分泌物送培养和药敏试验。分离供体过程中应监测血流动力学，CVP 5 ~ 8mmHg，如低血压应立即处理，可考虑快速输液扩容，注意尿量，为防止肺水肿，应选择胶体液为主（如血制品、血定安）扩容，血红蛋白含量不低于 100g/L，可用少量正性肌力药物 [如多巴胺 5 ~ 8μg/（kg·min）] 支持，避免温度过低所致室性心律失常和代谢性酸中毒。

供体心肺切取有非体外循环和低温体外循环两种形式，目前应用最广泛的是非体外循环形式。先在全身麻醉下行气管插管，容量控制模式呼吸机辅助，插胃管并低压抽吸。手术开始前静脉注射甲泼尼龙 30mg/kg 或 1g。常规胸骨正中切口，迅速切开两侧胸膜腔，检查双肺和胸膜腔（尤其有胸部外伤史者）。短暂肺部放气，电刀切断肺韧带。完全切除胸腺组织，纵行切开心包并悬吊，依次解剖游离升主动脉，肺动脉和上、下腔静脉，升主动脉和腔静脉分别套带。上腔静脉和主动脉之间纵行切开气管前心包，分离气管并套带，分离的位置尽量偏高一些，至少在气管隆嵴上 4 个气管环，隆突附近减少操作，以免损伤来自冠状动脉的侧支血液循环继而影响术后气管吻合口愈合。需特别注意组织块后方的彻底止血（图 8-1）。

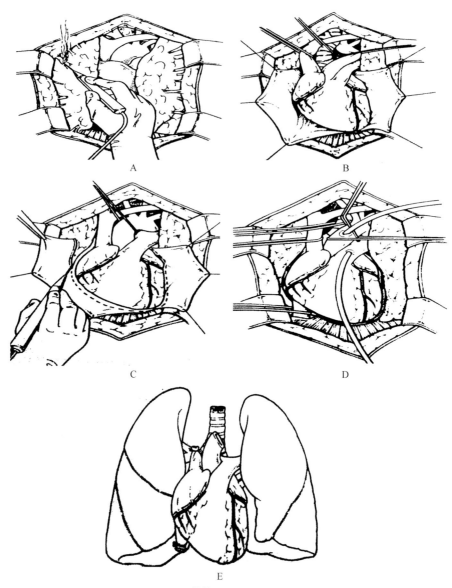

152

图 8-1 供体心肺组织切取过程

A. 胸部正中切口，分离粘连，从下切断肺组织韧带；B. 切开心包，依次分离升主动脉、腔静脉、肺动脉和气管；C. 将胸前心包翻转至肺门后；D. 阻断后，心脏和肺保护液经主动脉和主肺动脉同时灌注，随后灌注冷停搏液；E. 离断腔静脉和主动脉，高位钳夹气管，完整地将心肺组织块从食管及后纵隔组织游离

（Kirklin JK，Young JB，McGiffin DC. 2002. Heart Transplantation.）

　　主动脉阻断前 15 分钟开始静脉滴注前列腺素 E_1（PGE_1），起始速度 20ng/（kg·min），然后按 10ng/（kg·min）的速度逐渐增至 100ng/（kg·min），同时平均动脉压应维持在 55mmHg 以上，FiO_2 为 40%，PEEP 在 3 ~ 5cmH_2O 情况下持续通气。全身肝素化，高位结扎上腔静脉，近心端切断上腔静脉，阻断下腔静脉。当心脏排空时阻断主动脉，主动脉根部灌注冷晶体心脏停搏液（10ml/kg），同时经肺动脉插管开始灌注肺保护液 [15ml/（kg·min），灌注 4 分钟，压力勿高于 30mmHg]。在心包反折处切断下腔静脉，并切开左心耳或右上肺静脉插管引流以防止左心过胀，心肺组织表面浇灌冷盐水。灌注以心跳停止、肺表面无红色、流出液清亮为止。期间予以半潮气量通气。当灌注和降温满意后，将胸腔液体吸除并肺部放气。然后从膈肌水平向头侧分离食管和降主动脉前的后纵隔组织。分离时靠近食管，避免损伤气管、肺和大血管。再按正常潮气量膨肺，在尽量高的位置钳夹并切断气管，1%活力碘消毒残端。心肺组织块取出后，用纱布包裹后装入盛有 2 ~ 4℃的冰盐水无菌袋内，外面再套一层无菌袋，置入保温容器中运输。

三、供体器官的保护

良好的供体器官保护是移植成功的重要环节，也是一直以来的热点问题。其总体原则在于减轻缺血再灌注损伤和缩短缺血时间，以尽可能减少三磷酸腺苷消耗，尽可能供给氧和营养，最大限度地保存移植物功能。由于肺组织对缺血耐受时间短，严重再灌注损伤高达 20%，移植后肺功能极易受损，影响受体存活，因此心肺联合移植中，供体器官保存的重点在肺。

理论上供体心肺保护应包括切取前、热缺血期、转运期、移植时和术后的全过程。其中热缺血期指从阻断主动脉，切下供体心肺组织开始到将其浸浴冷藏的时间，注意使心脏迅速在舒张期停搏并均匀一致地降温，更要避免对肺组织的机械性损伤；冷缺血期则是指从冷藏后运送，直至准备进行移植的时间，要注意减少组织缺血水肿和酸中毒。通常整块心肺组织的保存时间上限是 6 ~ 8 小时，冷缺血时间过长会对心肺存活及功能、急性排斥反应和闭塞性细支气管炎发生等产生不利影响。

切取供体组织时，心脏灌注均采用主动脉根部灌注冷晶体停搏液，常用 St. Thomas 液、UW 液和 HTK 液等。心肌保护的主要原理依然是低温和停搏，如果从采集到准备移植的时间长，往往需要多种保护措施联合使用，如供心运送途中低流量灌注、供心血供恢复前温血停搏液灌注。应用非脉冲充氧连续低温低压微量灌注法可确切地改善心肌保护，灌注压一般为 25mmHg，灌注量为 24 小时每克心肌 3 ~ 6ml，可延长保存时间达 12 ~ 24 小时。灌注径路中加用 0.8μm 过滤器有助于防止冠状动脉阻塞增加灌注阻力。美国斯坦福大学有报道，采用特殊的供体器官保存装置模拟运送血液，维持供心的血供和搏动，同时排出代谢产物，可使供心保存时间达 12 小时。

心肺联合移植中，肺灌注主要有四种方法：冷晶体液灌注、冷血灌注、自体心肺灌注和体外循环降温。其中应用最广泛的是 4℃低温灌注改良 EC 液，且保持低浓度氧和中度膨肺状态，灌注量 50 ~ 60ml/kg，灌注压 10 ~ 20mmHg（一般不超过 30cmH_2O）。灌注前加用前列腺素 E_1 等扩张肺血管床可得到更好的灌注效果。供肺恢复血供前，应用平衡液将肺内残留的高钾保护液冲走，开放循环后再用超滤器滤除多余水分，一旦监测到高钾血症，应用胰岛素配比葡萄糖的方法尽快使血钾降到正常范围，为心脏复苏创造条件。

目前研究热点仍集中在心肺组织灌注液的成分。Belzer 等提出，理想的器官保存液应做到：①降低细胞代谢及缺氧性损害，有效防止低温所致的细胞水肿；②防止细胞内酸中毒；③有效防止低温灌注的细胞间质水肿；④防止氧自由基对细胞膜的损害；⑤提供能量基质，以提高细胞对缺氧的耐受性。一般根据电解质成分将晶体停搏液划分为仿细胞内液型和仿细胞外液型，前者含有中到大量的钾离子和少量的钙离子、钠离子，以 EC 液、UW 液、Cardiolsol 液等为代表；后者含有大量钠离子和小到中量钾离子，以 LPD 液和 Celsior 液等为代表。各种供心保护液中，仿细胞内液型保护液效果良好，其中获得公认的主要有 UW 液，其主要通过乳糖醛酸和棉子糖两种非渗透性物质抑制低温状态下的细胞肿胀，加入羟乙基淀粉减少毛细血管和细胞间隙之间过多的旁路，加入谷胱甘肽、腺苷、别嘌呤醇等氧自由基清除剂等。近年报道，在 3 个移植中心比较 EC 液和 LPD 液（欧美商品名 Perfax 液）对供肺保护的效果，前者肺移植术后早期（3 个月内）移植物失功的发生率达 18%，而后者仅 10%，提示在移植物功能早期恢复方面，后者可能优于前者。有报道 LPD 可以使供肺冷缺血时间延长到 12 ~ 24 小时，其良好的供肺保护效果归因于低钾浓度和右旋糖酐，既减少对血管内皮细胞结构和功能的破坏，减少氧化剂和肺血管紧张素的释放，抑制肺血管收缩，抑制对多形核白细胞的趋化，又通过 2% ~ 5% 的右旋糖酐 40 的胶体成分维持血浆渗透压，防止组织和细胞水肿，增加红细胞变形能力，抑制红细胞聚集，包裹内皮和血小板诱导抗血栓形成，从而更好地保存肺的结构完整性，改善肺组织微循环。

前列腺素类药物常被用于供者预处理和肺灌注液的添加成分。如前列腺素 E_1 能够对抗低温等刺激下出现的肺血管反应性收缩，促进灌注液在肺组织均匀分布，并可通过抗血小板聚集、白细胞黏附及抗炎效应减轻肺再灌注损伤。动物实验提示，糖皮质激素（如甲泼尼龙）预处理供体，可以降低缺血对白细胞的激活效应。棉子糖是分子质量为 594Da 的三糖，可比单糖和双糖更有效地抑制细胞水肿和肺水肿扩散，为 UW 液最基本的成分之一。有报道将棉子糖添加到 LPD 液中，可以进一步降低肺组织缺血再灌注损伤，同时改善缺血 24 小时后的肺功能。其他的保存液添加剂包括清除氧自由基的抗氧化剂（如还原型谷胱甘肽）、一氧化氮和磷酸二酯酶抑制剂等，近年新增的还有黏附因子单克隆抗体，以及其他对抗参与缺血再灌注损伤细胞因子的寡核苷酸。

低温（一般 0 ~ 10℃）是最重要的器官保护方法之一，主要通过降低器官代谢水平发挥效应，应覆盖从供体器官摘取、运输到植入受体的整个过程。但低温灌洗和保存器官的最佳温度尚不十分清楚，临床广泛采用冰水浴。

对于肺保存期间是否维持通气，保持膨胀还是不张状态，肺内气体的氧含量多少为宜等，目前各单位做法不一，尚待进一步研究。主张肺通气及膨胀状态者占多数，但也有采取肺不张取得良好保护效果的病例。有报道 100% 氧气优于室内空气，有认为高压氧有利于肺保护，然而更多见的是纯氧损害肺功能的报道。

第三节　心肺联合移植术前准备

一、受体的评估

受体评估的目的在于明确手术适应证，并评估患者病情，排除可能的禁忌证。术前辅助检查见表 8-2。

表 8-2　心肺联合移植受者术前辅助检查

常备检查	血细胞计数及分类，包括血小板和多核白细胞计数
	血型（ABO、Rh 等）
	出血时间、PT 和 APTT
	电解质（如钠、钾、钙、镁、氯等），血清蛋白电泳
	心肌酶谱（如磷酸肌酸激酶及其同工酶）
	尿液分析、免疫学筛查（如风湿因子）
	血清病毒学检测（如巨细胞病毒、腺病毒、单纯疱疹病毒、带状疱疹病毒、EB 病毒、HIV，以及甲、乙、丙型肝炎病毒等）
	心电图、胸部 X 线片
供考虑的检查	超声心动图及声学造影、核素扫描测定左室和右室射血分数
	心导管检查及冠状动脉造影
	胸部 CT 扫描，肺通气 / 血流灌注比例定量分析
	颈动脉扫描、乳房 X 线检查、结肠镜检
	痰液细菌、病毒、真菌、衣原体等病原体分析
即将手术前的检查	HLA 位点分析、移植抗体检测、免疫球蛋白定量分析
	组织胞质菌、球虫、弓形虫等血清滴度分析、结核菌素试验（PPD）
	肺功能检测和动脉血气分析
	12 小时收集尿测定肌酐清除率和尿总蛋白、尿液细菌学培养

1. 心血管系统评估　常规心电图、心脏彩超检查及心导管检查，明确心肺解剖及有无体肺侧支血管。

2. 肺功能评估　常规前后位和侧位胸片，肺功能检查，对于肺实质病变的患者，胸部 CT 检查，必要时需肺部 CT 增强，以及 6 分钟步行试验评估运动能力。

3. 肝、肾功能评估　常规肝、肾功能检查，必要时肝、肾超声检查和 CT 检查。高胆红素血症（胆红素 > 42.75μmol/L）是心肺移植术后死亡的危险因素，并反映肝淤血和心源性肝硬化的进程。

4. 感染性疾病　术前应行传染病及相关病毒（HIV、HAV、HBV、HCV、梅毒）筛查：人 T 细胞淋巴瘤病毒、巨细胞病毒、EB 病毒、带状疱疹病毒和单纯疱疹病毒筛查及 PPD 试验。HIV 感染目前被认为是移植禁忌证，HBV 感染是相对禁忌证。

5. 血液系统和免疫系统评估　血常规、凝血功能、ABO 血型、HLA 定型、PRA 等检查。PRA 过高的患者术前可行硫唑嘌呤、MMF、环磷酰胺、免疫球蛋白治疗和血浆置换治疗，但术后移植效果较差。

6. 心理评估及其他。

二、供体的评估和管理

心肺联合移植的关键是要有合适的心肺供体，而仅有 25% 的器官捐献者可以提供适合

155

移植的肺，主要因为肺的易损性：外伤脑死亡捐献者合并肺部损伤、肺吸入性损伤、长时间机械通气和神经源性肺水肿。供体选择标准各中心并不相同，通常为年龄 < 55 岁，无明显心肺疾病史，无明显肺部挫伤，无吸烟史或少量吸烟（< 20 包 / 年）。

1. 供心评估　与心脏移植相似。通过有无使用升压药及其剂量大小，供体血压、心率状况，心脏彩超有无结构异常等来评估。

2. 供肺评估　可接受的气体交换标准：FiO_2=1.0，PEEP=0.49kPa 的通气情况下 $PaO_2 \geqslant$ 40kPa，或者 $FiO_2 \leqslant$ 35% 时 $PaO_2 \geqslant$ 12kPa。肺顺应性正常：正常潮气量下气道高峰压 $\leqslant$ 4kPa。

供肺经典标准是吸痰或支气管镜检查都没有脓性分泌物的证据，但目前脑死亡捐献者多数机械通气超过 2 天，经典标准较难实现。目前通过获取前供体痰培养确定病原菌指导移植后治疗，或器官摘取前静脉内抗炎治疗预防移植后感染。若支气管镜下各阶段持续出现脓性分泌物、供肺真菌感染或严重细菌感染均为禁忌证。供肺需要反复评估，直至获取器官术中检查评估。

三、供受体的配备选择

1. 血型相容　ABO 血型相容是必需的，但允许 ABO 血型不一致，但必须相容，如 O 型供体和 A 型受体。Rh 血型常规检查，受体 Rh 阴性的女性经产妇时，需术前 RhIgG 免疫球蛋白治疗。

2. 群体反应性抗体（PRA）　受体 PRA 阳性，需移植前行供受体血清淋巴细胞交叉试验；如果 PRA 阴性，则不须要此试验。

3. CMV 检测　理想供受体均为 CMV 阴性，供体 CMV 阴性不是必须条件。

4. 肺大小匹配　供受体肺大小应匹配，可避免肺部膨胀不全、持续性胸膜渗出或气胸。原则上供体的胸腔应略小于受体。还需考虑受体原发病，如肺气肿患者，胸廓容积相对体型偏大，限制性肺疾病患者偏小。

肺容积计算公式如下：

男性 =[0.094×身高（cm）]-[0.015×年龄（y）]-9.167

女性 =[0.079×身高（cm）]-[0.008×年龄（y）]-7.49

四、心肺联合移植内科维持治疗

合理的内科治疗和规律的随访能保持全身状况相对稳定，避免心肺疾病进一步恶化，提高心肺联合移植成功率。移植前的重点工作是心肺功能维持、营养支持和内科其他疾病的控制与治疗。肺功能支持采用氧疗、呼吸训练、胸部理疗、控制肺部感染，以及必要时的机械通气等措施，而心力衰竭包括常规强心、利尿、扩管等治疗措施，若效果不佳，考虑主动脉内球囊反搏（IABP）、体外膜肺氧合（ECMO）、心室辅助装置和全人工心脏等治疗措施，以及作为心肺移植的桥接治疗。

实质性肺疾病患者常伴有低氧张力和慢性呼吸衰竭，在 SaO_2 < 90% 或 PaO_2 < 60mmHg

时应给予吸氧治疗。尽管重度高碳酸血症不常见，但氧疗时需避免 $PaCO_2$ 显著升高。对于肺动脉高压者，长期低氧血症导致肺血管收缩和继发性红细胞增多，适当氧疗有助于减轻右心负荷，减少心律失常的发生。

对于心力衰竭患者，给予限液限盐、利尿、扩管等治疗以降低心脏前后负荷。合并肺部疾病者，需注意应用袢利尿剂可致代谢性碱中毒，后者可降低 CO_2 对呼吸的刺激作用。不应过度利尿，因为即使轻度脱水也易增加血压下降、发绀加重或晕厥发生的危险，甚至需及时补足血容量挽救生命。代血浆类扩充剂治疗有助于获得最佳心排血量，有助于血管扩张剂重新分布到因低血压而中断的区域。血管扩张剂（如硝酸酯类、ACEI 等）可降低后负荷，但严重心力衰竭情况下，若周围血管阻力过度降低，反而不利于增加心排血量，此时血管扩张剂应用要慎重。增强心肌收缩力可口服洋地黄制剂和（或）静脉滴注多巴胺 [2 ~ 10μg/（kg·min）]、多巴酚丁胺 [2.5 ~ 8μg/（kg·min）] 及磷酸二酯酶抑制剂（如米力农、氨力农）等。若心功能仍控制不佳，可考虑 IABP 及心室辅助装置或全人工心脏。严重心律失常要及时给予纠正。长期静脉用正性肌力药、利尿剂等治疗右心衰竭者，还应注意纠正电解质紊乱。

特发性肺动脉高压患者的预后不良主要与低心排血量综合征或肺动脉 SaO_2 低于 63% 有关，右心衰竭也可引起不良后果，如晕厥。氧依赖者应用支气管扩张剂益处不大，过量还可引起心律失常。针对肺循环的血管扩张剂有一定效果，其中钙通道阻滞剂只对钙离子敏感型患者（约占 20%）有效，在心导管检查中做血管扩张试验可以探明，而持续吸入或静脉用前列环素类似物（如依前列腺素、伊洛前列腺素），降低肺动脉压力虽可降低肺血管阻力，适合用作移植前过渡疗法，但只推荐短期应用，相当一部分患者在治疗期间仍因心肺状况恶化而死亡。

红细胞增多症的先天性心脏病患者，有时需反复放血和补液维持红细胞比容在 60% 左右。由于常合并血液高凝状态，所以不论血管内有无栓塞，许多单位均推荐采用抗凝、抗血小板聚集治疗。肺间质病变者需要糖皮质激素治疗，但为减少术后感染和气管愈合不良危险，术前应逐渐减量或停止使用。长期支气管肺部感染者，尤其是非发酵菌等顽固病原体感染，应坚持敏感抗生素治疗。营养不良合并低蛋白血症的受者，等待供体期间应加强肠内和肠外营养疗法，鼓励高蛋白饮食，并注意监测血糖。

五、移植受体的辅助治疗

心肺移植患者因长期心肺功能衰竭，日常生活能力和体能均明显下降，且伴心理障碍。因此除了积极内科治疗外，还需要系统的术前康复辅助治疗，以争取患者以最佳状况接受移植手术。呼吸训练、体能训练和心理治疗是心肺联合移植术前 3 个主要的辅助治疗。此外，如果受体 PRA > 5%，术前 3 天进行血浆置换可明显改善术后移植效果；弓形虫感染或乙肝病毒阳性者均应进行相应的辅助治疗。下面主要介绍呼吸、体能和心理辅助治疗。

（一）呼吸训练

慢性心肺疾病者接受手术，由于通气不足及膈肌活动受限，往往用力呼吸而形成不正确的呼吸方式，主要表现为胸式呼吸，呼吸浅快且费力，但肺泡通气量减少，呼吸肌耗氧量较大，甚至出现吸气时收腹、呼气时鼓腹等动作。

呼吸训练主要分为静态和有躯体动作的呼吸运动。前者主要指胸腹式呼吸，加强吸气或延长呼气；后者通常采用吸气性呼吸训练器以提高肺活量。根据体力情况逐渐增加体位和练习次数、时间，促进有效咳嗽和排痰，减少肺部感染发生。

有报道为心肺联合移植的受者推荐以下呼吸训练，一般每次 1 ~ 3 分钟，每日 2 ~ 4 次。

1. 仰卧位，全身放松。左手放胸前，右手置上腹。用鼻深吸气，隆腹，左手触感胸部不活动。吹哨式缓慢呼气，右手将腹部向内上方推。每次吸气 2 ~ 3 秒，呼气 4 ~ 6 秒。

2. 左侧卧位，下肢取舒适屈曲位，练习同上，然后右侧卧位练习。

3. 背靠椅子，宽布带缠在下胸部，手握带两端，腹式呼吸，吸气时松带，呼气时紧带。然后改为立位，练习同上。最后步行位，吸气走 2 步，呼气走 4 步。

（二）体能训练

建议吸氧条件下进行低负荷运动训练，以防止长期卧床所致体力减退、肺不张、关节僵硬等问题。

心功能Ⅲ级者能量消耗应在 1.5METs（代谢当量）以下，如床上洗漱、进食、膈肌呼吸练习及床边大小便、肢体被动运动或简单主动运动等。若心肺功能改善，可将能量消耗提高至 2 ~ 3METs，如坐椅中，较长时间肢体节律性运动，以及病区走动等。若耐受良好，可做步行或踏车等有氧练习。原则上要求活动中心率不超过 120 次 / 分或增加不超过 30 次 / 分，或在最大心率预计值 60% 以下。

（三）教育和心理治疗

慢性心肺疾病者心理特征是抑郁甚至绝望、无价值和疑病倾向，病程长、病情重者还有被动、依赖、不自信等。通过与患者及其家属交流，使其了解呼吸、循环的生理和病理知识，手术方案及康复计划，药物治疗（尤其免疫抑制剂）的利弊，以及对术后社会心理适应的生活指导。通过心理疏导，结合内科治疗，减轻患者心理障碍，提高其对巨大变化的心理承受能力。

第四节　心肺联合移植手术要点、难点及对策

一、受体心肺的摘除

（一）摘除术的步骤

1. 受者取仰卧位，正中劈开胸骨，在胸骨切缘下切开两侧胸膜，电刀分离胸膜腔粘连处。对于有胸部手术史和纤维囊性病变等所致广泛致密粘连者，可采用双侧开胸横断胸骨

的手术切口。切除胸腺组织，纵行切开心包，全身肝素化后按心脏移植插管法建立体外循环，切除心脏。在残存的心房后壁两侧肺静脉之间纵行切开，进入斜窦（图 8-2），将残存的左心房和肺静脉从后纵隔游离并牵向前方。分离时紧靠肺静脉，以免损伤后方的迷走神经（图 8-3）。

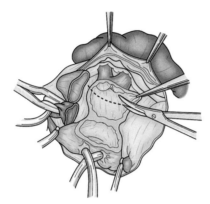

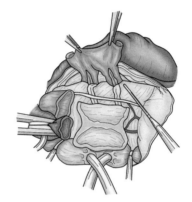

图 8-2　切除心脏，纵行剪开残存左
心房壁

图 8-3　左心房后壁操作时，注
意保护迷走神经

2. 在离左侧膈神经前 3cm 和后 1～2cm 的位置，平行于膈神经切开心包，切口上自左肺动脉，下至膈肌，形成一条膈神经血管束带，以保护膈神经（图 8-4）。结扎切断左肺韧带，将左肺向右上方牵拉，显露肺门后面，解剖肺门，显露并游离支气管，结扎支气管动脉（图 8-5），将残存的左心房和肺静脉自纵隔分离，游离切断左肺动脉，夹闭左支气管并切断，取出左肺（图 8-6）。

159

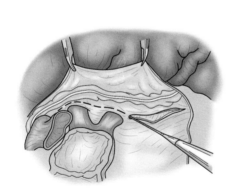

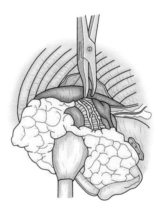

图 8-4　沿膈神经前后纵行切开心包，形成
膈神经血管束

图 8-5　摘除心脏

3. 切开右后外侧心包，按左肺处理法保留右侧膈神经索带。结扎切断右肺韧带。在房间沟后方切开左心房，并向上、下适当延长切口（图 8-7，图 8-8）。将右心房与右肺静脉分开，并将右肺静脉及残留的右半侧左心房后壁自后纵隔分离，注意保护其前方的膈神经和后方的迷走神经（图 8-9）。向左前方牵引右肺，结扎支气管动脉，在肺门水平游离并切断右肺动脉，将右主支气管钳闭后切断，即可切除右肺。

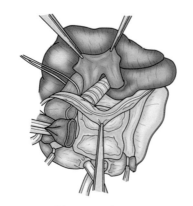

图 8-6　切除肺叶

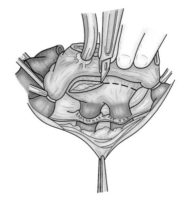

图 8-7　在房间沟后方切开左心房

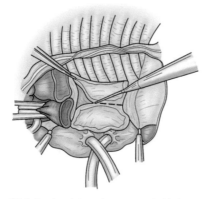

图 8-8　切开左心房，上、下延长切口

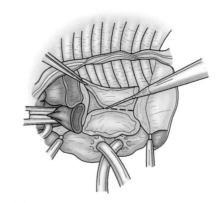

图 8-9　切开心房时保护膈神经和迷走
神经

（Kirklin JK，Young JB，McGiffin DC. 2002.

Heart Transplantation.）

4. 切除残留主肺动脉，注意在动脉韧带的位置保留纽扣大小的主肺动脉壁，避免损伤左喉返神经。在主动脉、上腔静脉之间切开心包后壁，显露气管隆嵴，仔细分离气管隆嵴以下的支气管残端，支气管动脉应予单独游离并仔细结扎。先天性心脏病患者，尤其肺动脉闭锁或艾森门格综合征，通常有粗大的支气管动脉，结扎时应更加小心。充分止血后，在气管隆嵴水平切断气管。采用缝扎、涂洒生物蛋白胶等手段进行后纵隔彻底止血。

Vouhe 等采用另一种受体心肺的切除方法，即切除心脏后，保留残留的左心房后壁、肺动脉和肺静脉，仅切除隆突以下的气管和支气管残端。据报道该方法可使后纵隔损伤性创面的出血减少到最低程度，还方便应用钳闭器 U 形银夹止血，有出血少、膈神经和迷走神经损伤概率低等优点。

（二）受体心肺摘除术的技术关键

1. 膈神经保护　保留膈神经前后 1cm 的心包片，避免钳夹或电刀灼伤膈神经。
2. 左喉返神经保护　切除左肺动脉时保留动脉导管韧带周围 0.5cm 的动脉壁。不在该处做盲目钳夹或电灼。如遇合并动脉导管未闭，可用 4-0 Prolene 线缝闭。保留更多的肺动脉组织，避免缝针进针过深伤及喉返神经。

3. 心后止血　去除病心后的后纵隔止血十分重要，因为这里是心肺植入后的盲区，如有出血，止血极其困难。因此，不必剥离心包后壁，心包以外的区域用缝扎、结扎止血，喷洒生物蛋白胶。

4. 防止污染　供者心肺切取时避免损伤食管造成污染；切除受者肺时以支气管吻合器钳闭残端。

二、供体心肺的植入

1. 将供体心肺组织块从容器中取出，进行适当修剪。取组织送细菌和真菌培养。在气管隆嵴上 1 ~ 2 个软骨环切断气管，修剪整齐。然后将心肺组织移入受者胸腔，左、右肺分别经膈神经后心包切口和右心房后方置入胸腔（图 8-10）。心肺表面浇注冰盐水。吻合的顺序是气管，右心房或上、下腔静脉，主动脉。

2. 将供者气管套入受者气管，用 3-0 Prolene 线或 Maxon 可吸收缝线连续或间断缝合法（常采用 8 字缝合）吻合气管，先后壁再前壁，口径不一致时可在膜部做适当调整（图 8-11）。气管吻合完毕证明无漏气后，开始用半量潮气量充气以减少肺不张。用 4-0 Prolene 线连续缝合吻合供受者的右心房（图 8-12），如采用腔－腔吻合法则分别吻合上、下腔静脉，同时逐渐复温至 37℃。

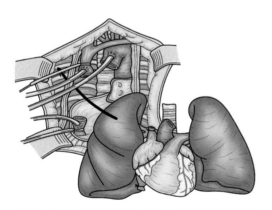

图 8-10　心肺组织块从膈神经束带下方分别放入右肺和左肺

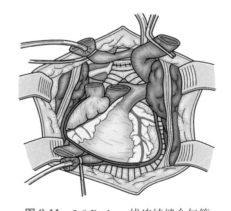

图 8-11　3-0 Prolene 线连续缝合气管

3. 修剪掉供、受心多余的主动脉，用 4-0 Prolene 线行主动脉端－端吻合（图 8-13）。主动脉吻合完毕，开放上、下腔静脉，左、右心彻底排气后开放主动脉。心脏除颤复跳，逐步停机，中和肝素后给予甲泼尼龙 500mg。机械通气时 FiO_2 设置在 40% 左右，PEEP 3 ~ 5cmH$_2$O。应用异丙基肾上腺素 0.005 ~ 0.01μg/（kg·min）维持心率在 100 ~ 110 次/分，适当降低肺动脉阻力。安置临时起搏导线，分别留置左、右胸腔和心包，纵隔引流管，逐层缝合，常规关胸。

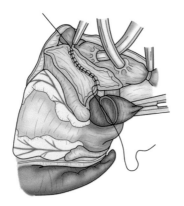

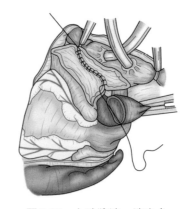

图 8-12　供者右心房与受者右
心房吻合

图 8-13　主动脉端－端吻合

（Kirklin JK，Young JB，McGiffin
DC. 2002. Heart Transplantation.）

三、心肺植入技术的关键

1. 气管吻合技术　为了有效地防止气管吻合口瘘和吻合口狭窄，术中必须注意避免过分游离受者气管，吻合时将受者气管套入供者气管，在气管膜部调节气管大小使之互相匹配。缝线一般采用可吸收缝线，如 4-0 Maxon 线，也有人采用 4-0 Prolene 不可吸收线做气管吻合，认为 Proplene 线刺激性小，不易产生吻合口狭窄。气管大小匹配良好时可全部连续缝合；气管大小不匹配时，膜部连续缝合，软骨部间断缝合。吻合结束后用生物胶封闭气管吻合口可有效防止漏气并减少术后吻合口瘘的发生率。

2. 术后出血的预防　手术创面大，出血或渗血明显，体外循环停机中和后补充血小板、冷沉淀、凝血因子，如凝血因子复合物、纤维蛋白原等，右心房后壁切缘缝合必须严密，否则难以止血。植入前结扎供体气管膜部周围组织，减少术后出血发生。

3. 术中肺水肿的预防　肺水肿是肺移植和心肺联合移植术中常见严重并发症，可危及患者生命。为了有效防治术中肺水肿的发生，采取供者肺充气保存、100% 氧气、0.392～0.785kPa（4～8cmH$_2$O）肺内气道压力，以及机械辅助通气时施加 PEEP 0.785kPa（8cmH$_2$O）等措施，控制晶体入量、提高胶体渗透压、利尿脱水、糖皮质激素的应用可有效防治术后肺水肿。

第五节　术后监测与处理

心肺联合移植术后早期要求较其他器官移植更加严格的无菌环境和监护条件，监测、治疗的关键在于维持患者充分的血流灌注和气体交换，同时控制液体输入量、心脏做功和呼吸道损伤。

10% ~ 20% 的心肺联合移植患者术后早期会出现不同程度的窦房结功能紊乱，多为窦性心动过缓，常在 1 周内恢复。有报道采取腔静脉吻合后，窦性心律失常和三尖瓣功能不良的发生率相对较少。术后早期心排血量主要是心率依赖性的，因此需要应用临时起搏器或异丙基肾上腺素 [0.005 ~ 0.01μg/（kg·min）] 将心率维持在 90 ~ 110 次 / 分。少数患者术后会出现永久性窦房结功能障碍，则需安装永久性起搏器。术后收缩压应维持在 90 ~ 110mmHg，必要时应用硝酸甘油或硝普钠，以降低心脏后负荷。多巴胺的应用剂量常为 3 ~ 5μg/（kg·min），以增加肾血流量和尿量。组织灌注良好的表现为四肢温暖，且在不使用利尿剂情况下，尿量＞ 0.5ml/（kg·h）。部分心肺联合移植患者术后可能发生不同程度的急性全心功能不良，影响因素包括长时间的缺血、心肌保护不良、移植前儿茶酚胺耗竭，以及低血容量、心脏压塞、败血症、心动过缓等，应及时给予相应的处理。对术后血流动力学持续不稳定者，应考虑置入 Swan-Ganz 漂浮导管监测肺毛细血管楔压（左心充盈压）。心脏功能的恢复通常需要 3 ~ 4 日，视病情慎重考虑逐渐减量和撤除正性肌力药物、血管扩张剂。

肺通气管理是移植术后关键问题之一。患者转入 ICU 后，需床边拍摄前后位胸部 X 线片，了解肺部情况。人工呼吸机及湿化装置需要严格消毒。通常采用低潮气量和低流量的方法，将气道峰值压力限制在 40cmH$_2$O 以下，以避免高气道压造成的气道黏膜损伤。机械通气的设置一般为 FiO$_2$ 50% 左右，潮气量 10 ~ 15ml/kg，辅助呼吸频率 10 ~ 14 次 / 分，PEEP 3 ~ 5cmH$_2$O，这些呼吸机参数一般要根据每 30 分钟的血气分析结果进行调整，使 FiO$_2$ 为 40% 时，PaO$_2$ 应＞ 80 mmHg，PaCO$_2$ 为 40 mmHg，pH 为 7.35 ~ 7.45。机械通气期间应反复吸痰，如分泌物太多难以吸尽或出现肺不张，尽早使用纤维支气管镜吸痰。当患者神志清楚、反应良好、呼吸循环稳定后，可考虑撤除呼吸机。在撤机前通常要经历间歇指令通气模式下逐渐减少呼吸次数的过程。拔除气管插管时间一般是在移植术后 24 小时。拔管后需利尿、吸氧、支气管肺泡灌洗等治疗和 X 线片观察、口腔护理及营养支持，鼓励患者深吸气和主动咳嗽非常重要，必要时行支气管肺泡灌洗治疗。

早期肺水肿可在术后即刻发生，第 3 日达到高峰，4 ~ 7 日逐渐好转，7 ~ 21 日明显消退。患者常有发热和呼吸困难，胸部 X 线片表现为弥漫性肺间质浸润阴影自肺门向外扩展，合并胸腔积液，导致肺顺应性减低、肺血管阻力升高和 PaCO$_2$ 降低、PaCO$_2$ 升高等。处理上强调限制液体输入量，尤其应严格控制晶体液的输注，血细胞比容应维持在 35% ~ 40%，而应用利尿剂有助于维持体液平衡和减轻肺水肿。

由于移植肺容易污染且缺乏排痰反射，加之免疫抑制剂的应用，心肺联合移植术后早期良好的呼吸道护理非常重要，雾化稀释痰液、肺部物理治疗及助咳、吸痰都有助于肺部恢复，同时常规应用抗生素预防感染，除广谱抗生素外还需要留意抗真菌、抗病毒等。另外工作人员操作前后洗手、尽早拔除各种引流管和输液管道、口腔护理、雾化稀释痰液和体位引流排痰等可以进一步减少感染的发生率。

术后当胸膜腔和纵隔引流管引流量低于 25ml/h 时，且术后 72 小时没有漏气，应拔除引流管。起搏导线一般在术后 7 ~ 10 日内拔除。数日后，如没有明显并发症，患者可从 ICU 转到标准心胸外科病房继续治疗。

（1）在移植病房，呼吸循环功能尚不稳定期间，常规需要心电监护、桡动脉测压、

CVP、动脉血气电解质、呼吸机等手段进行重症监护。第 1 周一般每日 1 次血常规、肝肾功能监测、免疫抑制剂（尤其环孢素、FK506）血药浓度检测，以及血、尿、痰和伤口分泌物细菌学培养和药敏试验，其后每周 2 次。术后 2 周内强调常做胸部 X 线片和心电图以连续性观察心肺病变。肺功能检查测定肺活量、用力呼气量、肺顺应性等指标，对评估肺通气功能和早期发现肺排斥反应非常重要。推荐在术后 24 小时通过纤维支气管镜检查气管吻合口愈合情况，在术后 1 个月或出现临床症状、肺功能变化或胸部 X 线征象时，再次镜检、支气管肺泡灌洗及肺组织活检。经胸或经食管的超声心动图对于了解和评估心功能，以及诊断排斥反应非常重要。而确诊心脏排斥反应，心内膜心肌活检更加准确。

（2）离开移植病房后，移植医师需要定期随访，主要内容在于监测移植心肺组织功能和调整免疫抑制剂用法。标准的监测方案包括肺功能检测、动脉血气分析、胸部 X 线检查、支气管镜检查，心脏听诊、心脏超声学和心电图检查等。分别于术后 2 周、4 ～ 6 周、12 周和 6 个月时各监测一次，以后每年一次。移植肺支气管镜活检，组织块标本和灌洗分泌物标本应做多种染色（如革兰氏染色、真菌染色、抗酸染色和银染）、培养和细胞学检查。如无特殊，第一次心内膜心肌活检在术后 3 个月进行，以后每年 1 次。除了常规监测内容外，随访更应根据患者自身具体情况，争取及早发现并发症并精心处理，减少移植物后期失功的发生。

第六节　免疫抑制方案

排斥反应是影响器官移植成功的主要障碍。心肺联合移植术后排斥反应的监测和诊断较其他单器官移植者更加困难，免疫抑制治疗从手术中开始，直至术后终身，各个单位的药物用法不尽相同，但用药原则基本一致：最常用的依然是传统的三联疗法，即环孢素、硫唑嘌呤和糖皮质激素的联合使用；早期药物用量偏大，且比单纯心脏移植更大，之后根据患者个体病情和监测状况，逐渐减量，直至达到有效且副作用最小的维持剂量。

以下是斯坦福大学医学院的推荐用药方案：术后早期即开始应用环孢素，先静脉滴注 [0.05 ～ 0.1mg/（kg·h）]，正常进食时改为口服 5 ～ 10mg/（kg·d），每日分两次服药。术后前几周环孢素血药浓度谷值达到 150 ～ 250ng/ml，之后的维持量为 3 ～ 6mg/（kg·d），使血药浓度谷值维持在 100 ～ 150ng/ml；硫唑嘌呤术前静脉用 4mg/kg，术后先按 2 ～ 3mg/kg 的剂量使用，维持剂量一般为 1 ～ 2mg/（kg·d），要根据白细胞数量调整用量，保证全血白细胞计数 > 4000 个 /mm³；甲泼尼龙首次在术中移植心肺恢复灌注时使用，通常静脉注射 500mg，然后以每 8 小时静脉注射 125mg，继续 24 小时。随后停用糖皮质激素 2 周，以利于气管吻合口的愈合。2 周后开始口服泼尼松，从 0.6mg/（kg·d）开始，在 3 ～ 4 周内逐渐减至维持量 0.1 ～ 0.2mg/（kg·d）。

目前，许多单位对传统的三联疗法进行了改良，如对于钙调神经磷酸酶抑制剂（CNI），用他克莫司替代环孢素；对于嘌呤抑制剂，用吗替麦考酚酯（MMF）替代硫唑嘌呤，使急性排斥反应发生率有了明显下降。Keenan 等采用他克莫司代替环孢素的三联疗法，观察

133 例肺移植患者，结果显示急性排斥反应的发生率及术后 2 年闭塞性的支气管炎（OB）的发病率均有所降低。这些改良方法在肾移植和肝移植中已广泛采用，是否适用于心肺联合移植尚需大样本的研究和长时间的随访观察。

许多单位还加用其他免疫调节药物，如 OKT3、抗胸腺细胞球蛋白（RATG 和 ATGAM）和 CD25 单克隆抗体等。OKT3 是针对人类 T 细胞 CD3 分子抗原的鼠类单克隆抗体。RATG 和 ATGAM 是抗人 T 细胞的多克隆抗体。达昔单抗或巴利昔单抗是针对 CD25 的单克隆抗体，通过与 IL-2 受体高特异性结合，阻断 IL-2 依赖性的 T 细胞激活，即抑制了移植排斥过程中细胞免疫反应的关键环节。使用这些免疫调节剂可以降低移植心肺排斥反应的发生率，但同时可能增加感染发生率。Barlow 等发现，在传统的三联疗法上加用 RATG，较 OKT3 能更有效地降低肺急性排斥反应的发生率，而且应用 RATG 组的感染发生率较 OKT3 组低。Brock 等比较了 OKT3、ATGAM 和达昔单抗在 87 例肺移植的应用效果，随访 7 个月至 2 年，各组急性排斥反应和 OB 的发生率均较低，患者可获得相对长期的存活，但是应用达昔单抗导致感染的可能性较低。由于这些制剂均有增加感染率的风险，而且与术后淋巴系统增生紊乱有关，故需谨慎使用，并长期随访。西罗莫司是一种新近推广的 T 细胞活化和增殖抑制剂，与 CNI 有协同增效作用，可能减少肺排斥反应。

环孢素由肝细胞色素酶 P450 系统代谢，虽然口服微乳剂耐受性较好，但有肝、肾毒性，易致高血压、牙龈增生、多毛症、淋巴瘤等毒副作用。他克莫司作用机制与环孢素类似，虽在存活率上无明显差别，但在减少急性排斥反应、糖皮质激素抵抗和难治性排斥反应的发生率方面表现较好，因此近年常用作替代性药物，主要毒副作用包括神经系统疾病、糖耐量异常、肾损害等。硫唑嘌呤的毒性主要在于骨髓抑制，可致白细胞减少、贫血及血小板减少等。MMF 是次黄嘌呤脱氢酶非竞争性抑制剂，选择性抑制 T 和 B 细胞增殖，没有明显的肝、肾毒性，且与其他药物相互作用小，主要副作用为胃肠道和血液系统症状。糖皮质激素副作用较多，如库欣样反应，高血压，糖尿病，骨质疏松和消化道溃疡，水、钠潴留，伤口愈合不良等。初始量 OKT3 和抗胸腺细胞球蛋白常有所谓"细胞因子释放综合征"表现，即显著低血压、支气管痉挛和发热，因此静脉应用前需要合用对乙酰氨基酚、抗组胺药物和糖皮质激素等来预防。西罗莫司有白细胞减少、血小板减少、皮疹、高血脂、口腔溃疡等副作用，但目前对心肺联合移植病例应用尚少。

其他的免疫抑制措施如全身淋巴结照射、光化学疗法等已进入临床实验阶段，诱导免疫耐受的方法和机制尚处于探索阶段，而基因治疗在防治移植物血管病方面具有发展前景。

第七节 术后常见并发症的预防与处理

心肺联合移植术后临床特征更接近单纯肺移植，可能与移植肺比移植心脏承受更多免疫性损害有关。术后早期（30 天内或出院前）死亡主要由移植物失功、手术操作相关（如出血、气管吻合口瘘）、感染等引起；远期（＞5 年）死亡主要由感染、OB，心脏移植血管病变或移植心脏冠状动脉病变、移植物失功等引起（图 8-14，表 8-3）。术前病重（如 ICU 停留、机械通气、透析、再次手术）、供体糖尿病、CMV 不匹配、受体输血、供受体体重不匹配、术后高胆红素血症、低心排血量、肾功能不良等因素均为不良预后的提示信号（表 8-4）。

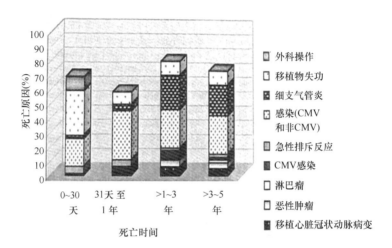

图 8-14　心肺联合移植术后不同时段的主要死亡原因

表 8-3　1992 年 1 月至 2014 年 6 月 ISHLT 报道成人心肺联合移植术后主要死亡原因

死亡率	第 0 ~ 30 天	第 31 天至 1 年	第 1 ~ 3 年	第 3 ~ 5 年	5 年以上
	例数（%）（n=437）	例数（%）（n=344）	例数（%）（n=279）	例数（%）（n=170）	例数（%）（n=465）
细支气管炎	0	13（3.8）	68（24.4）	38（22.4）	99（21.3）
急性排斥反应	7（1.6）	9（2.6）	6（2.2）	2（1.2）	3（0.6）
淋巴瘤	0	8（2.3）	12（4.3）	9（5.3）	10（2.2）
其他恶性肿瘤	1（0.2）	7（2.0）	12（4.3）	6（3.5）	33（7.1）
CMV 感染	0	2（0.6）	2（0.7）	1（0.6）	1（0.2）
非 CMV 感染	73（16.7）	117（34.0）	78（28.0）	41（24.1）	107（23.0）
移植物失功	119（27.2）	69（20.1）	37（13.3）	30（17.6）	63（13.5）
心血管问题	32（7.3）	15（4.4）	23（8.2）	19（11.2）	44（9.5）
操作相关	95（21.7）	12（3.5）	3（1.1）	3（1.8）	6（1.3）
其他	110（25.2）	92（26.7）	38（13.6）	21（12.4）	99（21.3）

Yusen RD, Edwards LB, Kucheryavaya AY, et al. 2015. The registry of the International Society for Heart and Lung Transplantation：Thirty-second official adult lung and heart-lung transplantation report-2015；Focus theme：Early graft failure. J Heart Lung Transplant, 34（10）：1264-1277.

表 8-4　1994 年 4 月至 2014 年 6 月 ISHLT 报道成人心肺联合移植存活者主要并发症

预后	第 1 年内（%）	5 年内（%）
高血压	59.1	88.2
肾功能不良	19.0	44.7
血肌酐含量		
≤ 2.5mg/dl	11.9	30.5
> 2.5mg/dl	3.0	10.7
肾透析	4.0	2.5
肾移植	0.2	1.0
高脂血症	26.8	70.4
糖尿病	18.0	28.9
心脏移植冠状动脉病变	2.7	9.0
闭塞性细支气管炎综合征	7.6	29.0

Yusen RD，Edwards LB，Kucheryavaya AY，et al. 2015. The registry of the International Society for Heart and Lung Transplantation：Thirty-second official adult lung and heart-lung transplantation report-2015；Focus theme：Early graft failure. J Heart Lung Transplant，34（10）：1264-1277.

一、出血

围手术期出血是心肺联合移植的严重并发症，虽发生率不高（13% ~ 24%），但亦是引起早期死亡的主要原因之一。艾森门格综合征、胸部手术史和囊性肺纤维化、慢性肺部感染的患者更易发生出血。由于供体心肺植入后再开胸进行后纵隔探查止血相当困难，因此预防出血非常重要。预防措施：术中应彻底止血，尤其心后区域；受体心肺切除时电灼分离后纵隔，减少不必要的分离，特别要注意对供、受体肺门部位残面的结扎止血；术前 PT 延长者，应先用维生素 K₁等，术后 24 小时严密监测引流量，保持胸腔引流管通畅，输注止血剂和凝血因子等可辅助止血。

167

二、超急性排斥反应

超急性排斥反应发生在移植物恢复血液循环后数分钟或数小时，其机制是由于受体内预存针对供体血管内皮细胞、淋巴细胞的细胞毒性抗体，这种体液免疫反应导致炎症和凝血反应的级联激活放大，引起移植物血管的严重栓塞，随即不可逆地丧失功能。临床表现包括在供心恢复血供后，立即出现供心复跳困难，即使大剂量正性肌力药物辅助依然收缩微弱，不能维持正常血压，不能脱离体外循环，供心表面甚至出现发绀、花斑，而供肺色泽变为暗红青紫色，质地轻软，且通气、换气功能几乎丧失。在无体外循环支持的情况下，多数患者将在 8 ~ 10 小时内死亡，除非在人工心脏、ECMO 等辅助循环装置的支持下，另有合适供者心肺组织进行再次移植。供者和受者的 ABO 血型配合，明显减少了超急性排斥反应的发生率，同时强调术前交叉配合试验中，PRA 不超过 10%。

三、移植物早期失功和原发性衰竭

术后前几日（一般 48 小时内）移植物（尤其移植肺）即出现功能障碍，通常称为再植入反应，表现为心或肺功能异常、肺水肿和胸部 X 线片肺野浸润表现。该现象在心肺联合移植较单肺和双肺移植发生率低，主要由缺血再灌注损伤引起，也可能与移植组织挫伤致神经、血管和淋巴管中断，供体器官保护不良或体外循环全身炎症反应等有关。大部分患者表现轻微，支持对症治疗（特别是严格控制出入量及强力利尿）可以缓解，但有一部分患者会进展为原发性器官功能衰竭。这种原发性移植物功能衰竭的发生率为 2% ~ 7%，低于单纯肺移植。其临床表现类似急性呼吸窘迫综合征，低氧血症需要较高浓度氧气和 PEEP 辅助，胸片显示弥漫性肺浸润。治疗主要方法包括镇静、降温、限液，以及一氧化氮（NO）吸入和 ECMO 支持等。

四、急性排斥反应

大多数心肺联合移植的急性排斥反应发生在术后 1 年内，尤其第 2 ~ 10 周，与单纯心脏移植急性排斥反应的发生规律相似。移植心脏和肺可能单独或先后发生排斥反应，而移植心脏排斥率明显低于单纯心脏移植。斯坦福大学 1981 ~ 1994 年的病例统计显示，超过 67% 的心肺联合移植患者在 1 年内会发生肺急性排斥反应，与单纯肺移植报道接近。尽管其往往不是导致死亡的直接原因，但必须认识到，急性排斥反应的频繁发生和严重程度与最终移植晚期病变（如闭塞性细支气管炎、冠状动脉硬化）的进展密切相关。

术后急性排斥反应的诊断主要依靠临床症状和体征，包括突然起病、体温升高 0.5℃以上、乏力、食欲缺乏、活动后心悸、咳嗽、咳痰、呼吸困难等；心界扩大，心音低，奔马律，心包摩擦音，肺底闻及水泡和哮鸣音；血流动力学不稳定（收缩压下降 > 20mmHg 或低于 90mmHg）、PaO_2 降低、脉搏血氧饱和度（SpO_2）降低 > 10%、1 秒钟用力呼气量（FEV_1）降低 > 10%、肺活量减低；红细胞沉降率增快，血白细胞（尤其淋巴细胞）计数增多，血浆 IL-2R 水平上升，肺泡灌洗液 T 细胞总数、CD4/CD8 比降低；血 β_2 微球蛋白升高，肾功能明显减退；核素扫描示肺灌注值明显降低；气管分泌物、支气管肺泡灌洗液细菌学涂片及培养阴性；心电图示电压下降（各导联 QRS 波电压总和 < 正常值的 20%）等异常；超声心动图示室间隔活动低且顺应性下降等；胸部 X 线片提示新发或变化的特征性双肺间质性浸润，第 1 个月之后发生的急性排斥反应，胸部 X 线片表现有时是正常的，诊断要依赖于其他指标。

临床上，有时很难将急性排斥反应与肺部感染相鉴别，而这对恰当地选择救治方案至关重要，组织活检被认为是目前鉴别排斥反应或感染的金标准。经气管肺实质活检（transbronchial lung biopsy）用于检测移植肺病理学变化，心内膜心肌活检（endomyocardial biopsy）用于检测移植心脏病理学变化。在活检诊断的指导下采取治疗往往准确、有效。无创方法（如体格检查、超声心动图、X 线胸片、心电图、血淋巴细胞计数、细胞免疫学试验等）与激素治疗有效，能进一步帮助确诊。

纤维支气管镜经气管肺实质活检的操作一般要求每侧移植肺至少取 5 块活检标本，每块标本应该包括细支气管，以及 100 个以上肺泡，并结合支气管肺泡灌洗液一起送细胞学检查、微生物染色和培养。建议在心肺联合移植术第 2、4、6、10 周及 6、9、12、18 个月等常规行活检，患者可能有气胸、咯血、暂时性低氧血症等并发症。除了对有临床表现者进行临时活检外，很多单位制订了监测时间表，系统性地进行组织活检和器官功能监测。研究表明，17% ~ 25% 无症状者的活检标本提示阴性的排斥反应或感染，而对有临床症状的患者，50% ~ 72% 的活检标本提示排斥反应或感染。

心内膜心肌活检的操作一般要求通过颈内、锁骨下或股静脉做右心导管检查，钳取右心室壁朝向心尖方向的组织 3 ~ 4 块，HE 染色后高倍光镜观察。操作有一定的危险性，如心脏传导系统损伤、心肌穿孔、严重心律失常等，但定期实施能从病理学角度较早地明确诊断。通常建议术后 1 个月内每周 1 次，术后 1 ~ 2 个月每 2 周 1 次，术后 2 ~ 6 个月每月 1 次，半年后每 3 个月 1 次，急性排斥反应治疗后每 10 ~ 14 日 1 次。

Higenbottam 等发现，与支气管镜活检、肺功能监测等相比，常规心内膜心肌活检发现急性排斥反应的阳性率非常低，因此他们认为，对于心肺联合移植患者，支气管镜活检可以取代心内膜心肌活检。Sibley 等也证实了这一现象，当发生排斥反应时，心内膜心肌活检和支气管镜活检的结果常不相符，在支气管镜活检提示存在排斥反应时，心内膜心肌活检的结果却往往正常。因此，斯坦福大学医学院已对检测安排进行修订，当患者能进行可靠的支气管镜活检时，可以不进行常规心内膜心肌活检。因活检创伤性较大，有些移植中心倾向于很少或不用此类检查。Loubeyre 等报道，利用高分辨率 CT 发现磨玻璃样密度区与肺急性排斥反应有关，该方法诊断的敏感性为 65%，特异性为 85%。

1990 年 ISHLT 制订的心肌及肺组织排斥反应组织学分类分级标准已被广泛采用。判断肺排斥反应主要依据气管和血管变化，急性排斥反应以血管外周及间质单核细胞浸润为特征，可伴有淋巴细胞性支气管或细支气管炎症，依浸润强度分级。急、慢性肺排斥反应的组织学鉴别以是否存在不可逆的血管或气管嗜酸性透明变为特征（表 8-5，表 8-6）。

169

表 8-5　国际肺排斥反应的组织学诊断标准

分类	分级	意义	表现
A. 急性排斥	0	无	正常肺实质
	1	极低	不明显的小单核细胞血管周围浸润
	2	低	更常见，明显血管浸润，嗜酸细胞可能存在
	3	中等	密集的血管周围浸润，延伸到间隙，包含有内皮细胞、嗜酸细胞和中性粒细胞
	4	极度	弥漫的血管周围、间质和气室浸润，伴有肺损伤，中性粒细胞可能存在
B. 气道感染	0	无	无支气管炎症
	1R	低级别	支气管黏膜下不常见，分散的或单层单核细胞
	2R	高级别	支气管黏膜下更大且活化的淋巴细胞更加活跃的浸润，包含嗜酸细胞核和浆细胞
C.慢性气道排斥——闭塞性细支气管炎	X	无法分级	
	0	存在	如果存在则描述为气道管腔内纤维结缔组织闭塞
D. 慢性血管排斥——加速的移植物血管硬化		未分级	动脉纤维性内膜增厚，静脉少细胞的透明性硬化，常需要靠活检诊断
	1		

表 8-6　ISHLT 心脏急性排斥反应病理分型

0 级		无明显异常
1 级	A	局灶性血管周围或间质淋巴细胞浸润，无坏死灶
	B	弥散性轻度细胞浸润，无坏死灶
2 级		仅有一个局灶性严重浸润
3 级	A	多灶性严重浸润，有或无心肌损害
	B	弥散性严重炎性反应伴心肌坏死
4 级		弥散性多形核细胞浸润、水肿、出血、血管炎，伴心肌坏死

急性排斥反应主要是同种异体 T 细胞介导的细胞免疫反应，处理上强调早期发现、早期治疗。治疗的方法主要是增大免疫抑制剂用量，根据排斥反应发生的时间和强度选择治疗方案。中、重度排斥反应需用糖皮质激素冲击疗法［静脉注射甲泼尼龙 500 ~ 1000mg/d，持续 3 日，然后改为口服泼尼松，从 0.6mg/（kg·d）开始，随后的 3 ~ 4 周内逐渐降至 0.2mg/（kg·d）］。激素治疗的效果明显，对临床症状和 X 线片的改善非常明显，这也可作为一种诊断性治疗急性排斥反应的重要方法。轻度排斥反应通常只需要加大口服泼尼松用量，然后在 3 ~ 4 周内逐渐减至正常，10 ~ 14 日后再次行支气管镜活检以确定疗效。少数激素治疗无效的患者可用抗淋巴细胞血清治疗，也可考虑调整免疫抑制剂的种类，如将环孢素改为他克莫司等。对于难治的排斥反应，全身淋巴放射治疗可能有一定作用。

五、气管吻合口并发症

外科操作和术后处理技术的进步，以及来自肺血管和冠状动脉的交通支增加气管下段、隆突部侧支循环，使心肺联合移植术后气管吻合口并发症的发生率明显降低约 2%，较单纯肺移植少见。但是一旦发生，包括气管吻合口瘘和狭窄及气道软化等，仍可造成严重后果。病因主要是吻合口周组织局部缺血和免疫抑制剂延缓愈合，若合并真菌感染则愈合更加困难。临床以不同程度咳嗽、咯血、呼吸困难及肺内感染为主要征象，在术后 2 ~ 4 周症状明显。诊断通常依靠纤维支气管镜检查。减少围手术期激素用量，术中尽可能多地保留受者气管周围组织，可能对预防有帮助。一旦出现吻合口瘘，往往需要再次手术及严密观察和加强支持治疗。气道狭窄可用球囊扩张及支架置入的方法治疗。

六、术后感染

细菌、病毒或真菌感染是移植术后的主要并发症和致死原因。与单独器官移植相比，心肺联合移植的感染发生率较高。最常见的感染部位为肺，其次为皮肤、胃肠道、泌尿系、心脏和中枢神经系统等，这与肺直接与大气相通、咳嗽反射几乎消失和黏液纤毛系统功能受损等有关。感染的发生率和死亡率在术后的前几个月内最高，之后逐渐降至比较稳定的水平，仅有不到 20% 的心肺联合移植患者在术后 3 个月内没有发生严重感染。据文献报道，细菌性感染占总感染的 50% 以上，真菌性感染占 14%，CMV 感染是主要的病毒性感染类型，占总感染的 13%，通常发生于术后 2 个月，其他病毒性（如单纯疱疹病毒、腺病毒和呼吸道合胞病毒）感染较常见，5% 的感染由卡氏肺孢子虫引起，多发生在术后 4 ~ 6 个月，2% 由诺卡菌引起，通常发生在术后 1 年。感染导致的死亡占总死亡率的 40% 以上。

术后感染大体上可分为早期感染和晚期感染。术后早期感染发生于术后 1 个月内，主要是细菌性感染，主要表现为肺炎、纵隔炎、留置管路感染、尿道或皮肤感染。在移植晚期，感染更多由机会性病毒、真菌及原虫引起，肺部、中枢神经系统、胃肠道和皮肤是感染的易发部位。治疗的主要措施包括明确病原体（通过培养和药敏试验）、控制感染源（拔除导管、去除坏死组织等）及选择恰当的抗生素治疗。对于严重感染或混合性感染，可减少免疫抑制剂用量并加用免疫球蛋白。

细菌性感染中以革兰氏阴性菌最为常见，尤其非发酵菌属（如铜绿假单胞菌、鲍曼不动杆菌等），大多发生于术后早期，尤其术后 2 周内。75% ~ 97% 的供肺灌洗液可培养出至少一种细菌性病原体，提示术后感染的病原体最常来自供体组织。而对囊性肺纤维变等慢性感染的受者，术后感染通常来源于自身呼吸道和鼻窦等处的细菌定植。

术后 CMV 感染既可是原发性的（血清学阴性受者接受阳性供者的器官移植），也可以是潜在感染的激活（受者移植前血清学阳性，免疫抑制剂治疗后发病或接触新菌株）。通常发生于术后第 1 ~ 3 个月，临床表现多样，包括发热伴白细胞减少、肺炎、胃肠炎、肝炎和视网膜炎等。CMV 肺炎往往是致命的，病死率达 13%，而视网膜炎最难治疗。CMV 感染的诊断依赖于血、尿或组织标本中培养出病毒，或病毒抗体滴度大于正常值 4 倍以上，或特征性的组织学改变（如特别巨大的细胞和含有碱性"猫头鹰"样包涵小体的细胞核）。近年逐渐认识 CMV 感染的重要性，其可诱发免疫功能障碍，加速移植后期的冠状动脉病变和闭塞性细支气管炎进展。由于 CMV 阴性的供者不到供者总数的 20%，且供体来源短缺，许多单位仍采用 CMV 阳性的供者和受者，早期给予抗病毒治疗，尤其在供者 CMV 阳性时强调预防性应用更昔洛韦等抗病毒药物。目前大多数病例对长达数周的更昔洛韦治疗有效，但需注意白细胞减少等药物副作用。Valentine 等发现，联合使用更昔洛韦和免疫球蛋白治疗 CMV 感染的效果更好，可使 3 年存活率明显提高，并降低闭塞性细支气管炎的发病率（图 8-15）。

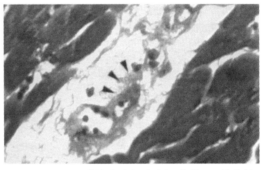

图 8-15　CMV 感染内皮细胞包涵小体 HE 染色的光镜观察

（Kirklin JK，Young JB，McGiffin DC. 2002. Heart Transplantation.）

真菌感染通常发生在术后 10 天至 2 个月，常见念珠菌、曲霉菌等类型。除加强黏膜护理外，可应用氟康唑、伊曲康唑、伏立康唑和两性霉素 B 等治疗。有报道心肺联合移植患者在接受两性霉素 B 吸入治疗后真菌感染的发生率明显降低。对于卡氏肺孢子虫病，可应用复方新诺明或吸入戊烷脒（对磺胺过敏的患者）等进行治疗。弓形体阴性受者接受阳性供体移植时，可在术后前 6 个月接受乙胺嘧啶预防性治疗。

对心肺联合移植患者预防感染的措施还包括疫苗注射、术后应用广谱抗生素和较长时间预防用抗生素等。术前受者可考虑接种肺炎球菌疫苗、乙肝疫苗和百白破加强疫苗。围手术期应用的抗生素在各单位差别很大，但一般以第一、二代头孢菌素和万古霉素为多。长期的预防性用药包括制霉菌素漱口、复方新诺明、两性霉素 B 气雾剂和阿昔洛韦、更昔洛韦等抗病毒药物。

七、慢性排斥反应

慢性排斥反应是影响长期疗效最主要的因素，多发生于心肺联合移植术 6 个月之后。

移植肺慢性排斥反应主要表现为闭塞性细支气管炎（OB），通常开始发病在术后半年至 1 年，平均 16 ~ 20 个月，之后发生率随着时间延长逐步增加。近期研究表明，在心肺联合移植受者中，OB 的 5 年发生率约为 70%，较单纯肺移植减低。支气管镜活检是诊断 OB 的金标准，据报道其敏感性为 17% ~ 87%。活检的诊断准确率与采样数目有关，由于 OB 大多呈片状发生，因此大多数标本可能显示假阴性。组织学上诊断 OB 主要根据致密的嗜酸性黏膜下瘢痕组织部分或完全性阻塞小气道（< 2mm），尤其是终末支气管和呼吸性细支气管，管腔内皮或表皮组织纤维性损害，若伴有炎症细胞浸润则为活动性，反之为非活动性。病理生理表现为气流受限，PaO_2、FEV_1、用力呼气流量 25% 与 75% 的比值（$FEF_{25~75}$）和用力呼气流量 50% 与用力肺潮气量比值（FEF_{50}/FVC）等指标下降，尤其是呼吸流量 – 容量环上呼气支呈弓形。临床表现的特异性不强，主要是咳嗽和劳力性或非劳力性呼吸困难。

闭塞性细支气管炎综合征（bronchiolitis obliterans syndrome，BOS）是指患者具有 OB 临床表现，经过或未经组织学证实。ISHLT 依据患者目前的 FEV_1 与术后最佳 FEV_1 的比值进行诊断，在没有感染或其他症状的情况下，如果 FEV_1 降低超过 20%，即使没有病理学证据，也可诊断为 BOS。Valentine 等报道，反映小气道功能的指标（$FEF_{25~75}$ 和 FEF_{50}/FVC）较 FEV_1 更敏感，如 FEF_{50}/FVC 低于 0.7 并持续 6 周，则提示 OB 诊断，约 50% 的患者在按 ISHLT 标准诊断为 BOS 的 4 个月之前就出现了 FEF_{50}/FVC 下降。诊断 BOS，必须先排除其他可能引起阻塞性肺功能衰竭的因素，包括急性排斥反应或感染等因素（表 8-7）。

表 8-7 ISHLT 对 BOS 的诊断分级（无论有无病理学证据）

0 级	无明显异常（实际 FEV_1 占基础最佳值 80% 以上）
1 级	轻度 BOS（实际 FEV_1 占基础最佳值 66% ~ 80%）
2 级	中度 BOS（实际 FEV_1 占基础最佳值 51% ~ 65%）
3 级	重度 BOS（实际 FEV_1 占基础最佳值 50% 以下）

OB 的病因一般被认为是多种机制导致的支气管内皮损伤，包括感染（尤其是 CMV 感染）、黏液纤毛系统清除功能下降所致的慢性炎症和免疫排斥反应。这些原因引起气道上皮损伤和继发性的修复反应过度。气道损伤可引起支气管上皮细胞 MHC Ⅱ 类抗原表达增加。回顾性研究表明，急性排斥反应已被确认为移植晚期 OB 的首要危险因素，尤其当发生急性排斥反应 3 次以上、A2 级以上、血管或支气管均有反应者；对于用药依从者，BOS 的发生与降低免疫抑制剂用量明显相关；其他可能的易患因素包括淋巴细胞性支气管炎和细支

气管炎、CMV 肺炎及其他肺部感染、供受体血清 HLA 错配或基础疾病等。Novick 等报道，OB 与供者年龄、移植物缺血时间相关，如供者年龄超过 55 岁且缺血时间为 6 ~ 8 小时，则受者 3 年内发生 OB 的概率明显提高。支气管肺泡灌洗液淋巴细胞的供体特异性反应持续状态、中性粒细胞和淋巴细胞计数变化、嗜酸粒细胞出现、IL-6 及 IL-8 浓度增加、外周血抗 HLA 抗体等都对预测 BOS 有一定价值。曾报道一例三尖瓣和肺动脉闭锁患者在施行 Glenn 和 Potts 术后，行心脏移植联合左侧肺移植，自身右肺的存在减缓了 BOS 的进展程度。

临床上，BOS 主要表现为进行性加重、不可逆的移植肺功能不全。起始症状可表现为病程相对急性，也可类似感染性支气管炎或下呼吸道感染，还可能无症状却潜在远期更严重的肺损害。体检可无明显体征，肺底部闻及吸气相捻发音，胸部透视无明显异常，胸部 CT 扫描提示支气管扩张、核素灌注水平下降和肺萎缩，而确诊需依靠支气管镜检和肺功能检查。目前在处理上强调预防、严密监测和及早治疗干预。应鼓励患者经常深呼吸锻炼，减少微小肺不张的发生。所有患者均应与移植中心或医生保持联络，定期检查肺功能，尤其在出现呼吸道症状早期。如 $FEF_{25~75}$、FEF_{50}/FVC 值或呼吸流量 - 容量环变化明显，在排除支气管感染、肺水肿等情况下，应进行纤维支气管镜活检和支气管肺泡灌洗。治疗措施主要是增加免疫抑制剂的用量，泼尼松用量应增加至 0.6 ~ 1.0mg/（kg·d），然后逐渐减量至 0.2mg/（kg·d），同时调整环孢素和硫唑嘌呤等用量。有报道单用他克莫司替代环孢素，以及 MMF 替代硫唑嘌呤可能降低 OB 的发病率。对于存在 CMV 感染者，应予更昔洛韦治疗，并根据肺泡灌洗液培养结果进行针对性抗感染治疗。经治疗大多数患者的肺功能可暂时保持稳定，但是一般不会有明显改善。在确诊的第 2 年后，约 50% 的患者会出现病情恶化，进行性肺功能障碍或增加免疫抑制剂引起的肺部感染是导致其死亡的主要原因。在斯坦福大学 1981 ~ 1995 年进行的 89 例心肺联合移植和 13 例双肺移植病例中，OB 患者的 5 年生存率为 49%，而无 OB 患者的 5 年生存率为 74%，明确 OB 诊断后患者的 1 年、3 年、5 年、8 年和 10 年实际生存率分别为 74%、50%、43%、23% 和 11%，生存时间中位数为 3 年。

再次移植是挽救终末期 OB 肺功能衰竭的唯一选择。虽然因 OB 行再次移植的患者存活时间长于因其他原因行再次移植者，但较第一次移植效果仍差。体内无预存抗体、再次移植、与首次移植相差 18 个月以上及术前痰培养阴性的患者有相对较好的预后。再次肺移植仍是一种风险较大的手术，适应证包括术后早期急性移植肺功能不全和后期移植肺慢性功能衰竭，以及顽固性支气管吻合口愈合障碍。一般认为，因慢性排斥反应行再次肺移植的预后与初次肺移植相似。与首次移植不同，再次移植的胸腔内有广泛严重的瘢痕组织，分离困难且易损伤周围神经和血管等组织。双肺移植是再次肺移植的较好术式。

移植心脏的进行性冠状动脉病变或粥样硬化是影响心肺联合移植患者长期生存的另一个主要障碍，尽管心肺联合移植术后冠状动脉病变发生率较单纯心脏移植低。斯坦福大学的一项回顾性研究报道，在移植术后 5 年，心肺联合移植和心脏移植患者出现晚期冠状动脉病变的比例分别为 11% 和 27%。移植心脏冠状动脉病变可引起冠状动脉血流逐渐减少，由于去神经支配，患者往往没有典型心绞痛的主诉，当冠状动脉硬化进展到严重程度时，出现疲劳、持续性咳嗽、反复上呼吸道感染等，甚至出现典型的充血性心力衰竭表现，也可能因无痛性心肌梗死而突然死亡。病因学上是多因素的，但主要是因为慢性免疫反应对血管内皮的损伤，抗内皮细胞抗体的升高与移植心脏冠状动脉病变的发生密切相关。与自体心脏发生的冠状动脉粥样硬化局灶性病变不同，移植心脏冠状动脉粥样硬化病变多表现为弥漫性血管狭窄、闭塞，可延展至终末血管支，组织学上特征性表现是同心圆性的血管内膜增生合并平滑肌细胞增殖。对于单纯心脏移植，移植心脏冠状动脉病变的危险因素包括供者年龄 > 35 岁，HLA-A$_1$、HLA-A$_2$ 和 DR 的配型不吻合，高三酰甘油血症（血清浓度 > 280mg/dl），急性排斥反应反复发生和 CMV 感染等。这些因素对心肺联合移植的作用尚待研究。

对于进行性移植心脏冠状动脉病变的患者，应每年进行冠状动脉造影。由于该病变主要表现为弥漫性冠状动脉内膜增厚，冠状动脉内超声可以直观地观察冠状动脉管壁的形态和测量内径，为一种更加灵敏的检查手段，现在已被推荐应用。经皮冠状动脉腔内成形术和冠状动脉旁路移植术可用于治疗某些近端冠状动脉病变的患者，但弥漫性冠状动脉病变者只能进行再次移植。预防移植心脏冠状动脉病变，主要在于消除血管内皮细胞损伤和危险因子，特别是减轻急性排斥反应的损害。方法包括改进免疫抑制剂方案、诱导免疫耐受、改进 CMV 治疗方法和抑制血管内膜增生等。

八、恶性肿瘤

由于长期全身性应用免疫抑制剂，心肺联合移植患者的恶性肿瘤发病率较普通人群明显增高，多发生在移植术后 5 年。比较常见的肿瘤包括皮肤癌、淋巴瘤、宫颈癌、肛门癌、会阴癌和卡波西肉瘤，其中以淋巴瘤最多。

移植后淋巴增殖性疾病（PTLD）多发生于术后 1 年，可能与 EB 病毒、CMV 等病毒感染有关。表现为非霍奇金淋巴瘤等淋巴细胞增生性疾病的发生率明显升高，较普通人群高出 100 倍，若曾经大剂量使用单克隆或多克隆抗淋巴细胞抗体则危险性更高。临床上可能有发热、咽痛、扁桃体肿大等一过性病毒感染征象，而瘤体最常出现在胃肠道、中枢神经系统、肺等。预防方面，除培养良好的饮食生活习惯、及时控制感染外，合理应用抗排斥药物和早期诊断至关重要。治疗方法包括减少免疫抑制剂用量和应用阿昔洛韦、更昔洛韦等抗病毒药物，有效率为 30% ~ 40%。

供体心脏肿瘤通过移植转移到受体的现象比较少见，而受体自身潜在或治愈的肿瘤常在移植术后突破机体免疫防线复发或加重，后者可能性高达 19%。但临床更多见的情况是，移植术后机体免疫监视功能紊乱，免疫抑制疗法促进致癌因素的作用，致癌性病毒（如 EB 病毒、人乳头瘤病毒、单纯疱疹病毒）的高感染率，造成受体新生肿瘤性病变的发病率随时间推移逐年升高。

第八节　临床效果评价

根据 ISHLT 的统计，截至 2006 年 6 月，全球 139 个单位共进行了 3262 例心肺联合移植，患者年龄从新生儿到 59.3 岁，平均 30.2 岁，18 岁以下约 20%（11 ~ 17 岁年龄段比例

＞60%），术后 1 年存活率均超过 60%（表 8-8），同时每年心肺移植数量不足 100 例（图 8-16，图 8-17）。

表 8-8 截至 2006 年 6 月 30 日 ISHLT 报道全球心脏、肺和心肺联合移植病例数量

移植类型	2005 年 7 月至 2006 年 6 月病例数	截至 2006 年 6 月累计病例数
心脏移植	3 040	76 538
心肺联合移植	72	3 262
肺移植	2 071	23 716
总计	5 183	103 516

Trulock EP，Christie J，Edwards LB，et al. 2007. Registry of the International Society for Heart and Lung Transplantation：Twenty-fourth official adult lung and heart-lung transplantation report -2007. J Heart Lung Transplant，26：782-795.

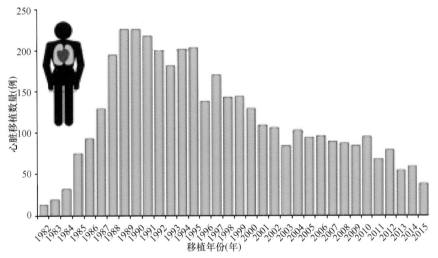

图 8-16 ISHLT 报道的 1982 ~ 2015 年成人心肺联合移植病例数量

Chambers DC，Yusen RD，Cherikh WS，et al. 2017.The Registry of the International Society for Heart and Lung Transplantation：Thirty-fourth Adult Lung and Heart-Lung Transplantation Report-2017. J Heart Lung Transplant，36（10）：1047-1059

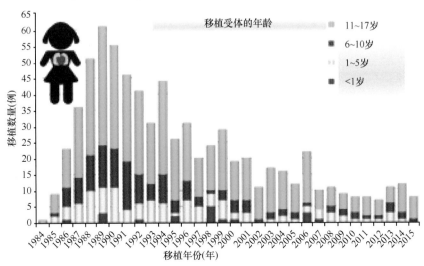

图 8-17 ISHLT 报道的 1984 ~ 2015 年小儿心肺联合移植年龄分布及病例数量

Goldfarb SB，Levvey BJ，Cherikh WS，et al. 2017.Registry of the International Society for Heart and Lung Transplantation：Twentieth Pediatric Lung and Heart-Lung Transplantation Report-2017 . J Heart Lung Transplant，36（10）：1070-1079

随着经验的积累，心肺联合移植术后的早期（1个月内）死亡率已从26.2%下降至10%～20%。据2004年ISHLT统计，心肺联合移植的1年、3年、5年和10年生存率分别为62%、41%、26%和18%。据2005年ISHLT统计，小儿心肺联合移植患者的1年、3年和5年生存率分别为65.6%、48.5%和39.1%，存活患者中85%～94%日常活动不受限。儿童心肺联合移植死亡率与成人相比无显著性差异，老年人则偏高。

大多数患者术后数月内不需要额外吸入氧气，活动耐量明显增加，肺功能和动脉血气分析指标明显改善，术后1～2年肺的通气和换气功能可达到或接近正常水平。术后肺功能通常维持3～6个月较好状况的平台期，且无明显并发症，9～12个月达到高峰。

心肺联合移植术后并发症和死因随时间推移而有所不同。移植早期（1个月内）的死亡原因主要是技术问题、缺血再灌注损伤、细菌感染及多器官功能衰竭等；术后1年内最常见并发症是CMV感染及急性排斥反应，但多不致命，而各种非CMV的感染才是常见的死亡原因，时间可延至术后5年；慢性排斥反应、闭塞性细支气管炎和冠状动脉硬化性病变发病率多在术后1年开始增加，不到3年往往有一半以上患者受累，成为移植远期（1年后）最主要的死因，其他并发症还有感染、恶性肿瘤和冠心病等（见图8-14，表8-3）。

（王国华　刘金平　史嘉玮　董念国）

参 考 文 献

廖崇先 . 2003. 实用心肺移植学 . 福州：福建科学技术出版社 .

龙村 . 2005. 体外循环手册 . 第2版 . 北京：人民卫生出版社 .

孙宗全，史嘉玮，张凯伦，等 . 2005. 心、肺联合移植一例报告 . 中华器官移植杂志，26（1）：6-8.

汪曾炜，刘维永，张宝仁 . 2002. 心脏外科学 . 北京：人民军医出版社 .

夏穗生 . 1999. 临床移植医学 . 杭州：浙江科学技术出版社 .

张善通，陈张根，贾兵 . 2007. 小儿胸心外科学 . 上海：上海科学技术文献出版社 .

Aurora P，Bocek MM，Christie J，et al. 2007. Registry of the International Society for Heart and Lung Transplantation：Tenth official pediatric lung and heart-lung transplantation report -2007. J Heart Lung Transplant，26：1223-1228.

Brock MV，Borja MC，Ferber L，et al. 2001. Induction therapy in lung transplantation：a prospective，controlled clinical trial comparing OKT3，anti-thymocyte globulin，and daclizumab. J Heart Lung Transplant，20：1282-1286.

Burch M，Aurora P. 2004. Current status of paediatric heart，lung，and heart-lung transplantation. Arch Dis Child，89（4）：386-389.

Burton CM，Milman N，Carlsen J，et al. 2005.The Copenhagen National Lung Transplant Group：survival after single lung，double lung，and heart-lung transplantation. J Heart Lung Transplant，24（11）：1834-1843.

De Soyza A，McDowell A，Archer L，et al. 2001. Burkholderia cepacia complex genomovars and pulmonary transplantation outcomes in patients with cystic fibrosis. Lancet，358：1780-1781.

Deng MC，De Meester JM，Smits JM，et al. 2000. Effect of receiving a heart transplant：analysis of a national cohort entered on to a waiting list，stratified by heart failure severity. Comparative Outcome and Clinical Profiles in Transplantation（COCPIT）Study Group. BMJ，321：540-545.

Fischer S，matte-Martyn A，dePerrot M，et al. 2001. Low-potassium dextran preservation solution improves lung funtion after human lung transplantation. J Thorac Cardiovasc Surg，121：594-596.

Gabbay E，Williams TJ，Griffiths AP，et al. 1999. Maximizing the utilization of donor organs offered for lung transplantation. Am J Respir Crit Care Med，160：265-269.

Ganesh JS，Rogers CA，Bonser RS，et al. 2005. Outcome of heart-lung and bilateral sequential lung transplantation for cystic fibrosis：a UK National study. Eur Respir J，25：964-969.

Garrity ER，Mehra MR. 2004. An update on clinical outcomes in heart and lung transplantation. Transplantation，77（9 Suppl）：S68-S74.

Gilbert S，Dauber JH，Hattler BG，et al. 2002. Lung and heart-lung transplantation at the University of Pittsburgh：1982 - 2002. Clin Transpl，16：253-261.

Kirklin JK，Young JB，McGiffin DC. 2002. Heart Transplantation. New York：Churchill Livingstone.

Lick SD，Copeland JG，Rosado LJ，et al. 1995. Simplified technique of heart-lung transplantation. Ann Thorac Surg，59：1592.

Liou TG，Adler FR，Fitzsimmons SC，et al. 2001. Predictive 5-year survivorship model of cystic fibrosis. Am J Epidemiol，153：345-352.

Loubeyre P，Revel D，Delignette A，et al. 1995. High –resolution tomographic findings associated with histologically diagnosed acute lung rejection in heart-lung transplant recipients. Chest，107：132-136.

Mancini D，Le Jemtel T，Aaronson K. 2000. PeakVO$_2$：a simple yet enduring standard. Circulation，101：1080-1082.

Marshall IH，Mark MB，Mario CD，et al. 2005. Trulock scientific registry of the international society for heart and lung transplantation：Introduction to the 2005 annual reports. J Heart Lung Transplant，24（8）：939-944.

Novick RJ，Bennett LE，Meyer DM，et al. 1999. Influence of graft ischemic time and donor organs age on survival after lung transplantation. J heart Lung Transplant，18：425-428.

Pearson FG，Cooper JD，Deslauriers J，et al. 2002. Thoracic Surgery. 2nd ed. New York：Churchill Livingstone.

Reitz BA，Pennock JL，Shumway NE. 1981. Simplified operative method for heart and lung transplantation. J Surg Res，31：1-3.

Reitz BA，Wallwork J，Hunt SA，et al. 1982. Heart-lung transplantation：Successful therapy for patients with pulmonary vascular disease. N Engl J Med，306：557-560.

Roselli EE，Smedira NG. 2004. Surgical advances in heart and lung transplantation. Anesthesiol Clin North America，22（4）：789-807.

Sibley RK，Berry GJ，Tazelaar HD，et al. 1993. The role of transbronchial biopsies in the management of lung transplant recipients. J Heart Lung Transplant，12：308-312.

Thabut G，Vinatier I，Brugiere O，et al. 2001. Influence of preservation solution on early graft failure in clincal lung transplantation. Am J Respir Crit Care Med，164：1204-1208.

Trulock EP，Christie J，Edwards LB，et al. 2007. Registry of the international society for heart and lung transplantation：twenty-fourth official adult lung and heart-lung transplantation report -2007. J Heart Lung Transplant，26：782-795.

Trulock EP，Christie JD，Edwards LB，et al. 2007. The Registry of the international society for heart and lung transplantation：twenty-fourth official adult heart transplant report-2007. J Heart Lung Transplant，26（8）：769-781.

Vricella LA，Karamichalis JM，Ahmad S，et al. 2002. Lung and heart-lung transplantation in patients with end-stage cystic fibrosis：The Stanford experience. Ann Thorac Surg，74：13-17.

第九章　肾移植手术

第一节　活体供肾摘取术

器官移植是唯一一项通过法规来管理的医疗技术，其中活体器官移植更是属于严格监管的范围。现行临床操作必须按照我国 2007 年、2009 年先后颁布的《人体器官移植条例》和《关于规范活体器官移植的若干规定》严格执行。另外，考虑到活体器官摘取术包括取肾术有违背医学"首要，不要伤害病人"（*primum non nocere*）之虞，活体只是作为供体来源的一种有效补充。

与其他手术目的是帮助患者或有利于患者健康不同，活体供肾摘取术的对象为健康人，因此全程必须仔细、最大程度减小手术创伤、保存供肾功能、避免手术并发症。不论选择以下何种方法，都必须谨记这些原则。

一、开放活体供肾取肾术

（一）适应证

1. 供受体关系符合卫生部于 2009 年颁布的《关于规范活体器官移植的若干规定》，并通过相应审批。

2. 供体必须是有完全民事行为能力者。

3. 供体必须愿意捐献器官，没有被强迫，从医疗和社会心理学方面适合捐献。

4. 供体所有直系亲属需一致书面同意。

5. 供体完全被告知器官捐献的利弊。

6. 供体完全被告知除了活体供肾移植外，受体还可选择透析及其他类型的肾移植手术。

7. 供体完全被告知术前可随时退出；医生、伦理委员会也可在告知供受体原因后，随时中止捐献。

（二）禁忌证

术前评估过程中禁忌证比适应证更需要谨慎考虑。

1. 绝对禁忌证

（1）严重认知障碍，不能了解供肾的危险性。

（2）有明显精神疾病者。

（3）年龄 ≤ 18 岁。

（4）吸毒和酗酒者。

（5）体重指数（BMI）> $35kg/m^2$ 者。

（6）明显肾脏疾病（GFR 低、蛋白尿、不明原因血尿或脓尿）。

（7）严重肾动脉畸形。

（8）复杂性尿石症或双肾结石。

（9）胶原血管病。

（10）糖尿病。

（11）曾患有心肌梗死或经治疗的冠状动脉疾病。

（12）中到重度肺病。

（13）患有肿瘤（不包括原位非黑色素瘤皮肤癌、宫颈癌或结肠癌）。

（14）有癌症家族史。

（15）活动性感染。

（16）慢性活动性乙肝、丙肝、AIDS 或人类 T 细胞白血病病毒（HTLV）感染者。

（17）需要抗凝治疗的疾病。

（18）血栓形成病史。

（19）妊娠。

（20）明显的肝脏疾病、神经系统疾病。

2. 相对禁忌证

（1）ABO 血型不相容。

（2）BMI > $30kg/m^2$。

（3）轻度或中度高血压。

（4）尿路结石症状发作 1 次。

（5）轻度尿路畸形。

（6）妊娠期糖尿病病史。

（7）年轻供体的直系亲属中有多人患糖尿病或家族性肾病、糖尿病。

（8）供体体表面积矫正后的单肾肾小球滤过率（GFR）< $40ml/（min·1.73m^2）$。

（三）术前准备

除一般手术的常规准备外，供体术前应行发射型计算机断层显像（ECT）评价双侧分肾功能，以及血管造影了解肾动、静脉解剖走行。

血管造影检查方法包括数字减影血管造影（DSA）、CT 血管造影（CTA）、磁共振血管造影（MRA）等。其中 DSA 因创伤较大，现已较少选用。血管造影不仅用于选择供肾，也可指导手术方式。

供肾的选择：原则上应首先保证供体的安全。ECT 测量 GFR 低者作为供肾，GFR 较高者留给供体；血管造影提示血管容易暴露且为单支的一侧肾脏作为供肾；未生育妇女因今后妊娠时右肾易发生肾积水，故多选择右肾。

麻醉：全身麻醉。供体易于耐受，也利于手术顺利进行。

导尿：留置导尿管持续引流。

（四）手术要点、难点及对策

1. 体位及切口　侧卧位，抬高腰部使其拉伸，头高脚底，降低肾上极以利于术中显露。

切口一般选择第 11 肋间或第 10 肋间腹膜外的弧形切口，该经腰切口腹侧略微弯向同侧肋弓，以利于肾门区显露。

（1）腹膜：上述高位切口，特别是第 10 肋间切口打开后，其下腹膜直接向内侧钝性推开较困难。应先自低位腹膜开始，向上向内侧逐渐推开。必要时直视下配合锐性分离，避免损伤腹膜。

（2）胸膜：推开腹膜后，可顺势用手指紧贴肋骨背面向上钝性推高胸膜。此外，切口上部分暴露至肋间肌时，为避免损伤胸膜，可切开下位肋骨尖端上方组织，并沿下位肋骨上缘推开肋间肌及其后所附胸膜。

2. 游离输尿管　输尿管用带子或尿管轻轻提起，保留好足够的输尿管周围组织及血供，向下游离至髂血管分叉处，向上游离至肾下极水平。

3. 游离肾脏　打开肾脂肪囊，在肾包膜外游离供肾。尽量采取锐性分离，可减少因钝性分离带来的肾损伤和血管痉挛。应动作轻柔，尽量减少翻动和牵拉肾脏。

时刻观察肾脏颜色，若由淡红色转为苍白色，提示肾血管痉挛，需暂停游离，并用事先准备好的普鲁卡因、利多卡因或罂粟碱等血管扩张药物表面滴注直至颜色恢复。

4. 游离肾静脉　肾静脉游离至足够长度。由于右肾静脉较短，且管壁较薄，切取右肾静脉时应游离出汇入部位的一段下腔静脉壁。左肾静脉较长，游离至腹主动脉左侧壁即可。注意左肾静脉的属支，包括生殖静脉、肾上腺静脉和腰静脉，均切断结扎。

肾静脉管壁薄，游离、打结时较动脉更易受牵拉而导致破裂，因此操作过程中必须找准层次、动作轻柔。

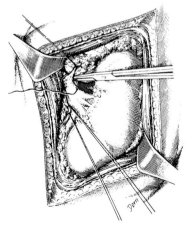

图 9-1　活体左肾摘取，结扎汇入左肾静脉的生殖静脉和肾上腺静脉

处理左肾静脉属支时，先在腹侧面游离生殖静脉 1 ~ 2cm 长，两端结扎后暂不离断，而是向下牵拉，以利于暴露肾上腺静脉并将其结扎离断。而腰静脉在肾背侧面游离肾动脉时一并处理则更为方便（图 9-1）。

5. 游离肾动脉　左肾动脉较短，需游离至腹主动脉起始处。右肾动脉游离至下腔静脉右侧壁即可。

CTA、MRA 不仅可以了解肾动脉的解剖，在影像科医生的配合下，也可对肾静脉的解剖做出预判；游离肾脏时应避免误伤副肾动/静脉，需注意某些变异情况下，副肾动脉走行可不局限于肾内侧；事先了解肾主动脉的分叉位置，有助于规划合适的肾动脉离断水平。

6. 供肾切取　阻断供肾血管前，供体应已充分静脉补液（晶体、胶体），供肾灌注充分；肾血管阻断前约30分钟静脉推注呋塞米60mg；切取前供体全身肝素化并不作为常规步骤；灌注人员准备内容包括灌注手术器械、灌注盆、低温（约4℃）灌注液与动脉灌注管。

切取肾时，先钳夹并剪断肾动脉，再阻断并离断肾静脉。切取右肾时，需用Satinski钳夹住部分下腔静脉，可连带部分下腔静脉壁离断静脉，以便受体血管吻合（图9-2）。腔静脉切开处用5-0血管缝线连续缝合。

7.供肾灌洗 供肾切取后，即刻放入盛有约4℃保存液的灌注盆中，经肾动脉插管做低温灌注，直至肾表面苍白、肾静脉流出液清亮。

动脉灌注管需匹配供肾动脉口径，需事先准备好；灌注过程中动作需轻柔，避免损伤动脉内膜；动脉分叉早者或多支动脉者，应注意所有动脉分支均得到充分灌注。

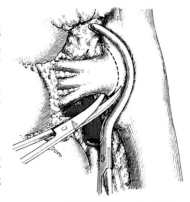

图9-2 活体右肾摘取，离断肾静脉时，钳夹部分下腔静脉壁

8.供肾血管残端处理 供体肾动/静脉残端常规结扎并缝扎。若切取右肾，下腔静脉壁缺损需用5-0血管缝线关闭。

9.肾窝彻底止血，留置血浆引流管一根，逐层关闭切口。

（五）术后监测与处理

术毕应注意检查患者尿量、血浆引流管引流量。

（六）术中常见并发症的预防与处理

1.损伤胸膜 选取第11肋间或第10肋间切口易损伤胸膜。向下位肋骨尖端切开肋间肌，并经下位肋骨上缘钝性推开有助于避免胸膜损伤。

若术中发现胸膜损伤，应自破口置入8F单腔尿管，3-0丝线连续缝合破口。拔除尿管前，嘱麻醉医生加压鼓肺，50ml注射器抽吸出漏入空气恢复其内负压；若术后发现供体胸闷、呼吸困难或是外周血氧饱和度不正常，应考虑胸膜损伤所致气胸可能。若诊断成立，需行胸腔闭式引流治疗。

2.损伤供肾迷走血管 术前CTA、MRA等影像学手段可以提前发现绝大部分供肾迷走血管。术中保持术野显露充分及锐性分离，均有助于避免迷走血管的意外损伤。

3.多支肾动脉的处理 供体术前评估时，应尽量避免获取有多支肾动脉的一侧肾。但少数情况下多支肾动脉侧肾GFR明显较低，或两侧肾动脉均为多支，则应术前设计好多支肾动脉的重建方案。对于尸体供肾，可以选取腹主动脉、下腔静脉、髂血管等材料，重建多支肾动脉以备吻合。而亲属活体供肾移植，因为取材有限，多支动脉的处理则要复杂得多。

（1）两支肾动脉：口径小者可选择与主肾动脉行端-侧吻合；若口径相近，两支动脉可拼合成一共同开口；若极动脉位于肾下极，可选择与受体腹壁下动脉吻合；也可选择将两支肾动脉分别与髂内动脉的两个口径相近分支吻合。

（2）三支肾动脉：两支口径较小者均与最大者行端－侧吻合；若其中两支口径相近，且均较大，可先拼合成一共同开口后，将最后口径较小者与其中一支行端－侧吻合；其中1~2支与髂内动脉主干或分支行端－端吻合，剩余支与髂外动脉行端－侧吻合；也可留取供体一段生殖静脉，纵行剖开后，将三支动脉分别与其行端－侧吻合，再将生殖静脉与受体髂外动脉行端－侧吻合。

4.肾静脉长度不足　相比尸体供肾，亲属供肾静脉往往较短。通过充分游离受体髂外静脉，并将其上提，可以满足大多数静脉吻合。但若获取过程中所留静脉过短，或者受体肥胖，将会给静脉吻合带来很大困难和风险。因此，此类情况下，延长肾静脉很有必要。

可选取生殖静脉、大隐静脉、股静脉等作为延长供肾静脉的材料，若口径相近，可直接端－端吻合；若口径相差较大，则可将取材之静脉纵行剖开，首尾相连，再与肾静脉端－端吻合。

二、经腹腔入路腹腔镜下活体供肾取肾术

1995年由 Ratner 等完成首例腹腔镜下活体供肾切取，即为经腹腔入路。国外大部分单位仍选用此途径取肾，这种方法的优点是腹腔空间较大、操作方便，但有损伤肠管或其他腹腔脏器的可能，术后胃肠功能恢复慢，有可能形成肠梗阻。

（一）适应证

适应证同"开放活体供肾取肾术"。

（二）禁忌证

禁忌证同"开放活体供肾取肾术"。

（三）术前准备

术前准备同"开放活体供肾取肾术"。无须特殊肠道准备。

（四）手术要点、难点及对策

1.体位及切口　45°手术侧对侧仰卧位，抬高腰部使其拉伸。常规选择4个穿刺点。第一个选脐，切开皮肤后气腹针穿刺建立气腹，其后置入10mm Trocar，并经其放入镜头，直视下分别经同侧锁骨中线肋弓下2cm（5mm Trocar）、锁骨中线平脐处（12mm Trocar）、腋中线肋缘下（5mm Trocar）置入 Trocar（图9-3）。

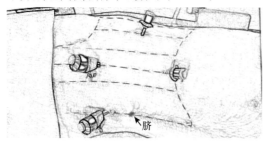

图9-3　经腹腔入路 Trocar 穿刺点

2.游离肾脏、输尿管及血管　游离顺序一般为肾腹侧、输尿管、肾下极、肾蒂（肾静脉、肾动脉），然后外侧、上极、背侧。

（1）游离左肾：打开左结肠旁沟，超声刀切开肾周脂肪囊至肾包膜表面。在此层面分离肾腹侧及下极，向下游离输尿管至跨髂血管

处。沿输尿管内侧向上分离到肾门处，于肾门前方打开左肾静脉鞘，游离并离断左生殖静脉、左肾上腺中央静脉，注意背侧靠近腹主动脉的腰静脉。于肾静脉后方将左肾动脉鞘切开，分离左肾动脉直至腹主动脉起始处。最后将肾脏完全游离。

（2）游离右肾：游离升结肠和十二指肠后，步骤与左侧基本一致游离右肾。需要注意的是游离下腔静脉时，范围需包括肾静脉汇入处以上 2cm，以及生殖静脉汇入处以下 2cm。轻轻推开下腔静脉，以便留取足够长度的肾动脉。

3. 供肾切取　切取前准备同"开放活体供肾取肾术"。输尿管于跨髂血管处远心端 2 个 Hemolock 夹夹闭，近心端剪刀离断。腋中线切口纵行延长，以便手掌插入握住肾脏，腕部堵住切口防止漏气。

（1）切取左肾：左肾动、静脉近心端分别用 2 个 Hemolock 夹夹闭，远心端直接用剪刀离断。

（2）切取右肾：右侧髂前上棘内侧切一小口，插入 Satinski 钳备用。向内侧推开下腔静脉，右肾动脉近心端用 2 个 Hemolock 夹夹闭，远心端直接用剪刀离断。接着用 Satinski 钳钳夹右肾静脉汇入部位的下腔静脉壁，剪刀离断右肾静脉。取出右肾，重新建立气腹，腹腔镜下 5-0 Prolene 线缝合下腔静脉开口后去除 Satinski 钳。

4. 供肾灌洗　同"开放活体供肾取肾术"。

5. 术野彻底止血，留置血浆引流管一根，逐层关闭切口。

（五）术后监测与处理

术后监测与处理同"开放活体供肾取肾术"。

（六）术中常见并发症的预防与处理

1. 损伤腰静脉　左肾静脉一般有腰静脉属支，后者骑跨在左肾动脉背侧，需注意游离时避免损伤。离断时远心端用 Hemolock 夹或钛夹夹闭，近心端用超声刀慢挡切断。

2. 淋巴瘘　多见于术后 3 ~ 4 天。肾动脉和主动脉旁常有丰富的淋巴组织，因此游离肾蒂时应用超声刀慢挡逐渐切断，避免术后淋巴瘘发生。

3. 移植肾功能延迟恢复（DGF）　手术时间延长及气腹压力增加，均会增加 DGF 的发生率。熟练的腹腔镜技术可缩短手术时间，减小气腹压力，如压力控制在 12mmHg 以下，将有助于移植肾功能迅速恢复。

三、经后腹腔入路腹腔镜下活体供肾取肾术

2000 年 Gill 等率先报道了经后腹腔入路腹腔镜活体供肾取肾术。相比腹腔入路，经后腹腔的优势是可快速、安全控制肾蒂，避免肠管并发症。

（一）适应证

适应证同"开放活体供肾取肾术"。

（二）禁忌证

禁忌证同"开放活体供肾取肾术"。

（三）术前准备

术前准备同"开放活体供肾取肾术"。

（四）手术要点、难点及对策

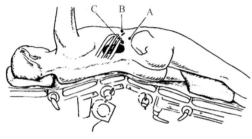

图 9-4　经腹膜后入路 Trocar 穿刺点

1. 体位及切口　侧卧位，抬高腰部使其拉伸，稍趴向腹侧将有利于肾蒂血管的显露。腰部取 3 个 Trocar 穿刺入路，一个为 10mm（图 9-4A 点），一个为 12mm（图 9-4B 点），另一个为 5mm（图 9-4C 点）。3 个穿刺点分别选在髂嵴上 2cm 与腋中线交叉点，第 12 肋缘下 2cm 与骶嵴肌外侧缘 1cm 交叉点，肋下缘 2cm 与腋前线交叉点。通过 A 穿刺点扩张出腹膜后间隙后，置入镜头，直视下经 B、C 两个穿刺点插入 Trocar。

2. 游离肾动脉　沿肾纵轴，沿肾背侧面中部与腰肌之间，向深处游离，看到搏动处即为肾动脉所在。尽量游离肾动脉至腹主动脉起始部，以便安全留置 Hemolock 夹，并保留足够长度便于吻合。

3. 游离肾静脉　在肾静脉上、下缘分别用 Hemolock 夹夹闭肾上腺静脉和生殖静脉。

4. 游离肾脏　左手持钳或吸引器将肾推向内侧，右手持超声刀自肾包膜与肾脂肪囊间，锐性游离肾脏。游离顺序一般为肾背侧、上极、外侧、腹侧、下极。

5. 游离输尿管　至跨髂动脉水平，需保留足够的周围组织及血供。远心端 Hemolock 夹夹闭，近心端剪刀直接离断。

6. 供肾切取　切取前准备同"开放活体供肾取肾术"。为尽量缩短热缺血时间，扩大腹侧穿刺道，钝性分离肌肉至腹膜后间隙，术者插入手掌，并用腕部堵住切口防止漏气。再次充气后，轻巧地提起肾脏牵拉肾蒂。于近心端用 Hemolock 夹夹闭肾动脉，远心端剪断肾动脉。随即同法离断肾静脉。

7. 供肾灌洗　同"开放活体供肾取肾术"。

8. 肾窝彻底止血，留置血浆引流管一根，逐层关闭切口。

（五）术后监测与处理

术后监测与处理同"开放活体供肾取肾术"。

（六）术中常见并发症的预防与处理

1. 损伤腹膜　游离肾脏腹侧面时须小心腹膜，避免损伤。一旦腹膜破裂，操作空间将明显缩小，加大手术操作难度。腹膜破口较小时，可用 Hemolock 旋即夹闭，并用气腹针插

184

入腹腔排气减压。

2. 淋巴瘘　多见于术后 3 ~ 4 天。肾动脉和主动脉旁常有丰富的淋巴组织，游离时若损伤，易出现淋巴瘘。术中应用超声刀慢挡逐渐切断。

3. 移植肾功能延迟恢复　同"经腹腔入路腹腔镜下活体供肾取肾术"。

四、机器人辅助腹腔镜活体供肾取肾术

与腹腔镜相比，分离肾血管和输尿管时机器人手术能够进行更加精准的操作。正如腹腔镜，机器人肾切除术也有两种入路，即经腹腔和经腹膜后，腹腔入路因操作空间较大成为首选。鉴于近年来机器人手术普及大大提速，可以预见机器人辅助腹腔镜活体供肾取肾术将很快推广。

（一）适应证

适应证同"开放活体供肾取肾术"。

（二）禁忌证

禁忌证同"开放活体供肾取肾术"。

（三）术前准备

术前准备同"开放活体供肾取肾术"。

（四）手术要点、难点及对策

1. 体位及切口　供体取 45° 仰卧位，供肾所在侧抬高。

穿刺套管的位置依术者而定。大多数外科医生采用经典的菱形布局，观察镜通道放在腹直肌鞘侧缘中间。首先置入 12mm Trocar，另外两个 8mm 机械臂套管放在锁骨中线。剩余穿刺套管位置根据可用机械臂数量变化（图 9-5）。

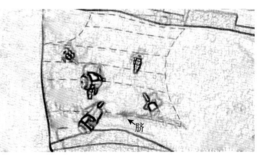

图 9-5　三臂机器人系统 Trocar 穿刺点

2. 接驳好机械臂后，术者负责操作远程控制台，而一名助手则在供体身边负责更换器械、使用吸引器等。术中气腹压设置为 12mmHg。

3. 游离肾脏、输尿管及血管　同"经腹腔入路腹腔镜下活体供肾取肾术"。

4. 待处理肾蒂时，第二名助手加入，负责取出肾脏并灌洗。供肾放入取物袋，经 Pfannenstiel 切口（耻骨联合上 2 横指浅弧形切口）取出。

5. 供肾灌洗　同"开放活体供肾取肾术"。

6. 术野彻底止血，留置血浆引流管一根，逐层关闭切口。

（五）术后监测与处理

术后监测与处理同"开放活体供肾取肾术"。

（六）术中常见并发症的预防与处理

术中常见并发症的预防与处理同"经腹腔入路腹腔镜下活体供肾取肾术"。

第二节　公民逝世后捐献供肾摘取术

公民逝世后捐献（donation after citizen's death，DCD）供肾摘取，大多数情况下是多脏器获取，包括肝、心等。每位术者除做好自己负责的工作外，还需要了解其他小组的摘取过程，熟悉解剖关系及血流动力学的影响，这样才能通力合作，不影响其他人，建立最佳的获取流程，以保证所有脏器的质量最佳。

一、适应证

符合脑死亡标准，或处于需要机械通气和（或）循环支持的严重神经损伤和（或）其他器官衰竭状态，无法避免发生心脏死亡的患者，均可作为潜在的器官捐献者。

二、禁忌证

1. 绝对禁忌证
（1）侵袭性或血液系统恶性肿瘤。
（2）未经治疗的全身性感染。
（3）朊病毒感染。
（4）HIV 感染。
（5）终末期肾病 5 期（eGFR ＜ 15ml/min）。
（6）终末期肾病 4 期（eGFR 15 ～ 30ml/min）。
（7）移植前肾活检显示急性肾皮质坏死。
2. 相对禁忌证
（1）年龄＞ 60 岁者。
（2）死于高血压和（或）心血管疾病。
（3）急性肾损伤。

三、术前准备

完善术前检查，包括血型、PRA、HLA、CDC，以及呼吸、循环、消化、泌尿等各系统评估。此外，对于年龄＞50岁、糖尿病、系统性红斑狼疮、严重高血压、既往股静脉插管史等患者，可行双侧髂动、静脉彩超或血管造影，了解走行有无畸形、内膜有无硬化斑块、管腔内有无血栓等。

四、手术要点、难点及对策

1. 体位及切口　仰卧位，切口一般在腹部中线由胸骨剑突下方延伸至耻骨联合上方，也可采用腹部正中大十字切口。

2. 切开腹膜时，需将腹膜提起，避免伤及下方肠管。

3. 腹主动脉灌注　肾脏冷灌注的开始意味着热缺血的结束，因此经腹主动脉有效灌注双肾对于整个获取过程至关重要。

推开肠管，在骶骨前切开后腹膜并向两侧撕开，找到双侧髂总动脉起始部，分离两侧组织，自背侧穿过一根粗线如10号线，远心端结扎。近心端再穿过一根备用。在结扎线上方、腹主动脉腹侧壁切开一小口，找到正确的管腔，插入灌注管。成人插入长度为18～20cm，气囊内注入20ml气体或生理盐水充盈，封闭主动脉近心端血流，开始灌注。灌洗液温度应保持在2～4℃，高度控制在1m以内，禁止对灌洗液施加压力，防止压力过高对肾实质产生损害。然后用上述备用粗线结扎固定灌注管，并与远心端结扎线打结，进一步防止灌注管滑脱。灌注液应呈直线流入，否则应立即检查灌注系统有无问题，可能由于灌注管折叠扭曲或误入腹主动脉内假道所致，此时需要重新调整灌注管的位置，重新灌洗。

老年或长期高血压供体：腹主动脉往往有粥样斑块，严重者导致内膜分层。此种情况下，插管易误入假道，导致无效灌注，因此需仔细分辨正确的管腔。

小儿或新生儿供体：小儿特别是5岁以下供体，腹主动脉灌注管选择10F双腔导尿管或单腔吸痰管。后者灌注流量更加理想，自上述双侧髂总动脉起始部插入后，因不能充盈气囊阻断近心端血流，所以需要即刻打开胸腔，自膈肌上方钳夹胸主动脉。

4. 建立流出道　灌注开始后，若未同时获取心脏，则需找到同一水平下腔静脉，结扎远心端，向近心端插入引流管引出血液及灌注液，打结固定引流管。

5. 门静脉灌注　在小肠系膜根部找到肠系膜上静脉，分离后远心端结扎，近心端切开，置入插管至脾静脉稍上方，插入深度用手指在胰腺上缘触摸后确定，否则插入过深可导致肝脏灌注不均匀，结扎固定该灌注管。

6. 检查肝、肾灌注情况　显露肝脏，并剪开双侧肾周筋膜及脂肪囊，观察肝、肾灌注情况。若肾脏颜色很快转为苍白色且质地偏硬，说明灌洗充分。肝、肾外敷无菌碎冰降温。

7. 冲洗胆道　在胆囊底部切开胆囊，排出胆汁，在肝十二指肠韧带下方近十二指肠降部横断胆总管。加压注入4℃生理盐水至胆总管断端流出液清亮。接着，胆总管逆行插入留置针，4℃生理盐水冲洗肝内及肝外胆道至流出液清亮。

8. 游离输尿管　切开降结肠和乙状结肠外的腹膜，向内推开肠管，找到双侧输尿管，在盆腔入口处切断，用蚊式血管钳夹持输尿管断端，向上提起并沿输尿管向头侧游离至肾下极处，注意保留输尿管系膜的完整性。

9. 游离十二指肠，结扎离断胰头及肠系膜根部，将全部小肠置于腹腔左外侧。游离胃及食管。胸腔内断开上腔静脉，钳夹胸主动脉，近心端离断胸主动脉，紧贴脊柱前方向下游离、剪开肝周、肾周后腹膜组织及膈肌，至腹主动脉插管处下方将肝、肾联合切取，放入盛有 4℃ UW 液的盆中。双侧髂动脉、髂静脉切取备用。

10. 肝、肾分离　沿腹主动脉后壁纵行劈开，观察左右肾动脉的开口，沿肠系膜上动脉根部横断动脉。沿肾上腺位置水平分离切断左右肾上极周围的组织，确认左肾静脉回流下腔静脉的入口处，于此水平上方断开腔静脉。

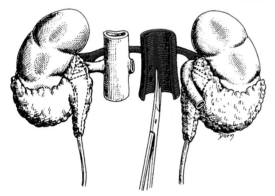

图 9-6　成人供体左右肾分离

11. 左右肾分离　自腔静脉、腹主动脉纵行剖开，左右肾即可分离。动脉剖开时，需观察双侧肾动脉分别为几支，若为多支，应尽量保留其起始部腹主动脉瓣备用。静脉剖开时，若为成人，左肾静脉自腔静脉汇入处剪断即可，剩余腔静脉有利于右肾静脉延长（图 9-6）；若为小儿适合单肾移植者，双肾静脉均需留取部分腔静脉以便延长。

12. 冷藏运输　肝、肾运输过程中需放入三层无菌塑料袋内，最内层装有灌注液，结扎各层塑料袋口，将其放入装有碎冰的保温箱内尽快运输到目的地。也可用 Lifeport 进行机械灌注的同时运输。最后逐层关闭供体切口。

五、术后监测与处理

协调员配合供体家属负责善后事宜。

六、手术常见并发症的预防与处理

1. 灌注不充分　原因主要是插管不当、肾热缺血时间过长等。插管不当包括插入假道，插管过浅、过深，静脉流出道不畅，配合观察灌注液流速及双肾是否呈花斑样有助于及时发现，并做出相应处理。若处理后双肾仍呈花斑样，可将双肾取下后，自腹主动脉内肾动脉开口处分别对双肾进行补灌。其后也可借助 Lifeport 对灌注不充分的肾脏进行机械灌注，根据阻力指数及流量对供肾做出评估。

2. 肠管损伤　原因主要是术中操作粗暴，误伤所致。手术获取关键步骤在于插管灌注，快速准确有助于有效缩短器官的热缺血时间。其后游离周围组织包括肠管等过程中应仔细操作，避免误伤。若损伤肠管，应尽快钳夹破口，表面用活力碘消毒后结扎。其后供肾修整中，留取灌注液进行病原学检查也有助于早期发现供体来源感染，并做出早期防治。

第三节　供肾修整术

一、适应证

肾脏获取完毕后，均需行工作台手术修整，为植入做准备。

二、禁忌证

无。

三、术前准备

准备盛有4℃冰水的修肾盆，插入温度计监测温度。

四、手术要点、难点及对策

1. 供肾的分离与修整　左右供肾分离步骤见本章第二节所述。注意剖开腹主动脉时需仔细观察有无极动脉的存在，待确认不是进入肾实质者方可离断或结扎。

（1）成人供肾肾周脂肪修整：考虑到输尿管上段血供来源于肾动脉，肾下极内侧、输尿管三角区脂肪组织应予以保留，避免术后输尿管缺血坏死导致尿瘘或狭窄。

（2）小儿供肾周脂肪修整：除需保留上述三角区脂肪囊外，建议在不影响血管吻合的情况下尽量保留脂肪囊，因后者有利于术中固定供肾，避免血管扭曲。

2. 供肾静脉的修整　与亲属活体供肾不同，DCD供肾静脉修整，可以充分利用供体下腔静脉等血管。

成人左肾静脉较长，且管壁较厚，自腔静脉汇入处切断即可；而右肾静脉因较短，且管壁较薄，需利用腔静脉延长以便植入（图9-7）。

3. 供肾动脉的修整　供肾动脉变异率接近25%，2～3支动脉多见。修肾过程中需做好动脉整形，为植入预先做好设计方案（图9-8～图9-12）。

DCD供肾动脉修整原则可参见本章第一节"活体供肾摘取术"。除此之外，还有以下几点注意事项。

（1）DCD供肾动脉可保留部分腹主动脉瓣，以方便吻合。

（2）DCD供肾动脉腔内需仔细检查有无硬化斑块，后者多在腹主动脉开口处附近，动脉修整时应去除。若吻合口处有明显粥样斑块或动脉内膜分层现象，则术后发生假性动脉瘤概率高。

（3）供肾上极动脉，若血供区域＜1/5可予以结扎。但下极动脉往往需要保留。

（4）供肾修整过程中，建议再次经肾动脉灌洗一次。既可以观察有无残血，也可以将运输保存过程中产生的代谢产物及炎症介质排出。灌洗过程中注意选择合适的管道，避免前端损伤动脉内膜。

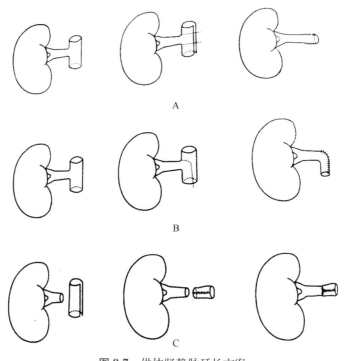

图 9-7　供体肾静脉延长方案

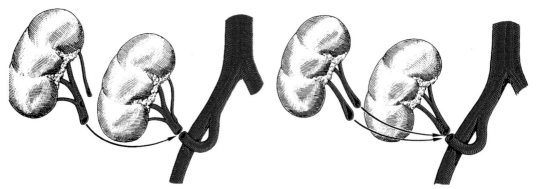

图 9-8　上极动脉与肾动脉主干行端侧吻合汇成一支，方便其后与受体髂内动脉行端－端吻合。端侧吻合时，可插入硬膜外导管避免吻合口狭窄

图 9-9　两根口径相近的肾动脉行侧－侧吻合后，再与受体髂内动脉行端－端吻合

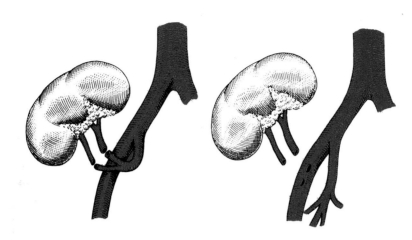

图 9-10　两支肾动脉分别与受体髂内动脉两分支行端－端吻合，或者均与髂外动脉行端－侧吻合

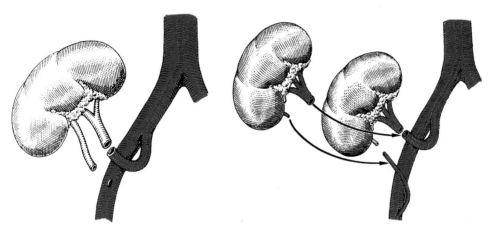

图 9-11　两支肾动脉，一支（多选择较粗者）与髂内动脉吻合，另一支（多选择较细者）与髂外动脉吻合

图 9-12　若受体腹壁下动脉与供肾下极动脉口径相仿，也可将两者行端－端吻合

191

（5）灌洗液培养：建议常规留取供肾灌洗液行细菌、真菌培养及药敏试验，以期及早防治供体来源的感染。

五、手术常见并发症的预防与处理

肾包膜破裂：原因包括取肾术中损伤或供肾自身因素。后者多见于术前供肾外伤导致包膜下出血或积液。另外，部分老年或长期高血压供体，肾包膜与脂肪囊广泛粘连，修剪脂肪囊过程中，易伤及肾包膜导致破裂。

修肾术中表现为包膜破裂，显露出其下灰黄色肾实质；若修肾术中未发现，其后移植术中供肾再灌后则表现为破口渗血及包膜下血肿。

若包膜破口较小，可直接缝合关闭。但若破口较大，特别是包膜已与肾实质广泛剥离形成腔隙，若单纯关闭破口，会导致广泛的移植肾包膜下血肿，从而压迫供肾造成持续的出血及不可逆的损伤。此时建议纵行扩大破口，暴露肾实质，反而可明显减少出血及压迫。

第四节 肾移植术

1954 年 Murray 等首次成功在同卵双生子之间施行肾移植手术，开创了肾移植乃至器官移植的新纪元。本节将对经典的开放肾移植术，以及近年新兴的机器人辅助肾移植术进行阐述。

一、开放肾移植术

（一）适应证

一般来讲，肾移植是终末期肾病最理想的治疗方法，故凡是慢性肾功能不全发展至终末期，均可用肾移植治疗。特别是由于手术技术和药物的不断进步，目前绝对禁忌证已很少。然而，术前全面了解患者病因、病变性质、合并症、并发症、机体免疫状态及与移植肾功能有关的危险因素等，对于评估肾移植的近远期预后仍然非常重要。

（二）禁忌证

禁忌证同"活体供肾摘取术"，术前评估过程中禁忌证比适应证更需要谨慎考虑。

1. 绝对禁忌证

（1）AHG-CDC 交叉配型结果阳性。

（2）依从性差。

（3）药瘾史。

（4）严重的活动性感染。

（5）活动期恶性肿瘤。

（6）预期寿命＜ 5 年。

（7）妊娠。

（8）无联合器官移植条件时，合并有其他器官的终末期疾病，如心力衰竭、肝衰竭等。

（9）持久性凝血功能障碍性疾病。

2. 相对禁忌证

（1）血型不相容（亲属活体供肾）。而对于尸体供肾，血型不相容多被认为是绝对禁忌证。

（2）年龄＞ 65 岁。

（3）BMI ＞ 35kg/m^2。

（4）心脏病史。

（5）药瘾史。

（6）HIV 感染。

（7）人类 T 细胞白血病病毒（HTLV）感染。

（8）活动性肝炎。

（9）严重肺气肿、肺部感染或支气管扩张等肺部疾病。

（10）原肾病术后高复发率者。

（11）流式细胞交叉配型（FCXM）阳性。

（12）恶性肿瘤病史。根据恶性肿瘤类型，等待期 2 ~ 5 年不等。

（三）术前准备

完善术前检查，包括血型、PRA、HLA、CDC，以及呼吸、循环、消化、泌尿等各系统评估。此外，对于年龄 > 50 岁、糖尿病、系统性红斑狼疮、严重高血压、既往股静脉插管史等患者，可行双侧髂动、静脉彩超或血管造影，了解走行有无畸形、内膜有无硬化斑块、管腔内有无血栓等。

1. 透析　肾移植前受体应充分透析，以维持内环境相对稳定，最大程度保障肾移植手术的安全进行。理想状态如下所述。

（1）无水潴留并达到干体重，尽量减轻或基本消除腔隙间和组织中的积液。

（2）无酸中毒和电解质紊乱。

（3）没有进行性心脏扩大和肺淤血。

（4）血压维持在 150/90mmHg 以下。

（5）血红蛋白达到 80g/L 以上。

（6）血浆总蛋白基本正常。

（7）血肌酐降低到 600μmol/L 以下。

2. 病肾切除　原则上，不主张肾移植受体常规行原病肾切除术，而仅在以下情况下考虑。

（1）原病肾因结石、积水等原因导致反复感染者。

（2）恶性肾素依赖性高血压患者经药物和透析难以缓解者。

（3）多囊肾伴有明显腹痛、感染、出血或肾过大影响供肾摆放者。

（4）肾恶性肿瘤（根治术后随访 2 年无复发转移者，方可考虑肾移植）、肾静脉血栓形成、严重肾结核或严重血尿者。

（5）失功移植肾需切除者（详见本章第五节"移植肾切除术"）。

其他术前准备包括治疗消化道溃疡、控制病毒性肝炎、改善贫血（尽量避免输血）、高敏患者的预处理等。

（四）手术要点、难点及对策

1. 体位及切口　仰卧位，右侧髂窝垫高，切口取腹直肌旁切口，上端平脐，下至耻骨联合上 2cm。体型瘦长者，切口上端可在脐水平以下；若体型矮胖，切口可适当向上延长。

2. 逐层切开各层组织，自上而下用手指向内侧推开与肌肉粘连的腹膜。推开腰大肌前

193

方的腹膜暴露移植肾窝时，切忌暴力，建议分束结扎腹膜外脂肪，减少渗血。

注意横跨切口下方的腹壁下血管、精索或子宫圆韧带，多数情况下将两者游离后不影响手术操作，可不予结扎离断。特别是男性精索，一般不主张常规切断结扎，因为结扎后易引起同侧阴囊水肿、鞘膜积液或附睾炎。

该切口选择腹直肌外侧缘，无须切断腹外斜肌和腹直肌等结构。但在切口下部分，切开锥状肌，有助于充分暴露切口，便于血管和输尿管、膀胱吻合。

3. 受体血管的准备　供肾静脉一般选择受体髂外静脉进行端-侧吻合，而供肾动脉重建一般选择受体髂内动脉或髂外动脉，少数患者也可选择髂总动脉甚至腹主动脉。

（1）受体静脉：髂外静脉周围组织内淋巴组织较丰富，建议分束结扎，避免术后淋巴囊肿；静脉吻合时需用 Satinski 钳阻断并将髂外静脉尽量提起，因此髂外静脉需充分游离，尤其注意清理背侧组织包括小属支；Satinski 钳阻断髂外静脉后，根据供肾静脉开口大小在髂外静脉前外侧剪开侧孔，并用肝素盐水（1.25 万单位加入 200ml 生理盐水稀释）冲洗血管腔；开侧孔时，应尽量避开静脉瓣；若不能避开，应在腔内剪除瓣膜，以免影响静脉回流或血栓形成。

（2）受体动脉的选择：应根据术者技术水平、手术习惯及受体血管条件而定，一般选择髂内动脉或髂外动脉。若与供肾动脉比较，髂内动脉、髂外动脉明显较细，可选用髂总动脉或腹主动脉进行端-侧吻合。若选择髂外动脉，一旦发生严重排斥反应、感染、出血、血栓形成等并发症，局部血管处理困难，可能影响该侧下肢动脉血液供应。特别是公民逝世后器官捐献急速发展的今天，上述并发症尤其是感染明显增多，因此，髂外动脉多不作为首选。

（3）动脉的游离：髂内动脉背侧有髂内静脉走行，后者壁薄，损伤出血后难以控制。因此游离髂内动脉，特别是远心端时，需注意避免损伤髂内静脉；髂外动脉待吻合处游离时，仅暴露前方动脉壁即可，保留背侧组织可避免髂外动脉完全游离后呈"几"字形扭曲。

（4）动脉斑块：若遇到动脉管腔内有硬化斑块，应行动脉内膜斑块切除术完整切除，避免残存的斑块脱落形成栓塞。

4. 血管重建　供肾置于肾袋或纱垫内，外敷无菌冰屑降温；由于肾袋或纱垫遮挡，血管吻合前务必认清血管方向，避免扭转；同样，吻合前还需根据移植肾摆放位置和方向，预估血管长度，避免过长导致扭曲或过短导致摆放困难；动脉和静脉重建均选用 5-0 或 6-0 血管缝线；静脉多采用连续缝合，动脉根据吻合口大小选择连续或单纯间断缝合；吻合完毕开放血流之前，于近肾侧阻断血管，接着自吻合口内注射肝素盐水排出空气；开放近心端血流，检查有无漏血，必要时补针。

动静脉吻合需特别注意避免缝到对侧血管壁，吻合最后一个象限前，伸入蚊式钳或直角钳有助于探明。动脉因不易塌陷，即使有一针带到对侧血管壁，从外面观察也难以察觉，但移植肾开放血流后，会出现肾表面无搏动感；尿量初始正常，随即转为少尿或无尿且对呋塞米不敏感（相比对侧供肾开放后）；术中彩色多普勒提示动脉狭窄等征象，应尽快阻断后行二次吻合。

5. 尿路重建　血管重建完毕，移植肾再灌注后，进行尿路重建。

（1）供体输尿管与受体膀胱吻合（Lich-Gregoir 法）：膀胱内注水充盈后，于前外侧壁切开肌层，使膀胱黏膜膨出。轻柔分离肌层和黏膜之间的间隙，以便其后肌层包埋。修剪供体输尿管至合适长度，于背侧端纵行切开，使之呈等边三角形，末端出血点电凝止血。尖刀片在膀胱黏膜上戳一小口，蚊式钳夹住黏膜边缘避免回缩。自输尿管断端内插入双 J 管，上至肾盂，下至膀胱内。用 5-0 可吸收线连续或间断缝合输尿管全层及膀胱黏膜。然后用 5-0 可吸收线或丝线间断缝合膀胱肌层，包埋输尿管（图 9-13）。

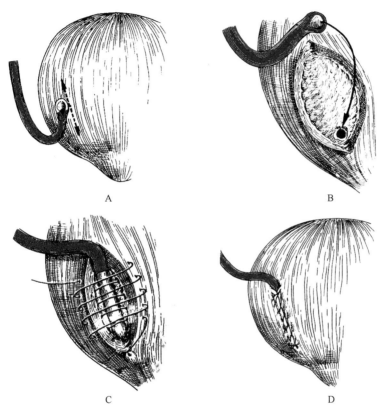

A　　　　　　　　　　　　　B

C　　　　　　　　　　　　　D

图 9-13　供体输尿管与受体膀胱吻合（Lich–Gregoir 法）

（2）供体输尿管与膀胱瓣吻合：若供体输尿管较短，可采用 Boari 膀胱瓣代替缺损输尿管。

（3）供体输尿管与受体输尿管吻合：若供体输尿管较短，可将供体输尿管与受体输尿管远端行端-端吻合，或者供体输尿管与受体输尿管直接行端-侧吻合。

（4）供体肾盂与受体输尿管吻合：若供体输尿管过短，可直接将供体肾盂黏膜与受体输尿管远心端行端-端吻合。

供体输尿管表面的小血管尽量不要结扎，以免影响输尿管血供；输尿管长度需适当，过长易造成迂曲，引起输尿管梗阻，过短张力过大，导致漏尿；若与膀胱吻合，需看清膀胱黏膜，避免其回缩导致漏针；吻合口内留置支架管较为安全。

6. 双肾移植　在供肾短缺的大背景下，近年来国内公民逝世后器官捐献发展迅速。与此同时，边缘供肾大量增加。某些边缘供肾对传统的肾移植手术提出了新的要求，如双肾移植。后者虽然会给受体带来额外风险，但在单肾移植难以满足受体需要的情况下，双肾移植显得十分必要。

（1）成人供体双肾移植：根据美国器官共享联合网络（UNOS）标准，供体满足以下两条或以上可以双肾移植。

1）供体年龄＞60岁。

2）估计肌酐清除率（eCrCl）＜65ml/min。

3）血肌酐＞2.5mg/dl（221μmol/L）。

4）长期高血压或糖尿病病史。

5）肾小球硬化＞15%（若＞50%，供肾应弃用）。

就手术方法而言，成人双肾移植术式多样。有腹腔内、腹膜外途径；有Gibson切口，也有正中切口；可分别放置于受体两侧髂窝，也可将双肾置于同侧。目前选择较多的是双侧Gibson切口或单侧Gibson切口。后者因为创伤小、手术时间短，且为受体再次肾移植提供了便利等优点，被越来越多的移植中心所采用。单侧Gibson切口双肾移植手术方式如图9-14和图9-15所示。因为右肾动脉较长，且右肾静脉利用下腔静脉延长后也较左肾静脉长，所以一般置于较高处。

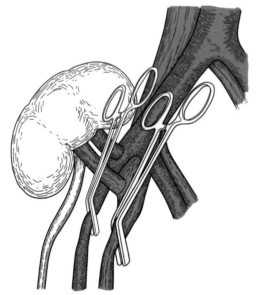

图9-14 右肾动静脉已吻合完毕，并开放血流。受体髂外动、静脉远心端阻断血流，利于左肾血管吻合的同时，保证右肾血流灌注不间断

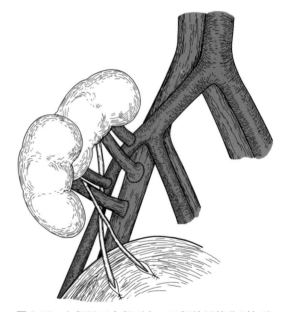

图9-15 左肾置于右肾下方，双侧输尿管分别与膀胱吻合

（2）小儿供体双肾移植：小儿供体可以双肾或单肾移植给成人受体。具体标准目前尚未统一，一般认为若供体体重≥15kg，且肾长轴＞6cm，应考虑单肾移植；若体重＜10kg，则多考虑双肾移植；介于之间者，根据供受体体重比可酌情选择。有报道，受体/供体体重比若＞7.5，会对受体早期肾功能的恢复造成不利影响。

双肾移植手术方式如图9-16所示。注意事项如下：

1）虽然小儿供体输尿管较短，获取时带膀胱瓣将有利于植入手术，但膀胱瓣往往血供较差，发生尿瘘的机会较多。因此目前多不建议留取供体膀胱瓣与受体膀胱进行吻合，而是采用与成人相同的 Lich–Gregoir 法分别行两次输尿管膀胱吻合。

2）双肾摆放位置需妥善固定，避免血管扭曲、成角。

3）是否需要常规术后抗凝，尚缺乏统一意见。

4）血管吻合建议选用可吸收血管缝合线。

5）术中及术后早期血压建议控制在 120 ～ 130/80 ～ 90mmHg。

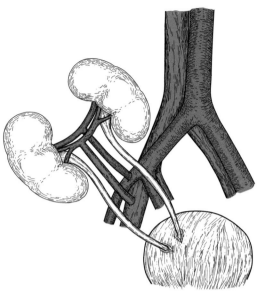

图 9-16　小儿供体双肾移植

（五）术后监测与处理

1. 血压　术后控制良好的血压对移植肾功能的恢复及尿量至关重要。移植术前血压正常者，术后血压维持在 130/80mmHg 左右；术前高血压者，术后维持血压不高于术前。血压过高，可能引起脑血管意外、血管吻合口漏血、心力衰竭、切口内渗血形成移植肾周血肿。使用口服或静脉用降压药物通常能够达到降压目的；血压过低，可能引起血栓形成、少尿及移植肾功能恢复延迟。低血压患者应首先排除大出血，必要时行外科处理。同时适当补液和（或）使用多巴胺升压。

2. 体温　肾移植术后体温升高，提示感染、排斥反应或药物副作用等。若体温升高，不伴有尿量明显减少和血肌酐升高，一般提示感染可能，需进一步检查明确感染种类及部位，及早处理；若体温升高，同时伴有尿量明显减少和血肌酐升高，则提示排斥反应可能；若使用 OKT3 或抗胸腺细胞球蛋白（ATG）等药物后出现体温升高，则应考虑细胞因子释放综合征可能。

3. 尿量　移植肾功能的主要观察指标，术后应监测每小时尿量。术后短期内，绝大多数患者会出现多尿。若尿量少于 100ml/h，应检查导尿管是否通畅，并计算液体出入量，观察是否存在低血压等。必要时给予呋塞米 20 ～ 100mg 静脉推注，观察尿量是否增多。如果仍然无效，应及时行移植肾彩超检查血流灌注及肾周是否有血凝块压迫。

4. 腹部体检　切口局部明显隆起，提示出血或尿外渗可能。为明确原因，应行 B 超或 B 超引导下穿刺检查，甚至 CT 平扫。其中 B 超有漏诊可能，若怀疑，应加行 CT 平扫确诊。

腹胀是肾移植术后腹部异常的最常见主诉。由于免疫抑制的原因，即使出现严重的腹腔感染，腹膜刺激征也并不常见，而仅表现为腹胀。因此，若患者出现明显的腹胀，应主动排除移植肾周积液、腹水感染等并发症，因其可直接或间接刺激肠管引起腹胀，甚至麻痹性肠梗阻。

5. 切口及引流观察　引流方式多采用闭式引流，而不宜采用开放的烟卷式引流，引流管需保持通畅。术后留置引流管有利于及时发现出血、尿瘘和淋巴瘘等并发症；对于公民逝世后捐献肾移植受体，反复培养其引流液，有助于早期发现并防治感染。

（六）手术常见并发症的预防与处理

肾移植并发症大体可以分为两大类：外科并发症与非外科并发症。下面主要介绍前者。

1. 血管并发症

（1）出血：原因包括血管吻合技术不当引起吻合口漏血；供肾肾门分支血管漏扎或结扎线滑脱，以及未发现及修补修肾误伤的血管；局部感染、漏尿等侵蚀血管吻合口；受者凝血功能障碍，创面广泛渗血等。

移植肾区可出现局部肿胀、疼痛，甚至局部隆起、明显触痛。引流管通畅时，引流量可突然增多，甚至经切口直接渗出。移植肾超声有助于确诊肾周血肿，但有漏诊可能，CT平扫有助于确诊。

若出血呈活动性且量大，以致患者出现休克症状，排除凝血功能障碍的情况下，考虑吻合口活动性出血可能性大，应积极手术探查或行血管介入治疗止血。若吻合口破裂发生于移植术后1周，甚至更长时间，应考虑真菌感染可能，需行引流液及组织培养确认病原菌，并及早给予抗真菌治疗。

若血肿压迫移植肾导致尿量明显减少，或血肿压迫术侧下肢静脉回流导致明显水肿，也应手术探查，术中通常找不到活动性出血部位，仅需清除血凝块即可。

部分尿毒症患者合并凝血功能障碍，术后可因此出现大量渗血，此种情况下需避免盲目的手术探查，输注冷沉淀或新鲜血浆有助于止血。

（2）肾静脉血栓形成、肾动脉栓塞：原因包括早期血栓，常由手术技术所致，如吻合时误缝到对侧壁、肾静脉扭曲等。对于小儿或新生儿供肾移植，因其静脉管壁薄、开口小，应特别注意静脉管壁的辨别，仔细吻合，避免血栓形成；继发于肾周脓肿、血肿等压迫肾静脉；下肢静脉炎向上累及肾静脉。

发病急，移植肾肿大、压痛，彩超提示动脉阻力指数升高，肾静脉内血栓形成。

大多数需行移植肾切除术。对于早期部分栓塞形成，可给予抗凝溶栓治疗。

（3）肾动脉狭窄：原因包括动脉吻合技术不佳、动脉扭曲、灌注时插管导致内膜损伤、动脉硬化形成狭窄、供肾冷缺血时间过长、DGF、巨细胞病毒感染、排斥反应等。

肾动脉狭窄是指移植肾肾动脉内径减少≥50%。一般表现为术后顽固性高血压，肾功能逐渐减退。最主要的筛查方式是超声多普勒，确诊金标准是数字减影血管造影。多普勒提示移植肾血流灌注较差，可发现花色狭窄血流信号，动脉收缩期峰值流速明显加快，小叶间动脉或弓形动脉的阻力指数明显下降。另外，CTA、MRA也有助于确诊。

因为吻合口局部粘连严重，再次手术难度极大，所以介入治疗是大多数肾动脉狭窄患者的首选治疗方案。考虑到支架价格昂贵，且置入后可能增加血栓形成的风险，需长期抗凝治疗。并可能出现支架移位等并发症，因此首次介入治疗是否留置支架还存在争议。

（4）移植肾破裂：排斥反应和DGF会导致移植肾实质水肿，包膜张力增高，在腹压突然增加或外力作用下引起破裂。

临床表现为突发的移植肾区局部疼痛、肿胀和隆起，局部压痛明显，伴有面色苍白、心动过速、血压下降。移植肾超声检查提示移植肾肿大、肾包膜连续性中断、肾周积血，血常规提示血红蛋白明显下降。

肾移植术后若患者出现排斥反应或 DGF，应注意预防移植肾破裂的发生。预防措施包括充分透析减轻组织水肿、控制高血压、避免便秘、应用化痰药物、使用腹带等。移植肾破裂一旦确诊，需立即手术探查，若裂口深、多部位破裂、出血不止、肾功能丧失或经活检证实为肾损害不可逆应予以切除。

2. 泌尿系统并发症

（1）漏尿：原因包括输尿管膀胱吻合缝合不严密；供体输尿管过长；取肾或修肾造成输尿管血供障碍、输尿管管壁损伤；排斥反应、感染引起输尿管局部缺血坏死。

主要表现为引流管内引流出清亮液体，若引流管已拔除，则可出现局部疼痛。B 超可提示局部液性暗区。为明确引流液或积液性质，可抽取液体检测肌酐，与同时抽取的血肌酐结果进行比较。淋巴液、腹水、血清肌酐水平与抽血肌酐水平相当，而尿液肌酐水平则会高出数倍。漏尿部位多见于输尿管膀胱吻合处或输尿管与肾盂交界处，排泄性尿路造影、膀胱造影、逆行性输尿管肾盂造影等有助于明确。

治疗：充分引流，预防感染。一旦发现尿瘘，应保持切口引流或引流管引流通畅，并尽可能保留导尿管，降低膀胱内压力，并同时应用抗生素预防和控制感染，适当减少激素用量。尿液漏出不多者，经过充分引流，多在 2 ~ 3 周内治愈。此类患者，观察引流管无明显引流液 10 天后即可拔除导尿管，再次观察无引流液后，再拔除最后留置的引流管。若经过充分的内外引流，尿液漏出量无减少趋势，则应积极手术探查。术中若发现输尿管残端瘘或输尿管远端坏死，应切除坏死段，将残余健康输尿管重新与膀胱吻合。若残余输尿管较短，可选择输尿管或肾盂膀胱瓣吻合术。若受体输尿管条件尚可，供体输尿管全长坏死或残留段仅 1 ~ 3cm，可将供肾肾盂与受体输尿管吻合，或供受体输尿管与输尿管行端 - 端 / 端 - 侧吻合。利用受体输尿管，一般无须切除原病肾。术中均需留置双 J 管，预防术后再发尿瘘和（或）梗阻。

（2）尿路梗阻：原因包括输尿管受压，如血肿、脓肿、淋巴囊肿；输尿管远端坏死后纤维化；输尿管膀胱吻合口狭窄；输尿管过长以致输尿管扭曲；输尿管管腔内阻塞，如结石、血凝块等。

患者表现为进行性少尿或突发少尿 / 无尿，伴有移植肾区胀痛和（或）发热。超声检查可见移植肾积水，合并近端输尿管扩张。

治疗：梗阻较轻，肾功能良好且无并发症者，可暂不处理而密切观察；对于急性梗阻或梗阻较重者，可首先试行内镜或介入处理，行局部扩张并留置内支架管。效果不佳者，可行开放手术，解除梗阻。对于输尿管下段狭窄者，可重新行输尿管膀胱吻合术。如输尿管不够长，可行输尿管膀胱瓣吻合术，或选择受体输尿管进行吻合。

（3）泌尿系出血：原因包括输尿管断端管壁血管未结扎或膀胱壁切口边缘出血，以及受体凝血机制障碍、排斥反应等。

术后出现肉眼血尿，量多者可引起血压、心率改变。

治疗轻度肉眼血尿者，保持尿管通畅多可自愈。出血量大者，可换用三腔导尿管持续膀胱冲洗，避免膀胱内形成血凝块，同时明确血尿病因，给予相应治疗。

（4）尿路感染：原因包括供体来源、供肾污染、应用免疫抑制剂、受体肾移植术前无尿时间长、膀胱输尿管反流、术后留置双J管及导尿管、受体为女性等。

肾移植术后尿路感染高发、易反复、临床表现不典型。致病菌中大肠埃希菌较为常见，但真菌及葡萄球菌感染率较普通人群高。

治疗上应反复做尿培养，选用敏感抗生素，并去除病因。

（5）膀胱输尿管反流：肾移植尿路重建方式选择供体输尿管与受体膀胱吻合，无论抗反流措施如何，反流均不可完全避免。

临床表现主要为反复发作的尿路感染，伴或不伴有移植肾区或下腹部疼痛。该并发症常被忽视，特别是无临床症状者。排尿性膀胱尿道造影可以确诊。

肾移植尿路重建选择输尿管 - 输尿管吻合可以避免反流的发生。术后反流患者若影响移植肾功能或反复发作尿路感染，常需手术治疗。

（6）泌尿系结石：可来自供肾原有结石，而多数为肾移植后新形成的结石，其发生与尿路梗阻、代谢异常及感染等有关。

临床表现主要为梗阻征象。因移植肾感染障碍，临床表现为大部分肾区疼痛并不典型。超声、平片或 CT 等可诊断。

由于移植肾及输尿管位于盆腔髂窝处，体外冲击波碎石定位较难，再加上冲击波对移植肾创伤不可避免，因此体外冲击波碎石并不作为移植肾结石患者的首选。目前已经普及的输尿管镜及经皮肾镜技术因为具有安全、可靠、高效等优点，同样适用于肾移植术后泌尿系结石的治疗。

3. 切口及肾周感染　原因包括受体长期尿毒症引起的低蛋白血症、贫血、营养不良、受体肥胖、糖尿病，供肾来源的污染，切口渗血、尿瘘、淋巴瘘继发感染，以及术后免疫抑制剂导致免疫力低下等。

临床表现为移植肾区红、肿、热、痛，皮下积血或脓肿形成时有波动感。早期症状可不明显，但病情进展可引起严重的脓毒血症，严重者导致移植肾失功，甚至威胁生命。B 超、CT 有助于诊断深部脓肿，但应注意与动脉瘤鉴别，后者彩色多普勒可见其内有血流信号，应避免盲目穿刺引起严重后果。

肾移植术后全身免疫状态改变，所以肾移植术后若发现切口及肾周感染，除伤口换药、切开 / 穿刺引流等常规处理外，还应考虑合并 / 继发于全身感染或吻合口感染的可能。例如，随着目前公民逝世后器官捐献的飞速发展，局部真菌感染导致切口感染合并吻合口破裂的案例并不鲜见。因此，肾移植术后引流液培养及组织活检对于感染的防治尤其重要。

4. 淋巴瘘　原因主要是术中操作损伤淋巴管。髂血管周围及供肾肾门处淋巴组织均比较丰富，术中处理髂血管时动作粗暴、漏扎淋巴管，处理肾门组织时修剪组织过多，均可能导致术后淋巴瘘。

临床表现为局部胀痛或隆起，B 超、CT 等检查可发现移植肾周积液。引流液查肌酐及乳糜试验有助于鉴别诊断。淋巴液肌酐水平与血清相近，远低于尿液，乳糜试验阳性。

肾移植术后淋巴瘘的治疗以引流为主，可配合硬化剂治疗。引流分为内引流和外引流，大多数术后早期形成的淋巴瘘通过体外引流及硬化剂注射可治愈，常用的硬化剂包括聚维碘酮（碘伏）、无水乙醇、四环素、多西环素、土霉素、氨苄西林和纤维素等。对于已形成淋巴囊肿者，需采用腹膜开窗内引流术进行治疗，开窗引流后漏出的淋巴液可经腹膜吸收。

二、机器人辅助肾移植术

近年来，微创外科技术发展迅猛，但就肾移植而言，目前主要局限于活体供肾切除，受体微创手术应用较少。在微创技术中，手术机器人因手臂非常灵活，甚至具有人手无法比拟的稳定性及精确度，所以更适合于肾移植中的管道吻合。自 2001 年法国完成首例机器人辅助肾移植术以来，现今已有欧美及中国台湾多家移植单位做出了尝试，技术路线也不断完善。

（一）适应证

适应证大致同"开放肾移植术"。相比传统的开放手术，机器人辅助肾移植尤其适用于肥胖受体（BMI ≥ 30 kg/m^2）。术后恢复时间短、切口感染等并发症发生率低都是其优点。但是该术式需要术者有非常丰富的机器人手术经验。

（二）禁忌证

禁忌证同"开放肾移植术"，特殊点如下。

1. 绝对禁忌证

（1）受体严重的髂动脉粥样硬化（管腔堵塞＞ 30%）。

（2）严重的供肾动脉粥样硬化。

（3）既往腹腔手术史，高度怀疑腹腔内粘连者。

（4）一期多器官联合移植者。

2. 相对禁忌证

（1）二次肾移植者。

（2）免疫高危患者。

（三）术前准备

术前准备同"开放肾移植术"。

（四）手术要点、难点及对策

1. GelPOINT（Applied Medical，CA，USA）　最初被应用于手助腹腔镜系统。将密封的凝胶盖、双环切口保护器以简易的门闩方式连接，可在术中不影响气腹的情况下按需要更换器械，且不影响视觉的连续性。GelPOINT 由两部分组成，即 GelSeal 密封盖和单通道。使用该装置是为了在机器人辅助肾移植术中放入冰屑，保持供肾低温。建立通道前先按图 9-17 准备 GelSeal。

2. **患者体位及切口**　患者取平卧位，经脐做一长 4～5cm 的纵行切口，经其建立单通道，将事先准备好的 GelSeal 与单通道连接，最后接气腹。

其余穿刺点如图 9-18 所示，包括 3 个 8mm 机械臂操作孔和 1 个 12mm 助手孔。

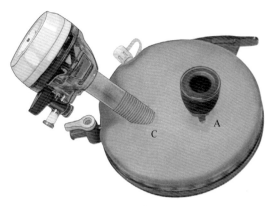

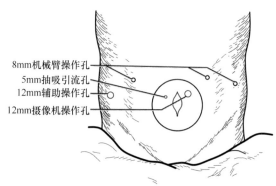

8mm机械臂操作孔
5mm抽吸引流孔
12mm辅助操作孔
12mm摄像机操作孔

图 9-17　准备 GelSeal　　　　　　图 9-18　机器人辅助肾移植术切口及穿刺孔示意图

A 为 5mm 孔，放置吸引器；C 为 12mm 孔，放置摄像头

3. **游离右侧髂外动/静脉及膀胱**　打开侧腹膜暴露髂血管时，可做一 2～3cm 横切口，然后内外侧沿腰大肌方向分别切开，形成腹膜瓣。后者覆盖移植肾有助于术后保持移植肾位于腹膜外（图 9-19）。

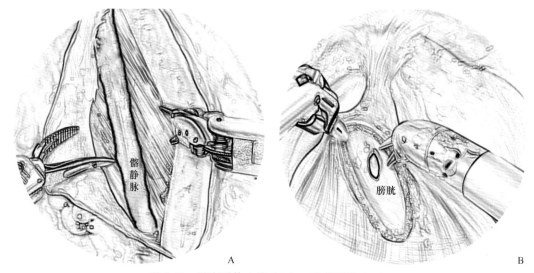

髂静脉

膀胱

A　　　　　　　　　　　　　　　　　　　　　　B

图 9-19　游离受体血管（A）；准备膀胱（B）

4. **供肾冷却**

（1）准备冰屑：注射器去掉喷头，方便置入冰屑（图 9-20A），并随时向术野内注入（图 9-20B）。

（2）制作肾袋：使用纱垫包裹供肾（图 9-20C），中间留口引出肾血管，并在肾上极纱垫上缝线标记方向。这样有助于在放入切口时保护并冷却供肾。

（3）放入肾脏：打开 GelSeal，经脐通道放入包裹的供肾（图 9-20D）。供肾置于内侧，而非开放手术中常用的外侧。也需特别注意上下不要颠倒。

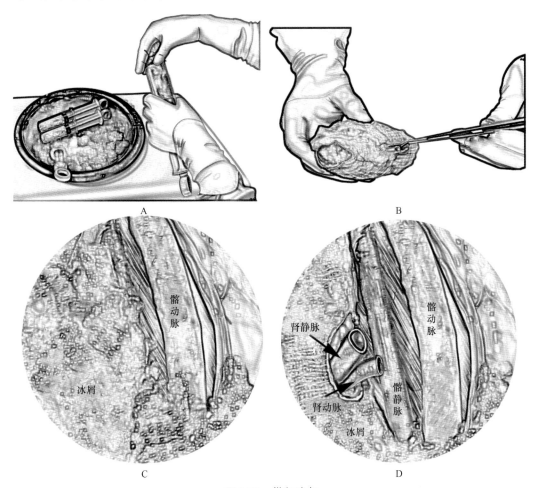

图 9-20　供肾冷却

5. 血管重建

（1）静脉吻合：右侧髂外静脉远心端、近心端先后上一血管夹阻断血流。供肾静脉与阻断区静脉行端-侧吻合（图 9-21）。吻合结束前，经助手孔置入细导管，后者插入吻合口注入肝素盐水排气。吻合完毕后，取另一血管夹阻断肾静脉，再将髂外静脉两个血管夹去除，恢复髂外静脉血流，并检查吻合口有无漏血。

（2）动脉吻合：右侧髂外动脉近心端、远心端先后上一血管夹阻断血流。髂外动脉上剪开一圆形或椭圆形开口，便于供肾动脉与阻断区动脉壁行端-侧吻合（图 9-22）。吻合结束前，同样经助手孔置入细导管，后者插入吻合口注入肝素盐水排气。吻合完毕后，取另一血管夹阻断肾动脉，再将髂外动脉的两个血管夹去除，恢复髂外动脉血流，并检查吻合口有无漏血。

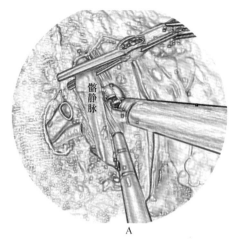

髂静脉

A

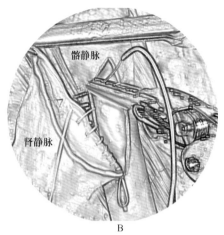

髂静脉

肾静脉

B

图 9-21　静脉吻合

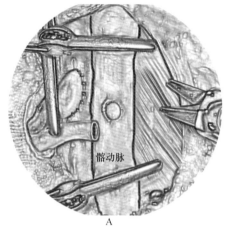

髂动脉

A

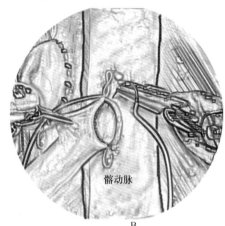

髂动脉

B

图 9-22　动脉吻合

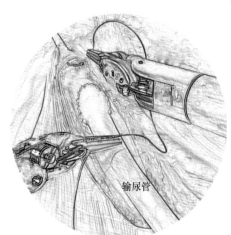

输尿管

图 9-23　供体输尿管与受体膀胱吻合
（Lich-Gregoir 法）

（3）开放血流：去除阻断肾静脉、肾动脉的血管夹，使供肾血流再通。接着去除包裹肾脏的纱垫，观察供肾的颜色、质地及尿量。随后将前述腹膜瓣覆盖供肾表面。这时可将气腹压降低，以保护供肾。

6. 尿路重建　血管重建完毕移植肾再灌注后，采用 Lich-Gregoir 法进行尿路重建（图 9-23）。输尿管全层与膀胱黏膜在背侧吻合完毕后，输尿管内插入 7F 双 J 管一根，然后关闭吻合口腹侧。膀胱肌层连续缝合，以建立抗反流机制。

（五）术后监测与处理

术后监测与处理同"开放肾移植术"。

（六）手术常见并发症的预防与处理

手术常见并发症的预防与处理同"开放肾移植术"。

第五节　移植肾切除术

一、适应证

任何时期的移植肾破裂、大出血、严重感染、严重血尿或蛋白尿，移植肾导致的严重高血压经保守治疗无效并危及生命时，应遵循"生命第一"原则，切除移植肾。但是对于移植肾失功患者，因个体化差异大，应具体问题具体分析，从多方面综合考虑决定最终是否切除移植肾。下面将列举移植肾失功后保留供肾的优缺点，以期帮助医生综合判断。

1. 有利因素

（1）部分移植肾失功患者，尚未达到透析的指标；或者使用/不使用利尿剂后，尿量可正常，有助于患者维持水、电解质平衡。

（2）部分失功患者，更换免疫抑制方案后，有移植肾功能恢复或部分恢复的可能。

（3）避免手术带来的风险。

2. 不利因素

（1）移植肾失功后，仍需长期服用免疫抑制剂，后者给患者带来潜在风险，如经济压力，感染，肿瘤，慢性贫血或白细胞、血小板减少，降低 EPO 治疗贫血的疗效等。

（2）部分移植肾慢性失功患者伴有发热、腹痛甚至移植肾破裂。

（3）移植肾失功后仍可刺激受体产生 HLA 抗体。

二、禁忌证

无特殊禁忌证。

三、术前准备

术前准备同"开放活体供肾取肾术"。无须特殊肠道准备。

四、手术要点、难点及对策

移植肾切除术术式分为移植肾包膜外切除和移植肾包膜内切除两种。

包膜外切除一般适用于肾移植术后近期患者。经原切口在肾包膜外分离移植肾至肾蒂，依次钳夹、切断、结扎、缝扎肾动/静脉及输尿管。创面止血、清洗，留置引流管。

包膜内切除适用于肾移植术后远期患者。进入原切口后，发现包膜外剥离困难、出血多、周围脏器辨认不清，应及时改为包膜内切除。在肾外侧缘切开肾包膜，在包膜下分离肾实质至肾门，切开肾包膜，游离肾蒂，整块钳夹、切断、结扎、缝扎肾蒂。创面止血、清洗，留置引流管。

确保移植侧下肢供血：两种手术要点、难点都在于保护周围脏器免受损伤，尤其下肢供血之髂外动脉。因此，术中应反复测试股动脉或足背动脉搏动。

若肾移植术后近期肾动脉与髂外动脉吻合口出现难以修补的破裂，应考虑局部感染可能。除切除移植肾、送病原学检查外，还建议切除受累段髂外动脉至正常水平，并行修补。若受累段过长或髂外动脉腔内明显不健康，则不应勉强修补，而应尽量靠近近心端结扎、缝扎移植侧髂外动脉，使用人工血管将对侧股动脉搭桥至该侧股动脉，确保右下肢供血。

五、术后监测与处理

术后监测与处理同"开放活体供肾取肾术"。

六、术中常见并发症的预防与处理

1. 免疫抑制剂的撤除　即使切除移植肾，受体体内 PRA 水平仍会升高。尚不清楚继续使用免疫抑制剂能否避免，因此，移植肾切除术后是否立即撤除免疫抑制剂尚存争论。多数移植中心采取的策略是，术后即刻撤除钙调神经蛋白抑制剂（环孢素、他克莫司等）、抗增殖药物（MMF 等），而激素则逐渐减量，术后数周（如 2～3 周）内逐渐撤除。

2. 血管破裂出血　原因包括术中血管残端结扎不牢靠导致缝线脱落；供体来源感染侵袭血管残端和（或）吻合口。前者要求术者仔细操作，特别是肾蒂残端牢靠结扎 / 缝合；而后者多见于 DCD 供肾，建议常规留取灌注液（修肾术中）、切口内引流液（移植术后）做病原学检查，以期早期防治。若高度怀疑动脉破裂，且出血量大，生命体征难以维持，急诊手术打开切口可能会骤然减压，加速患者死亡。此时可考虑介入科急诊栓塞（髂内动脉吻合口）或放置腹膜支架（髂外动脉吻合口）止血。待患者稳定后，再行移植肾切除。

（王振迪　李　恒）

参 考 文 献

黎磊石 . 2009. 中国肾移植手册 . 第 2 版 . 香港：华夏科学出版社，164.

Stolzenburg JU，Turk IA，Liatsikos EN. 2013. 泌尿外科腹腔镜与机器人手术图谱 . 顾朝辉，等译 . 北京：人民卫生出版社 .

Menon M，Sood A，Bhandari M，et al. 2014. Robotic kidney transplantation with regional hypothermia：a step-by-step description of the Vattikuti Urology Institute-Medanta technique（IDEAL phase 2a）. Eur Urol，65（5）：991-1000.

第十章 肝移植手术

1963 年，美国的 Starzl 施行了第一例临床原位肝移植，患儿为胆道闭锁，由于术中出现不可控制的出血而死亡。我国肝移植起步较晚，1977 年上海瑞金医院与武汉同济医院相继开展肝脏移植术。1996 年，开展第一例体外转流肝移植术后，肝移植进入第二次高潮。真正大规模开展是 21 世纪初，全国多家医院成立器官移植中心，形成百花齐放的局面。经过近数十年的风雨，肝移植已成为救治终末期肝病患者的最后防线，取得良好的临床疗效。

第一节 肝移植手术的适应证和禁忌证

原则上，一切终末期肝病均是肝移植的适应证。我国从早年的恶性疾病为主的疾病谱已逐渐过渡为良性疾病，目前良性终末期肝病已成为现今肝移植的主要适应证，并且取得了满意的长期疗效。

一、常见的适应证

1. 肝炎病毒所致慢性病毒性肝炎、原发性胆汁性肝硬化、原发性硬化性胆管炎。
2. 各种代谢性疾病（如 Wilson 病、α_1- 抗胰蛋白酶缺乏症、肝糖原贮积症等）。
3. 血管异常所致的 Budd-Chiari 综合征。
4. 病毒、药物或毒物等所致的暴发性肝衰竭。
5. 多囊肝、胆道闭锁等。
6. 符合米兰标准的原发性肝癌。

二、禁忌证

一般认为，肝移植的绝对禁忌证是指患者在一定的临床状况下，肝移植的疗效或预后极差，而不应该成为治疗方式予以选择。肝移植的相对禁忌证是指患者在一定的临床情况下，肝移植可能会产生高并发症和死亡率，但某些情况下可取得满意的长期存活率。

（一）绝对禁忌证

1. 肝外存在难以根治的恶性肿瘤。
2. 存在难以控制的感染（包括细菌、真菌、病毒感染）。
3. 难以戒除的酗酒或吸毒者。
4. 患有严重心、肺、脑、肾等重要脏器器质性病变者。
5. HIV 感染者。
6. 有难以控制的心理变态或精神疾病。

（二）相对禁忌证

1. 受体年龄 ≥ 65 岁。
2. UNOS 状态 4 级。
3. 门静脉、肠系膜上静脉血栓形成。
4. 肝细胞性肝癌和胆管细胞癌超过米兰标准者。
5. 曾行复杂的肝胆系统手术或上腹部复杂手术者。
6. 既往有精神病史。

第二节　供肝选择、获取与保护

一、供肝切取术

自 2015 年 1 月 1 日起，尸体供肝的来源均为公民逝世后捐献，与传统来源的尸体供肝相比，具有热缺血时间（有效血液循环停止到器官中心温度降至 0 ~ 4℃的时间）长、供肝质量评估难等特点。

不同移植中心有着不同的切取供肝习惯，分为在体整块切取和在体肝、肾分开切取两种。整块切取对供体的保护相对安全，但存在再次分离肝、肾的过程，整体时间会延长。在体分离肝、肾速度快，但也有损伤动、静脉的可能。各移植中心按自己熟悉的方法切取供肝才是最佳的做法。

现以整块切除为例，介绍主要的手术步骤。

1. 碘伏快速消毒胸腹部皮肤，铺巾。

2. 腹部巨大十字形切口，上起剑突，下达耻骨联合，左右到腋后线。迅速探查肝脏，若供肝无明显硬化、纤维化、肝占位、中度以上脂肪肝则开始下一步骤，同时向肝表面及双侧肾周围放入已准备好的无菌碎冰。

3. 首先，解剖腹主动脉的下段（左右髂总动脉上方），长弯带双十号线，下端结扎，上端提拉腹主动脉。用组织剪剪开一个小口后向心方向插入 22F 气囊灌注管，向气囊内注入 15 ~ 20 ml 生理盐水，上端所带十号线结扎；迅速解剖髂动脉分叉水平的下腔静脉，插入大口径的硅胶管以建立通畅的流出道，外接 3L 袋引出血液和灌注液。此时开始向动脉灌注管内灌注冰 UW 液。紧接着在胰腺下缘解剖肠系膜上静脉，向门静脉方向插入灌注管，开始灌注冰 UW 液。此时需注意门静脉灌注管不能插得过深，一般插入 2 ~ 3cm 为宜，以免插入门静脉的左支或右支内，甚至在慌乱中有插入脾静脉可能，从而影响肝脏整体的灌注。

4. 剪开胆囊底部，紧贴十二指肠分离出胰腺段胆总管，剪开一小口，用 150ml 左右冰 UW 液经胆囊和胆总管冲洗胆道。

5. 迅速剪开膈肌，在右心房水平剪断肝上、下腔静脉，并阻断胸主动脉。由膈上开始紧贴脊柱前方逐渐向下切取肝脏及其他腹腔内脏器，置于准备好的冰盆内。

6. 分离出肾脏，防止损伤肾静脉开口或留置肝后下腔静脉过短；再仔细检查肝质地、血管、胆管无损伤，把取下的肝脏放置于盛有 1000ml 冰 UW 液的无菌塑料袋中，外加两层无菌塑料袋，塑料袋间盛少量无菌碎冰，每层袋口分别结扎，注意结扎盛有 4℃ UW 液的无菌塑料袋袋口时一定要排出袋内空气。然后放置于盛有碎冰的保温箱内。

7. 同时切取左、右髂动、静脉，移植时作为搭桥血管备用。

二、供肝修整术

1. 修整肝上、下下腔静脉　修整下腔静脉前，先剪去多余的膈肌，仔细结扎或缝合供肝韧带中可疑有血管的区域，特别注意有时右肾上腺同肝组织紧贴，在剪去右肾上腺时可能损伤肝组织，这时候需要以 4-0 Prolene 线缝合肝组织，以免移植后出血。

修剪下腔静脉时，注意结扎或缝合许多小静脉的开口，包括开口于肝上下腔静脉的膈静脉及开口于肝下下腔静脉的右肾上腺静脉。有时肝后下腔静脉有一些肝短静脉的开口，必须仔细检查，否则在供肝植入后会发生大出血，而这样的出血，由于植入后术野暴露困难，常不易止血。肝上下腔静脉保留 1.5cm 长度，肝下下腔静脉应保留足够长度，待植入时根据受体情况及不同的肝移植术式再做修剪，若做改良背驮式，可将肝下下腔静脉用 7 号线双重结扎或以 3-0 Prolene 线缝扎。

2. 修剪肝动脉　在修剪肝动脉时要警惕肝动脉解剖变异的可能，笔者的经验是先找到胃十二指肠动脉，因胃十二指肠动脉相对固定，沿着它找到主干即为肝固有动脉，向肝侧解剖到肝左、右动脉分叉处即可，无须向上解剖更多，向近心端一直解剖到腹主动脉，分离所有分支备用。由于存在肝动脉变异的问题，对于肝左动脉分支来自胃左动脉的解剖异常，只要保留胃左动脉，问题即可解决。对于肝右动脉分支来自肠系膜上动脉的解剖异常，一定注意保留肝右动脉全长，特别是肝右动脉的走行是从门静脉后方发出时，更加需要留意。

3. 修剪门静脉　自肠系膜上静脉灌注口以远水平开始，仔细修剪门静脉，应尽量保留门静脉足够长度，修剪完毕在门静脉内放置一条硅胶管，结扎固定，供移植时滴注冷冻血浆或 4℃ 乳酸林格液，以冲洗肝内高钾的 UW 液。

4. 胆总管修剪　修剪胆总管到十二指肠上缘水平即可，应避免对周围组织过度分离，以免影响胆管血供。并应在修剪前再用 UW 液 150 ~ 200ml 反复低压冲洗胆道，笔者的经验是从胆囊切一小口，以 500ml 冰林格液缓慢滴注，直至从胆总管侧流出清凉的液体。

5. 做好各个管道直径的测量和供肝的称重，将修整完毕的供肝在 4℃ UW 液中保存备用。

209

第三节　肝移植术前准备

1. 常规术前检查　包括大生化、血常规、凝血功能、病毒全套、肝炎全套、肿瘤标志物全套。

2. 影像学检查　肝脏 CT 或 MRI，门静脉、肝动脉、肝静脉 CT 血管成像，肺部 CT。若行活体肝移植，受体及供体均需行上述检查，同时需测算肝叶的体积及供肝 / 受体体重化（GRWR）。

3. 血制品的准备　凝血功能障碍者需在术前进行调整，冷沉淀、新鲜冰冻血浆、纤维蛋白原等少量多次输入。

4. 其他器官功能的维护。

5. 心理学准备　受体多为恶性肿瘤无法切除或终末期良性肝病者，或是多年疾病缠身或对未来绝望。此时对患者的心理辅导及沟通对平静对待手术及术后恢复的配合至关重要。

第四节　肝移植手术要点、难点及对策

一、经典原位全肝肝移植术

（一）病肝切除术

1. 取"人"字形切口（或称"奔驰状"切口），多无须胸腹联合切口。

2. 游离肝镰状韧带直达肝上下腔静脉，游离左外叶，由于左三角韧带常有侧支循环的开放，故需结扎。向右侧翻开左外侧叶，游离肝胃韧带，检查有无来自于胃左动脉的副肝左动脉。

3. 解剖第一肝门　对有严重门静脉高压症的患者，特别是有门静脉海绵样变者，或以往有多次上腹部手术病史的患者，游离肝脏困难，出血量可能很多，这种情况在手术前就应当尽最大可能纠正凝血功能，补充凝血酶原复合物、人纤维蛋白原和血小板、新鲜冰冻血浆等。同时在游离第一肝门时，为避免出现大范围出血，可参照肝切除方法将第一肝门阻断，尽快游离第一肝门的结构。偶有无法游离病肝而造成手术中止的情况。

4. 解剖肝上、下下腔静脉　行经典原位肝移植，无须对第三肝门过度解剖。仅需要在肝上及肝下行下腔静脉阻断，将病肝及其后方的肝段下腔静脉一并切除。

5. 切除病肝后，应快速而仔细地检查肝床，尽可能对创面彻底止血，因为供肝植入后此创面即被遮住，很难充分显露此创面。为了肝窝彻底止血，裸区应腹膜化，尽量使用 1-0 ~ 2-0 的滑线连续缝合止血。

如果此时创面以渗血为主，且术前凝血功能极差，切记不可为达到创面无血，反复止血而造成无肝期的延长。可用大干纱压迫创面，待新肝发挥功能后，渗血情况方可好转。

6. 是否合并脾切除的问题　多数患者存在严重的门静脉高压症，伴有脾大、脾功能亢进，血小板很低，对于此类患者，由于肝移植后门静脉高压情况会得到明显改善，从而使脾大、脾功能亢进明显改善，脾并非必须切除，但术前若已存在远端的脾肾分流，则需切除脾，这有赖于术前的精准评估（图 10-1）。

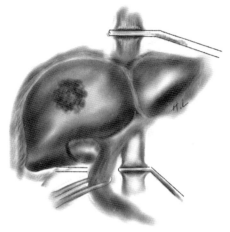

图 10-1 经典原位肝切除的病肝切除示意图

（二）供肝植入术

1. 肝上下腔静脉吻合注意要点

（1）在缝合肝上下腔静脉时，如果受体和供体的下腔静脉均保留过长，缝合后易发生下腔静脉折叠，造成流出道梗阻，导致肝肿胀、淤血及后腹膜出血，严重者可造成新肝失功。

（2）吻合时距腔静脉切缘 2 ~ 3mm 进针做外翻缝合，使血管内膜对合良好。缝线不应拉得过紧，以避免损伤内膜。

（3）缝合完毕时，保留 1 ~ 1.5cm 的"增宽因素"，即前、后壁缝线打结处与下腔静脉壁之间保留 1 ~ 1.5cm 的距离，使下腔静脉充盈后能充分扩张。

2. 肝下下腔静脉吻合 用 4-0 滑线缝合，吻合方法同肝上下腔静脉。但在吻合完毕前，需经门静脉灌注 4℃冰血浆或 4℃蛋白水（500ml 生理盐水加 50ml 白蛋白），以清除移植物内的空气和残留的 UW 液，因后者含有高钾和酸性代谢产物，可避免再灌注期间的空气栓塞或因高钾血症引起的心搏骤停，然后将肝下下腔静脉吻合线在血管充盈下打结。

3. 门静脉吻合

（1）门静脉吻合时的注意事项：供、受体门静脉不宜过长，以免扭曲导致门静脉血栓形成。缝合完毕时，也应保留门静脉直径 1/3 大小的"增宽因素"。

（2）门静脉血栓形成时，如果不能顺利取出或取出后创面范围大，预计术后再发血栓可能性大时，可用肠系膜上静脉原位转流；当血栓质硬，无法取出时，可行供体门静脉 - 下腔静脉半转流，但最好不要选择这种手术方式，因术后门静脉高压无法解决，全消化道出血几乎不能避免。这同样有赖于术前的精确评估。

4. 新肝开放 静脉吻合完成后，移植肝准备再灌注，大多数移植中心都是先开放下腔静脉再开放门静脉。一般先移去肝上下腔静脉的无损伤血管钳，检查吻合口有无出血，随后依次移去肝下下腔静脉、门静脉的阻断钳。移除门静脉阻断钳后，可以用手指控制门静脉的流速，以免短时间内大量血流入肝，造成血流动力学的波动。开放后，马上用大量热生理盐水复温。

5. 肝动脉重建 大多数可以游离出肝固有动脉、胃十二指肠动脉及肝总动脉，使用动脉汇合处，修剪成一"喇叭"形袖片，同供体的肝总动脉行端 - 端吻合，吻合采用 7-0 滑线行连续缝合。采用术中多普勒超声检查肝动脉、门静脉及下腔静脉血流是否通畅。

有部分情况，如受体动脉条件不佳，需要做动脉搭桥，架桥血管通常为取肝时所得的供体髂血管，可搭桥到受体的腹主动脉。

6. 胆管重建 绝大多数供受体胆总管行端 - 端吻合，如果遇到一端胆总管特别大（通常是受体的胆管），则应缝合部分，留下一残端能适合供体的胆管口径，然后再用 PDS 线后壁连续、前壁间断缝合。如受体的胆总管非常细小、硬化性胆管炎或胆管周围有丰富的侧支血管，这类患者往往有丰富的侧支静脉与胆管平行走行，端－端吻合时可能导致失血过多，行胆管空肠 Roux-en-Y 吻合为妥。

二、背驮式肝移植

背驮式肝移植（piggyback liver transplantation）又称保留下腔静脉的原位肝移植（orthotopic liver transplantation with preservation of retrohepatic vena cava），即在切除受体病肝时保留其肝后下腔静脉，将供肝肝上下腔静脉与受体下腔静脉以一定方式吻合，形似受体下腔静脉背驮供肝而得名。

随着外科技术的改进，目前背驮式肝移植术式越来越受到重视，而且现在改良的背驮式肝移植大大减少了肝静脉回流障碍的发生，已成为许多大的肝移植中心原位肝移植的主流术式。

（一）供体手术

背驮式肝移植的供肝切取术基本与经典的原位肝移植手术相同。但是须保证足够长度的下腔静脉段，同时保留该静脉周围的肝周韧带。下腔静脉长度的范围：肝上下腔静脉至近右心房处，肝下下腔静脉至右肾静脉水平。供体腹主动脉与下腔静脉同时获取备用。修剪供肝过程也与经典术式类似，对于肝下下腔静脉的处理，有人主张在修肝过程中即缝合封闭，以减少移植手术时间，但也有不同意见，认为供肝肝下下腔静脉可作为移植术中保存液及其他肝内滞留液体的流出道，而不主张过早缝闭。

（二）受体手术

1. 病肝切除术　与经典原位肝移植略有不同，第三肝门的解剖游离是其中的难点和重点。将病肝先翻向左侧，从右向左一一结扎汇入下腔静脉的各肝短静脉，直到暴露肝右静脉。这是整个手术的最难点，该步骤的成败完全取决于移植外科医生对肝外科技术掌握的成熟程度。如果粘连比较严重且侧支循环较多，这一过程将非常困难。这些肝短静脉的数量不一，有时可多达数十条，而且管壁薄、长度短、极易撕裂，造成出血，而且很难止血，并且会导致空气栓塞。分离切断这些肝短静脉一般用钛夹或丝线分别结扎其靠近肝后下腔静脉端及其近肝端，然后小心切断，并缝扎近下腔静脉端。稍大一些的肝静脉分支必须用 5-0 滑线仔细缝闭，防止结扎造成腔静脉的狭窄。

最后解剖第二肝门。仔细分离包绕肝右静脉的纤维组织（下腔静脉韧带），用橡皮带牵引肝右静脉，阻断后用 5-0 滑线缝闭。充分暴露肝中静脉与肝左静脉后，紧贴下腔静脉用无损伤血管钳阻断其共同开口，于两肝静脉出肝处切断，备之后修剪扩大共同开口处作为受体静脉吻合口。肝中静脉和肝左静脉的残端不能过长，缺乏经验的术者往往会将两静脉的共同开口留得过长，从而造成吻合口扭曲和压迫，最终导致静脉流出障碍。

如果显露分离肝静脉有一定困难，可直接纵行剖开下腔静脉前方的肝组织，在肝内显露肝静脉，并行阻断。劈开肝组织遵循肝叶切除原则，可用手指自肝上下腔静脉探入，在肝后下腔静脉前分离出一个空间，然后钝性分离，直达肝后下腔静脉前的手指处。迅速结扎、阻断相应的肝静脉分支。迅速离断第一肝门后，切除病肝。无肝期开始后，迅速修整受体肝静脉及其共干。

2. 供肝种植术　背驮式肝移植供肝种植术式与经典式不同之处主要在于肝静脉流出道重建方式。其他门静脉与胆道重建方式均相同。

供肝下腔静脉与受体下腔静脉吻合方式可分为以下类型。

（1）经典的吻合方式，将供肝翻向右侧，5-0 滑线从后壁开始连续吻合，转向前壁，完成吻合。必要时可适当留置"增宽因素"，以防止吻合口狭窄。在吻合血管的同时，经门静脉缓慢灌注血浆或其他胶体溶液，经肝下下腔静脉流出。吻合完成后结扎或缝合肝下下腔静脉。经典背驮式的优点在于不用阻断下腔静脉，对全身循环影响小。当受体肾功能术前不佳时，最好采取经典背驮式，对肾的损害可以降到最低。

（2）改良背驮式肝移植和经典背驮式肝移植不同之处为前者需要阻断下腔静脉。改良背驮式肝移植供肝下腔静脉与受体下腔静脉吻合方式（图 10-2，图 10-3）：受体阻断下腔静脉后，切除病肝，将受体下腔静脉行倒三角形切开，上边以左、右肝静脉为两端，并经肝中静脉，右侧从右肝静脉外侧缘开始向内斜行 4～6cm，左侧从左肝静脉外侧缘开始向内斜行 4～6cm，对拢呈三角形；然后将供体肝后下腔静脉后壁剪开，距离最后一根肝短静脉约 1cm，展开后用 4-0 滑线缝合于受体的下腔静脉，待重建门静脉、肝动脉，开放血供后，4-0 滑线缝扎供体的肝下下腔静脉。这种吻合技术可以缩短无肝期，而且很少出现肝静脉回流障碍，是各大移植中心采用较多的移植方式。

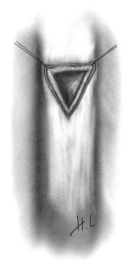

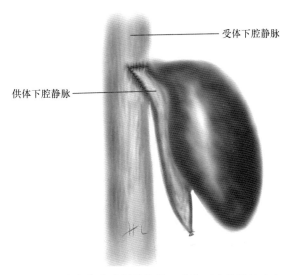

受体下腔静脉

供体下腔静脉

图 10-2　受体下腔静
　　　　 脉的整形

图 10-3　改良背驮式肝移植供、受体下腔静脉的吻合
　　　　 方式

第五节 术后监测与处理

一、ICU 病房监测

（一）呼吸功能监测

呼吸功能监测包括肺部通气和弥散功能、气道管理和呼吸机管理。注意肺不张、胸腔积液、肺部感染等情况，积极预防及治疗。

（二）心血管系统监测

肝移植术后中心静脉压的监测至关重要，维持中心静脉压既有良好的右心灌注又不致引起肝淤血、水肿。另外，需观测心肌缺血、心律不齐等情况。

（三）水、电解质和酸碱平衡监测

术后第三间隙液体大量滞留、血钾和血钠等的变化都需严密监测，对症处理。

（四）肾功能监测

肝移植后肾功能不全相当常见，大多数少尿及氮质血症可自行缓解，少数患者需要尽早行血液净化治疗。

（五）肝功能监测

肝功能是肝移植术后的核心指标。

谷草转氨酶（AST）和谷丙转氨酶（ALT）在术后数小时开始升高，24 ~ 48 小时达到高峰，随后应逐步降至正常。如果几天内无下降趋势，要考虑是否出现排斥反应和血管栓塞。

胆红素是反映肝功能的重要指标，若升高过快，则高度提示移植肝功能不全。

乳酸水平的早期下降预示肝功能好转，反之则提示肝功能不全。

（六）凝血功能监测

凝血功能是反映肝功能的另一指标，很多受体术前都有凝血功能障碍，术后需要和术前对比，评估肝功能的恢复程度。

（七）血常规

血红蛋白的变化反映有无腹腔出血，因大多数受体凝血功能不良，在新肝发挥功能前，维持足够的血红蛋白是保证重要脏器灌注的重要条件。

（八）尿量监测

尿量是反映肾灌注的指标。

（九）引流管监测

腹腔引流管的量、性状是判断有无腹腔出血，是否有腹水的重要指标。结合血红蛋白的变化决定是否再次开腹止血。

（十）床旁超声多普勒

术后肝动脉是否有栓塞是决定肝移植成败的重要因素，术后 1 周内床旁超声多普勒监测肝动脉的情况是早期发现有无栓塞的重要手段。必要时需行肝动脉 CTA 及 OSA 检查。

二、普通病房监测

（一）生命体征和出入量

除需监测血压、心率、呼吸、体温外，中心静脉压的监测是指导输液量、了解循环情况必不可少的手段。

准确记录出入量，出量包括引流液、尿量、胃管引流量等，结合中心静脉压的变化来调整输液量。

（二）肝功能、血常规、凝血功能

每天监测一次，必要时可反复监测。

（三）血药浓度监测

根据不同的免疫抑制剂，如环孢素、他克莫司，术后每天监测血药浓度的变化，以指导用量调整。

（四）病毒学监测

每周复查一次，包括 CMV、EBV、HBV、HCV 等常见病毒的抗体表达及 DNA 复制情况，有针对性地抗病毒治疗。

（五）肿瘤标志物

术前为恶性肿瘤者尚需监测如 AFP、CEA、CA199 等的变化。

（六）超声监测

术后 1 周内每天监测肝动脉、门静脉、肝静脉的变化。及早发现血管并发症，有针对性地治疗。如超声不能确定肝动脉有无闭塞或栓塞，尽早安排介入检查，以免耽误治疗时机。

（七）肺部情况监测

床旁 X 线有助于发现肺部感染等，但肺部 CT 可提供更多信息，在经验丰富的阅片医生的帮助下，可以为早期肺部细菌、真菌感染提供重要线索，指导临床治疗。

（八）胆道的监测

在没有胆道引流的情况下，超声检查是首选。在胆红素突然升高或居高不下时，需要对胆道进行检查，必要时行 MRCP 或 ERCP，进一步了解胆道情况，从而指导下一步治疗。

（九）肝活检

若肝移植术后肝功能生化指标持续无改善甚至进一步恶化，最好的办法是行肝穿刺活检，若血小板低或凝血功能不良，需高度重视肝穿刺的并发症。

第六节　术后免疫抑制方案

钙调磷酸酶抑制剂（CNI）的应用是肝移植后肝癌复发的独立危险因素。对于肝癌肝移植受者，肿瘤的复发风险与其侵袭性及机体的免疫功能有关，受者处于强免疫抑制状态时其免疫监视系统受到破坏，促进肿瘤复发、转移，而免疫抑制剂量不足则容易诱发排斥反应。如何维持这一平衡，目前尚无定论。肝癌肝移植受者目前尚不建议将免疫抑制剂全线撤除，但主张个体化的低剂量免疫抑制方案。近年来临床上有糖皮质激素早期撤除、无糖皮质激素及使用具有肿瘤抑制作用的 mTOR 抑制剂（西罗莫司为代表）的成功应用方案。

一、目前临床主要免疫抑制方案

1. 他克莫司或环孢素 + 吗替麦考酚酯 + 糖皮质激素。
2. IL-2 受体阻滞剂 + 西罗莫司 + 吗替麦考酚酯 + 糖皮质激素。
3. IL-2 受体阻滞剂 + 吗替麦考酚酯 + 他克莫司／西罗莫司。

二、肝癌肝移植术后免疫抑制方案

肝细胞癌（HCC）复发是影响患者长期存活的主要障碍，除了肿瘤本身的生物学特性决定 HCC 的复发以外，肝移植术后的免疫抑制也是导致肿瘤复发的重要原因，由于术后使用免疫抑制剂导致机体免疫力下降，对肿瘤的监视和抑制作用减弱，甚至造成对肿瘤细胞的"免疫耐受"，直接导致肿瘤复发。因此，如何降低免疫抑制剂用量或调整免疫抑制剂种类，在预防发生排斥反应的同时，减轻机体对肿瘤的免疫逃避甚至耐受，是提高肝癌肝移植患者存活率的重要问题。

传统的肝癌肝移植术后免疫抑制方案是以 CNI 为基础的三联方案：他克莫司或环孢素 + 吗替麦考酚酯 + 激素三联用药。随着对肝癌肝移植术后复发机制研究的不断深入，免疫抑制剂应用策略也发生了改变，主要包括：①降低 CNI 剂量。②早期激素撤离方案与无激素方案。有研究表明，早期撤离激素对预防移植肝肿瘤复发有显著作用，相比于移植术后激素维持方案，肿瘤复发率可明显降低。但目前尚无大规模研究或循证医学结论，亦无统一的具体方案。部分移植中心报道，应用单克隆抗体完全替代激素的无激素免疫抑制方案，但是对抑制术后肿瘤复发尚无确切结论。③西罗莫司替代治疗。虽然西罗莫司免疫抑制强度并无优势，但它具有抗肿瘤新生血管形成的作用，国外已经开始用其来替代或减少CNI。2010 年 Toso 等对 UNOS 登记的 2491 例 HCC 肝移植患者及 12 167 例良性肝病肝移植患者进行对比分析，结果显示在免疫抑制剂应用方面，只有抗 CD25 单抗的诱导治疗和以西罗莫司为基础的免疫维持抑制是肝癌肝移植术后存活率提高的相关因素。

三、再次肝移植术后或并发感染的免疫抑制方案

再次肝移植术后是一个免疫动态过程，鉴于个体差异和免疫系统的复杂性，不可能采用统一的免疫抑制模式，应选择恰当的药物组合，维持适度的免疫抑制状态。常用的免疫抑制方案：①他克莫司＋吗替麦考酚酯＋甲泼尼龙免疫抑制方案；②抗 IL-2R 抗体＋他克莫司＋吗替麦考酚酯＋甲泼尼龙四联免疫抑制方案；③无激素免疫抑制方案；④改变再次肝移植患者他克莫司服药次数的免疫抑制方案。

成人原位肝移植术后早期感染的发生率较高，约为 30%，包括细菌感染、真菌感染、病毒感染。常见感染依次为肺部感染、胆道感染、腹腔感染、导管相关性脓毒症。急性肾衰竭、早期移植肝功能恢复延迟、急性肺损伤、腹腔出血、肺水肿、既往有糖尿病史或术后新发糖尿病、Child-Pugh 评分＞10 分、年龄＞60 岁为成人原位肝移植术后早期感染的高危因素。对于此类患者应加强免疫抑制剂浓度监测，及时调整剂量，改联合用药为单一用药；并根据患者免疫力和病原微生物监测情况，调整 CNI 或西罗莫司用量，在感染严重的情况下，可以考虑撤除。

217

四、肾功能损害时的免疫抑制方案

肝硬化患者中急性肾功能损害的发生率约为 20%，而由于无肝期造成的损害及 CNI 的肾毒性作用，导致肾功能损害进一步加剧。对此类患者需要减少甚至替换 CNI 用药。而肾功能损害如果继续进展，则需要将 CNI 转换为西罗莫司。

第七节　术后常见并发症的预防与处理

一、原发性移植肝无功能

原发性移植肝无功能（primary non-function，PNF）病因不明，临床表现为肝功能全面丧失，发生时间为复流后数分钟至数天，一旦发生 PNF，再次肝移植是唯一的治疗方法。在等待再次肝移植前，可行急诊肝切除，建立暂时性门腔分流。

二、肝动脉并发症

（一）血栓和栓塞

术后早期肝动脉的通畅对于肝移植是否成功极为重要，故在术后 1 周内必须每天行超声多普勒检查，以监测肝动脉通畅程度，当超声无法确诊时，必须马上行介入探查以确定有无肝动脉血栓及栓塞形成，以早期处理。成人的发生率为 1.6% ~ 8%，儿童高达 30%。

早期肝动脉血栓形成伴暴发性肝衰竭应立即行再次肝移植术。若症状轻微，需开腹探查并行动脉重建。晚期肝动脉栓塞患者是再次肝移植的最佳适应证。

在急性肝动脉血栓形成患者中，导管介入血栓溶解在一部分轻症患者中是有效的。

（二）肝动脉狭窄

肝动脉狭窄发病隐匿，大多数患者无症状，多发生在吻合口。超声探查是无创检查中最方便快捷的，但诊断的金标准是肝动脉造影。

（三）肝动脉假性动脉瘤和肝动脉破裂

肝动脉假性动脉瘤和肝动脉破裂极为少见，多发生在吻合口，与感染有直接关系。手术是唯一的治疗手段，可行肝动脉重建，视病情而决定是否行再次肝移植术。

在目前 DCD 时代，动脉瘤及动脉破裂发生率较之前升高，更需要引起足够重视。

三、门静脉血栓

早期出现多与手术因素相关，临床表现为严重的肝功能损害，并出现相应的并发症，如门静脉高压、上消化道出血等。门静脉血栓处理起来相当棘手，虽然再次肝移植是合适的治疗方法，但再次手术后仍存在血栓形成的风险。因大部分门静脉血栓患者未做处理，仍可长期存活，加之行再次肝移植的顾虑，故需谨慎对待。

四、腔静脉并发症

（一）下腔静脉狭窄

下腔静脉狭窄少见，发生率为 0.5% ~ 3.7%，多与手术因素有关，下肢深静脉造影（CTV）是有效的诊断方法，血管内放置支架是有效的治疗方法。

（二）肝静脉狭窄

肝静脉狭窄少见，发生率低于 1%，一旦出现后果极为严重，必须手术治疗解除梗阻，部分患者需要再次肝移植。

五、胆道并发症

肝移植术后胆道并发症相对于其他并发症而言，发病率高，是影响患者长期存活的主要因素。

（一）胆瘘

因大多数移植中心胆道吻合已不放置 T 管，故引流液的性状和临床表现是诊断胆瘘的主要方法。引流液为胆汁样液体，超声探查第一肝门处有积液，患者出现腹部体征，临床诊断胆瘘基本成立。

大多数胆瘘可通过在超声下再次置管引流及经内镜下逆行胰胆管造影（ERCP）/经皮肝穿刺胆管内外引流术（PTCD）放置支架来治疗，少数患者需要再次行开腹手术。

（二）吻合口狭窄

早期多与吻合口水肿有关，晚期多为吻合过密、血供不良或瘢痕所致。

临床表现各异，与胆道狭窄程度有关，可出现黄疸、肝功能损害等；磁共振胰胆管造影（MRCP）是无创性诊断胆道狭窄的最佳方法。

一旦确诊，ERCP 和 PTCD 放置支架是有效的治疗手段。

六、排斥反应

（一）超急性排斥反应

超急性排斥反应罕见，常发生在开放后数分钟至数小时内，很快出现肝坏死、移植物失功。目前认为是受体预存抗体和移植肝相互作用的结果。唯一有效的治疗手段是再次肝移植。

（二）急性排斥反应

急性排斥反应术后 5 ~ 7 天多发，大部分发生在 90 天内。是 T 细胞介导的针对移植器官的反应。临床表现多样，有单以转氨酶升高或胆红素升高为主者，也有两者均高者。确诊需要行肝穿刺活检。但随着免疫抑制剂的广泛应用，临床已难见到典型的急性排斥反应。

治疗上通常用激素冲击，各中心方法有异，多采用以下方法：①第一天，1000mg 甲泼尼龙，静脉滴注；②第二天，500mg 甲泼尼龙，静脉滴注；③第三天，500mg 甲泼尼龙静脉滴注；④第四天，美卓乐 40mg，口服，逐日递减至 4mg/ 日，维持。

（三）慢性排斥反应

慢性排斥反应又称胆管消失性排斥反应，再次肝移植是目前唯一有效的治疗手段。

七、腹腔出血

常发生在术后 72 小时内，因此时新肝功能恢复不同步，可能凝血功能恢复较慢，而导致创面广泛渗血，活动性出血少见。术后密切观察引流液性状、量，结合血红蛋白及生命体征变化，若在积极补液抗休克前提下仍不能维持血流动力学稳定，应尽早剖腹探查。即使探查无活动性出血，清除大量血凝块也是有益的。

八、感染

肝移植后常见，表现多样，治疗上也需充分个体化。

（一）细菌感染

常见病原菌包括革兰氏阳性菌和革兰氏阴性菌，多半是患者自身菌群，与长期住院、免疫抑制等因素有关。治疗上主张早期广覆盖，经验性治疗为主。当出现明显感染征象时，需要减少免疫抑制剂的用量甚至停用。待感染控制后再恢复。

（二）真菌感染

真菌感染在肝移植中发生率较其他器官高，绝大多数发生在术后 2 个月内。当合并细菌和病毒感染时，死亡率极高。

主要致病菌是念珠菌，鉴于目前公民逝世后捐献供肝多有长期住院史，且长时间使用抗生素，所以大多数中心会术后早期预防性使用抗真菌药。

同样，出现真菌感染时，要及时下调免疫抑制剂的用量甚至停用。

（三）病毒感染

病毒感染病原体常见的有巨细胞病毒（CMV）、单纯疱疹病毒（HSV），多数中心会常规应用更昔洛韦治疗。

第八节　临床效果评价

我国肝移植刚起步时，因为未进行规范，各家医院都开展肝移植，效果参差不齐，围手术期有着惊人的死亡率。2006 年 11 月，卫生部规范了肝移植的准入制度。临床肝移植进入规范有序的阶段，国内较大移植中心肝移植围手术期病死率已降至 5% 以下，受者的术后 1 年、5 年、10 年生存率已分别达到 90%、80% 和 70%，与国际水平相当。

我国是乙型肝炎大国，HBV 携带率在国民中达 10% 左右。作为肝炎—肝硬化—肝癌这一发展链的终末端，肝癌在我国高发成为无可争辩的事实。鉴于此，我国的肝移植现状与国外有较大不同，肝癌肝移植占移植总量的 44% 左右，而美国和欧洲仅分别为 14% 和 13%。长期以来，肝癌肝移植的受者选择标准一直是全球移植学界争论颇为激烈的话题。

米兰标准：单个肿瘤结节，直径不超过 5cm；多结节者不超过 3 个，最大直径不超过 3cm，无大血管浸润，无淋巴结或肝外转移。按此标准执行肝移植术者取得较好的疗效，目前已成为国外经典的肝癌肝移植受者选择标准。但在临床实践中，众多学者发现米兰标准有以下局限性：单纯考虑肿瘤大小及数目，未能兼顾肿瘤生物学特性及病理学特征；对肿瘤大小的限制过于严格，使潜在可通过移植治愈的肝癌患者排除在外。

我国肝癌人群基数庞大，米兰标准在我国的应用受到较大限制。浙江大学附属第一医院肝移植中心结合我国国情，提出了国内肝癌肝移植受者选择标准——杭州标准：①无门静脉癌栓；②肿瘤累计直径≤ 8cm，或肿瘤累计直径 > 8cm、术前甲胎蛋白（AFP）≤ 400ng/ml 且组织学分级为高和（或）中分化。该标准不仅超越了米兰标准在影像学上对肿瘤大小的限制，更为重要的是该标准首次引入了肿瘤的生物学行为特征：组织病理学分级和血清 AFP 水平。中国肝移植注册中心（CLTR）最新数据分析了符合杭州标准的 7493 例和符合米兰标准的 6650 例肝癌肝移植病例，发现两组的长期生存率差异无统计学意义。

可见，按照杭州标准来执行肝癌肝移植，同样可以取得良好的疗效。但由于现阶段器官移植供需矛盾日趋严峻，肝移植的开展受到了很大程度的限制，并可能导致肝癌患者在等待肝源期间失去根治机会。为缓解这一矛盾，有学者提出肝切除与挽救性肝移植（salvage liver transplantation，SLT）相结合的治疗策略，即首先对肝癌患者行肝切除术，如术后肝癌复发再行肝移植术。由于部分患者肝癌切除后可获得根治，这一策略在一定程度上可以缓解供肝短缺而被越来越多的学者接受。近年来国内外的一些研究显示，SLT 与一期肝移植（primary liver transplantation，PLT）相比，并不增加围手术期病死率，且两者总体生存率和无瘤生存率差异无统计学意义。CLTR 多中心大样本数据显示，SLT 术后 1 年、3 年、5 年的生存率为 73.0%、51.8%、45.8%；PLT 后 1 年、3 年、5 年生存率为 74.5%、55.1%、48.8%，两者之间差异均无统计学意义。因此，SLT 作为安全、有效的治疗方法，有助于解决我国肝癌受体基数庞大及供肝资源短缺的矛盾，是目前肝癌治疗过程中的一种有效策略，具有重要意义。

总之，作为各种终末期肝病的唯一有效治疗手段，肝移植是患者最后的希望，随着手术技巧的进一步提高，围手术期管理的进一步完善，临床疗效一定会进一步提高。

221

（万赤丹）

参 考 文 献

Gerber DA，Passannante A，Zacks S，et al. 2000. Modified piggyback technique for adult orthotopic liver transplantation. J Am Coll Surg，191（5）：585-589.

Huang JF，Zheng SS，Liu YF，et al. 2014. China organ donation and transplantation update：The Hangzhou resolution. Hepatobiliary Pancreat Dis Int，13（2）：122-124.

Hutchins RR，Patch D，Tibballs J，et al. 2000. Liver transplantation complicated by embedded transjugular intrahepatic portosystemic shunt：A new method for portal anastomosis- a surgical salvage procedure. Liver Transpl，6（2）：237-238.

Imagawa DK，Olthoff KM，Yersiz H，et al. 1996. Rapid en bloc technique for pancreas-liver procurement. Improved early liver function. Transplantation，61（11）：1605-1609.

Nishida S，Nakamura N，Vaidya A，et al. 2006. Piggyback technique in adult orthotopic liver transplantation：An analysis of 1067 liver transplants at a single center. HPB（Oxford），8（3）：182-188.

Poon RT，Fan ST，Lo CM，et al. 2002. Long-term survival and pattern of recurrence after resection of small hepatocellular carcinoma in patients with preserved liver function：Implications for a strategy of salvage transplantation. Ann Surg，235（3）：373-382.

Vennarecci G，Ettorre GM，Antonini M，et al. 2007. First-line liver resection and salvage liver transplantation are increasing therapeutic strategies for patients with hepatocellular carcinoma and child a cirrhosis. Transplant Proc，39（6）：1857-1860.

Zhang HM，Jiang WT，Pan C，et al. 2015. Milan criteria，University of California，San Francisco，criteria，and model for end-stage liver disease score as predictors of salvage liver transplantation. Transplant Proc，47（2）：438-444.

Zheng SS，Xu X，Wu J，et al. 2008. Liver transplantation for hepatocellular carcinoma：Hangzhou experiences. Transplantation，85（12）：1726-1732.

第十一章 腹部器官簇移植手术

腹部器官簇移植是指腹腔内 3 个及以上在解剖和功能上相互关联的脏器群体移植，如肝胰十二指肠移植等，具有器官功能替代全面和保持移植器官间正常解剖生理结构的优点。许多涉及多个腹部器官的疾病，如严重脏器创伤、短肠综合征后期伴发的肝衰竭和侵犯多脏器的恶性肿瘤等，因多个脏器的损伤、病变或被迫切除，严重威胁患者生命安全和生活质量，普通外科手术和单器官移植术等现有治疗方法均不能根治，而器官簇移植可以解决多个器官的功能替代问题，因而成为治疗上述疾病的唯一有效方法。器官簇移植手术技术要求高、围手术期管理复杂、肠瘘和感染等术后并发症发生率高，因此在具备重要临床意义和广阔发展空间的同时，也面临巨大挑战。

器官簇移植技术最早于 1960 年由美国匹兹堡大学器官移植中心 Starzl 在犬的实验中实施，并于 1983 年实施了第一例临床器官簇移植手术，移植器官包括胃、肝、胰腺、十二指肠、全部小肠、右半结肠和一侧肾，但患者于术后 4 小时死于大出血。其后，器官簇移植因为手术并发症、免疫排斥和感染不能很好地控制而进展缓慢，整个 20 世纪 80 年代仅开展了 15 例临床器官簇移植术。随着手术技术的提高、免疫抑制新药（如他克莫司）和各种强效抗生素的应用，器官簇移植从 20 世纪 80 年代末期逐渐取得了一些突破，其中，Starzl 于 1988 年实施了 2 例临床器官簇移植手术并成功控制了术后急性排斥反应和感染等并发症，其中 1 例生存时间长达 192 天。据国际小肠移植登记处 2003 年 5 月资料，目前全世界共有 170 例器官簇移植手术施行（成人 93 例，儿童 77 例），分布在美国匹兹堡移植中心、迈阿密大学移植中心、加州大学洛杉矶分校移植中心等，目前人 / 移植物年生存率可达 56%/38%。

我国对腹部器官簇移植的研究也有一定基础，武汉同济医院于 1995 年进行了体外静脉转流下的腹部原位肝胰十二指肠器官簇移植首次尝试，但由于当时的移植外科技术和免疫抑制药物限制，并未取得成功。其后中山大学附属第一医院在 2004 年 5 月 28 日实施了亚洲首例成功的肝胰十二指肠器官簇移植术，患者存活 11 个月，并入选当年全国医药十大科技新闻，至今已共为 5 例患者施行器官簇移植术。这标志着我国腹部器官簇移植技术取得了重大突破，为以后器官簇移植的发展提供了重要的理论和经验支持。此后，武汉同济医院、上海瑞金医院、广州南方医院亦先后报道过成功的腹部器官簇移植病例。

我国肿瘤发病率高，其中胃癌和肝癌又分别占第一、二位，由于上腹器官在胚胎发育学上均起源于胚胎前肠，发育成熟后各器官之间保持紧密的解剖生理关系，一旦某个器官发生癌变，可互相侵犯，如肝癌胰腺转移、胃癌胰腺转移、胰腺癌肝转移等。此外，大量车祸和工伤事故导致的多发性腹腔脏器损伤，以及由此或其他原因导致的短肠综合征患者因长期静脉营养经济代价巨大，且易引起感染和导致肝功能损害，严重影响患者的生活质量和生存时间。对于上述疾病，目前尚缺乏有效的常规治疗手段，而器官簇移植则为广大患者和移植工作者提供了广阔的临床应用前景。

20多年来，器官簇移植在手术方式及外科技术、受体选择、术后并发症、免疫排斥和感染等方面取得了许多非凡的成就。手术方式的进展是在必要的器官数目基础上，尽可能减少移植器官数量，这大大降低了手术本身并发症的发生，如目前肝、胰、十二指肠、部分小肠移植已逐渐取代过去的全腹器官移植。新型免疫抑制药物和抗生素的综合应用较好地控制了排斥反应和严重感染，应用胃肠道内镜活检进行腺上皮细胞的凋亡检测也明显提高了急性排斥反应的诊断率。肿瘤复发是影响患者远期生存的重要因素，器官簇移植和免疫抑制药物使肿瘤的内科治疗复杂化，目前这方面的研究也对器官簇移植的疗效提高起到了重要作用。

第一节　腹部器官簇移植手术的适应证和禁忌证

一、适应证

腹部器官簇移植迄今尚未制订完善的受体和手术适应证标准，理论上受体本身一组或多组器官簇功能丧失或因肿瘤等因素必须切除，而单个器官移植又不能达到替代该组器官簇生命基本功能的目的时，就必须行包含相应器官的器官簇移植，具体移植器官的种类和数量应以能否达到最基本的器官功能替代为标准。受体所患疾病一般按良、恶性分为两大类。

各种原因导致的腹腔多个脏器功能丧失或必须切除，常需行器官簇移植。常见良性疾病如下。

1.各种小肠疾病导致的多器官功能衰竭，如神经节细胞缺失症、假性梗阻、肠扭转、吸收不良、短肠、肠道闭锁、坏死性小肠结肠炎、局部缺血、加德纳病、硬纤维瘤、肠扭转、克罗恩病。

2.不明原因的肠系膜动脉和静脉栓塞、血栓形成（如蛋白C缺乏导致的肠系膜静脉血栓形成）。

3.广泛的胃肠道息肉病或腹腔全部空腔脏器肌病或神经系统调节障碍。

4.各种严重腹部外伤及腹部发育畸形（如腹裂）引起的多器官功能损伤。

需进行器官簇移植的恶性疾病主要指各种多发或转移性恶性肿瘤，肿瘤根治性切除需切除两个以上生命必需器官，单个器官移植不能起到维持生命的目的，因此必须行器官簇移植。常见恶性疾病如下。

1.胰和十二指肠肉瘤、类癌、胰腺神经内分泌肿瘤伴肝转移。

2.胆管癌或胃癌已出现肝转移。

3.肝癌侵及十二指肠和结肠。

4.结肠癌广泛转移。

二、禁忌证

年龄过大，心肺功能不能耐受手术打击，存在尚未控制的脓毒血症、败血症，腹腔外肿瘤转移，腹腔内广泛粘连以致无法手术切除原器官。

第二节　供体器官簇选择、获取与保护

目前，器官簇移植的趋势是尽可能减少移植器官的数量，以减少排斥反应和肠瘘的发生。最早的器官簇移植为全腹器官簇移植，包括肝、胰、胃、小肠及结肠等全腹器官，后来因为全腹器官簇移植中的胃和结肠并发症较多，尽可能将移植器官种类减少，只保留生命必需的器官移植。现在最常用上腹部器官簇移植，即肝、胰、十二指肠移植。另外，如果患者合并小肠功能衰竭或因多种原因而必须切除全部小肠时，则必须行包含肝、胰、十二指肠加空肠的全腹器官簇移植。

一、脑死亡供体

（一）术前准备

1. 常规检查 ABO 血型、HLA 配型、供受体淋巴毒性试验，以及其他各项生化检查。一般要求淋巴毒试验阴性，HLA 配型可不作要求，ABO 血型尽可能一致。Starzl 等报道的一组病例，HLA 配型 6 个位点，平均只有 1.1 个相配；其中 1 例供受体 ABO 血型不同。中山大学附属第一医院报道的 5 例上腹部器官簇移植中，供体与受体血型均相同，HLA 配型 8 个位点中 3 个以上相同或相容。

2. 在时间和条件允许的情况下，术前尽可能进行肠道准备。可用肠道不吸收的抗生素如新霉素和甲硝唑等，加入高渗泻剂溶液如聚乙烯二醇，进行胃肠道灌洗。

3. 供体手术尽可能与受体同步进行，术前静脉注射抗生素。

4. 关于供体预处理问题。早期进行多器官移植时，术前供体均给予抗淋巴细胞血清或球蛋白（ALS，ATG）、抗 T 细胞单克隆抗体（OKT$_3$）和移植物预照射处理。后来研究发现术后淋巴瘤的发生与供体预处理有直接关系，故现进行多器官移植术时已不再进行供体免疫预处理。

5. 移植科医师在切取器官前应对脑死供者的死因、血流动力学状况等进行了解。由于脑死亡者无中枢神经支配，引起血液中儿茶酚胺浓度低，抗利尿激素分泌减少而致多尿，从而引起继发性低血压。采用呼吸机控制呼吸及各种维持循环的方法，使收缩压不低于 80mmHg，同时尚应采取保温措施，避免脑死亡供者由于体温调节中枢损伤，机体低温引起的进行性心率减慢、心肌损害、凝血机制改变、血红蛋白解离和组织供氧障碍等一系列影响供体器官质量的问题。

（二）供体手术操作要点

1. 全身麻醉下，采用腹部大"十"字切口，纵切口上至剑突下，下至耻骨联合上方，横切口经脐水平至两侧腋中线。标准供体器官切取技术的实施对象原则是"先游离，后灌洗"。

2. 彻底游离肝周韧带及肝、胰、肾等器官，并评估供体器官。对于腹内多器官移植者，自肝、胃开始由上向下，将上述器官从后腹壁及周围组织充分游离。充分暴露肝上部，确认供肝形态正常，无外伤、脂肪变性、肝硬化或肿瘤等，必要时可行术中冷冻切片检查，其中最重要的是确认肝动脉解剖无异常。可切断镰状韧带、左三角韧带和肝肾韧带，使左外叶游离充分，暴露腹腔动脉上方的腹主动脉，在切断肝胃韧带时，应注意排除异位左肝动脉，避免损伤。正常健康肝脏呈红褐色，表面光滑，边缘锐利。通常脑死亡者供肝有不同程度的肿胀，若中心静脉压过高，在使用利尿剂及白蛋白后，肝肿胀可在30分钟内得到改善，如改善不明显，应高度怀疑缺血或毒性损伤所致，此肝脏应放弃，由于对供肝游离不当可能引起移植后发生原发性移植物无功能，故游离时应尽量不影响供肝血供，严加保护。自膈肌水平向下充分游离、解剖下腔静脉及腹主动脉干直至髂动脉分叉以下，除腹腔动脉及肠系膜上动脉外，其他小分支——结扎离断。如需移植胃，则要保证胃左动脉完整；如需移植结肠，只需包括右半结肠在内。肝 / 小肠联合移植者，在游离肝脏后，打开胃结肠韧带，横断幽门及胰颈部，小心分离其下方的门静脉及肠系膜上静脉，结扎汇入的胰十二指肠分支及脾静脉；切除胃、十二指肠、脾及结肠等；按所需长度保留小肠；胃肠道上下端钳闭或缝合关闭。

3. 原位灌注　先于腹主动脉分叉上方结扎腹主动脉远端，近端剪开腹主动脉前壁，插入 20F 带 3 ~ 4 个侧孔的气囊导尿管进行冷灌注。插入深度至胸主动脉，气囊内充 15 ~ 20ml 生理盐水，以阻断腹主动脉上部，避免灌洗液流向心脏而使供体器官簇的灌洗减少，采用 4℃ HCA 液灌注；然后从肠系膜上静脉插管，用 4℃ HCA 液灌注，总量为 3000ml。上述两管开始灌注后迅速从下腔静脉插管放血，并剪开胸腔阻断肝上下腔静脉。迅速行胆囊造瘘，并灌注冷 HCA 液冲洗胆道。分别结扎胃窦部及空肠上段，并置管用冷甲硝唑冲洗。HCA 液快速灌注排除肝、胰、肾、十二指肠内血液并迅速降温后，如供体器官簇质量良好，待肾灌注液灌注 3000ml 后，改用 4℃ UW 液灌注 2000 ~ 3000ml，总量为 5000 ~ 6000ml。灌注过程中用消毒碎冰块置于上述脏器表面加速降温。灌注 UW 液后迅速将肝、脾、十二指肠、空肠上段、双肾整块切取，并取双侧髂血管备用。将供体器官置入装有 4℃ UW 液的无菌塑料袋中保存，外加 2 层无菌塑料袋，每层袋口独立包扎，置冰壶内运送。

4. 注意事项

（1）脑死亡供体应尽量避免使用血管收缩剂，即使应用多巴胺浓度也不应 > 10μg/（kg·min）。

（2）供体红细胞比容应维持在 30% 以上。

（3）原位重力灌注时，压力以 7.84 ~ 9.80kPa 为宜，即灌注液高度距腔静脉水平约 1m，灌注速度为 50ml/min。

（4）初期灌注不应超过 3000ml，然后再从门静脉和腹主动脉分别灌入 1000ml UW 液，以保存供肝，灌注液总量为 3 ~ 5L。

（5）供肝切取后，应用 4℃ UW 液经胆囊造口反复冲洗肝内胆道，尽量减少胆道中残存胆汁。

二、无心跳供体

对于无心跳的新鲜或脑死亡但血流动力学不稳定供体,应采用快速供体器官切取技术。该切取技术的原则是"先快速灌洗,后游离"。

(一)建立供体原位低温灌注及供体器官评估

供体心跳停止后,立即采用 2% 碘酊行胸腹部快速消毒,铺"十"字开孔大单,行腹部大"十"字切口,纵切口上至剑突下,下至耻骨联合上方,横切口经脐水平至两侧腋中线。进腹后推开肠管,在骶骨前切开后腹膜,分离、显露腹主动脉下段并结扎远心端,在结扎线上方剪开腹主动脉,插入改装并剪有 3 ~ 4 个侧孔的 22F 导尿管,插入深度为气囊至腹腔动脉开口平面以上(约为 20cm),气囊内迅速注入 30ml 盐水以阻断胸主动脉,结扎固定导尿管开始灌注 HCA 液,灌注压力约为 100cmH$_2$O。要求灌注液必须成线快速灌注。切开下腔静脉起始部后置入大号硅胶管引流灌洗液。将横结肠提起,距肠系膜根部 2cm 左右,分离出肠系膜上静脉,结扎肠系膜上静脉远端后,切开近端并插入带有防脱圈的 18 号硅胶管,插入深度 3cm,注意不要插入过深,以丝线结扎固定。随即将硅胶管连接 HCA 灌注液,进行重力灌注。腹主动脉及肠系膜上静脉共灌注 HCA 液 3000ml。进行低温灌洗的同时,剪开肝圆韧带及镰状韧带,迅速对供体器官做出评估,如供肝有无肝硬化、损伤、脂肪肝或其他异常等,判断是否适宜作移植使用,并同时向肝、肾、胰等表面放入碎冰屑。打开双侧肾周脂肪囊,于双侧肾周铺碎冰屑,并检查确认双肾灌注是否良好。如肾的一极灌注不好,须考虑可能存在副肾动脉,由腹主动脉插管结扎线的远端发出。以纱布保护胆囊周围,剪开胆囊底部,挤尽胆囊内的胆汁,插管以 0 ~ 4℃ HCA 液约 500ml 持续冲洗胆道,尽量减少胆道残存胆汁成分。在门静脉及腹主动脉的 HCA 液灌注完毕后,门静脉及腹主动脉分别再灌注 UW 液 1000 ~ 1500ml(图 11-1)。

(二)整块切取供肝、胰、脾、十二指肠、部分空肠及双侧肾

切断肝圆韧带,镰状韧带,冠状韧带,左、右三角韧带,向左、右两侧剪开膈肌至膈肌脚。游离升结肠、回盲部及小肠系膜;切开升结肠外侧腹膜,将切口延长至回盲部,向内上至肠系膜根部,离断横结肠系膜和小肠系膜,将胃肠道拉出腹腔。于脂肪囊外侧游离双侧肾及输尿管。近心房处离断肝上下腔静脉及胸主动脉,提起胸主动脉断口远端,托起整个腹腔脏器,沿脊柱前方自上而下锐性分离,与腹主动脉和下腔静脉一并切取,置于盛有 4℃ UW 液的冰盆中。将原腹主动脉及下腔静脉插管远端的腹主动脉 - 髂总动脉 - 髂内外动脉及下腔静脉 - 髂总静脉 - 髂内外静脉切取备用。

随着器官移植技术的发展,目前该方法已为国内大多数移植中心采用。其优点如下所述。

1. 操作简便,易于掌握。供体器官原位灌注,灌注充分,热缺血时间短。移植后 DGF 的发生率低。

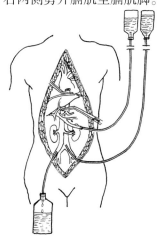

图 11-1 供体器官的原位灌注

2.肝、肾整块切取，供体器官的血管损伤概率低。

3.由于切取过程中不分离输尿管，保护了输尿管的血运，移植后尿瘘的发生率低。

三、供体器官的修整

无论是采用标准供体器官切取技术还是快速供体器官切取技术切除的供体器官，在移植前均需全面修整，以适合受体的需要，尤其是对后者而言，切取后的供体器官修整更重要。需要强调的是，在整个修整过程中，器官应始终浸泡在 4℃ UW 液中并保持无菌要求。

将联合切取的供体器官置内圆盆中，用甲硝唑冲洗十二指肠内容物，冲洗干净后关闭十二指肠两端。首先分离双肾和上腹器官簇：沿腹主动脉后壁纵向剖开，确认腹腔干、肠系膜上动脉及双侧肾动脉开口后，在肠系膜上动脉开口下缘横断腹主动脉，在肾静脉开口上缘横断下腔静脉，分离器官簇及双肾。

辨认器官簇各主要管道并适当做好标记。然后从肠系膜上静脉插管灌注 4℃ UW 液，分别游离、去除肠系膜上静脉及肝上、下下腔静脉周围多余的组织，分别用无损伤钳阻断肝上、下下腔静脉以检查有无渗漏，灌注压力不宜过高，以免导致胰腺肿胀。

（一）供肝的修整

1.肝上、下下腔静脉的修整　将肝上下腔静脉周围附着的多余膈肌组织剪除，适当保留少许腔静脉周围组织，牢固缝扎膈静脉，将肝上下腔静脉外膜去除，保留约 2cm 的静脉长度，修剪肝下下腔静脉，确保右肾上腺静脉开口牢固缝扎。

2.肝动脉的准备　肝动脉的修剪是供肝修整过程中最重要的环节，需特别注意有无副动脉、迷走动脉或替代动脉的存在（图 11-2，图 11-3）。肝动脉解剖 Hiatt 分型：①Ⅰ型，正常型，肝总动脉起自腹腔干，分出肝固有动脉和胃十二指肠动脉，肝固有动脉分出肝左、右动脉；②Ⅱ型，迷走肝左动脉或副肝左动脉；③Ⅲ型，迷走肝右动脉或副肝右动脉；④Ⅳ型，双替代型，迷走或副肝右动脉和迷走或副肝左动脉；⑤Ⅴ型，肝总动脉起自肠系膜上动脉；⑥Ⅵ型，肝总动脉直接起自腹主动脉。

228

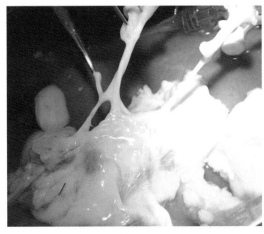 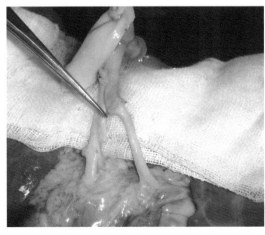

图 11-2　供肝动脉的变异　　　　　　　图 11-3　供肝动脉变异的整形

仔细辨认腹腔动脉至肝固有动脉的主干分支，在确认无动脉异常后，可将脾动脉、胃左动脉、胃十二指肠动脉及胃右动脉结扎。将腹腔动脉起始部整形为喇叭口状，以备吻合。肝动脉的解剖变异较为多见，如果有异常起源的肝动脉发生，必须将这些肝动脉分类保留在同一主干上或采用喇叭口状末端与受体肝动脉吻合（图11-4）。变异肝动脉的重建方式应根据动脉变异的类型和解剖学特点决定。中山大学附属第一医院2004年1月至2006年12月528例供肝切取及修整过程中肝动脉属正常解剖436例（82.6%）、肝动脉变异92例（17.1%）。39例变异动脉在供肝修整时需行植入前血管重建，其中变异动脉与脾动脉端-端吻合18例；变异动脉与胃十二指肠动脉行端-端吻合13例；其他变异动脉重建方法8例。因此，临床实践中肝动脉变异率高，供肝切取和修整术中应准确辨认，避免术中误伤；一旦确认变异肝动脉的存在，必须保留其入肝连续完整或进行植入前血管重建。

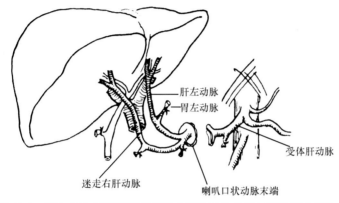

图11-4　肝右动脉起源异常时修整成喇叭口状末端与受体肝动脉吻合

229

3. 门静脉的准备　门静脉应首先排净气泡，尽量保留足够的长度，所有分支均应仔细结扎，修整后，将1根内径3～5mm的硅胶管置门静脉内并固定，以备肝复流前冲洗肝内含高钾的器官灌注液。

4. 胆总管的准备　与上述管道相同，修肝时亦应尽量保留足够的胆总管长度，由于胆道独特的供血特点，应避免过分游离胆总管，尤其是靠近肝门部，防止肝外胆管供血系统遭破坏致胆道缺血。术后胆道并发症在一定程度上与肝外胆管游离过多有关。

5. 供肝修整后，应进行供肝门静脉、肝静脉和肝动脉的试漏，以减少供肝复流时的出血量，并将其重新置于装有4℃UW液的无菌塑料袋中等待移植。

（二）供肾的修整

首先，将左肾静脉与下腔静脉交界处横断，然后将双肾翻转，切开腹主动脉后壁，注意避免损伤双侧肾动脉。看清两侧肾动脉开口位置后，切开腹主动脉前壁，双肾被分开后分别修整。必须辨认出肾动脉，观察是否有多支血管，然后向肾门方向分离出肾动脉2～2.5cm，遇供应肾上腺或肾外小分支应结扎。不论单支或多支动脉均在其主动脉壁开口处保留2mm主动脉壁切开分出，多支相邻者则联合成块状，供进一步处理，弃除多余主动脉壁。肾多支动脉或取肾时损伤动脉者，多先在工作台上做成术。保留肾门区脂肪及肾下极与输尿管上段毗邻组织（输尿管肾三角区），以免影响输尿管血供，其余肾周脂肪切除。肾静脉亦向着肾门区分离 3cm 左右，遇肾上腺静脉和性腺静脉给予结扎切除，个别左肾静脉接受腰部静脉、奇静脉和半奇静脉，都要结扎切断。右肾静脉较短，常用下腔静脉延长肾静脉，根据肾静脉开口的位置，用不同的方法延长（图 11-5）。多支肾静脉少见，双支肾静脉时保留部分下腔静脉壁呈袖口状供吻合，非主支可结扎，因肾内静脉存在侧支循环。两个肾修完后被分别放置在一个装有冷冻 HCA 液的消毒塑料袋中备用。

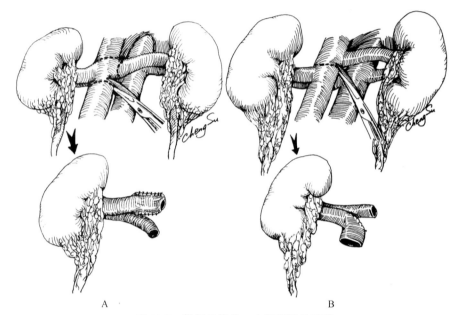

图 11-5　供肾的修整：右肾静脉的延长

肾多支动脉的处理方法：

（1）双支肾动脉口径相似时可做并腔侧 - 侧吻合。

（2）肾小动脉或极血管端侧植入肾主动脉。

（3）儿童供肾时可用带主动脉壁的肾小动脉与主动脉做端 - 端吻合。

（4）带主动脉壁的肾动脉与主动脉做端 - 端吻合。

（5）两条肾动脉开口于主动脉壁，相距 1 ~ 2cm，可修整包含两条动脉开口在内的袖口状主动脉壁，肾移植时与受者髂外动脉端 - 侧吻合。

（6）如果两条肾动脉在主动脉壁上的开口相距较远，则分别在开口处保留袖口状主动脉壁，植肾时较大口径者与受者髂内动脉做端 - 端吻合，较小口径者与髂外动脉做端 - 侧吻合，或分别与髂外动脉吻合。

（7）婴儿供肾时同时植入双肾，封闭肾血管上方的主动脉和下腔静脉断端，其下方开口作为肾动、静脉，分别与受者髂外动脉、静脉做端 - 侧吻合，双输尿管分别植入膀胱。

（三）胰肾联合移植的供胰、肾修整

修整器官时，先将双肾、输尿管及其血管分离出来，双肾由肾移植组修整。修剪胰、十二指肠和脾：于腹腔动脉和肠系膜上动脉开口插入灌洗管，持续缓慢滴注灌洗液。分离并结扎肝固有动脉、胃左动脉及其分支，在胰腺下缘结扎肠系膜上动静脉，仔细解剖肝、十二指肠韧带，

分别结扎肝固有动脉和胆总管，游离门静脉约 2cm 备作静脉吻合。胰腺周围结缔组织逐一结扎或缝扎后清除。将腹主动脉修成以肠系膜上动脉和腹腔动脉开口为中心的动脉片，备作动脉吻合。打开十二指肠远近端，从近端注入抗生素溶液，冲洗肠腔，冲洗液从远端流入无菌袋中，保留十二指肠 6 ~ 8cm，十二指肠远近端分别全层加浆肌层缝合。用 0 ~ 4℃ UW 液经腹腔动脉和肠系膜上动脉再稍作灌注，仔细检查胰腺有无渗漏。修整中以脾作牵引，脾留至胰腺植入术中切除。将修剪好的移植物置于 0 ~ 4℃的灌洗液中保存备用。

（四）上腹部器官簇的修整

首先将供体器官簇从无菌塑料袋中取出并立即置内圆盆中，用甲硝唑冲洗十二指肠内容物，冲洗干净后关闭十二指肠两端。辨认器官簇各主要管道并适当做好标记。然后从肠系膜上静脉插管灌注 4℃ UW 液，分别游离、去除肠系膜上静脉及肝上、下下腔静脉周围多余的组织，分别用无损伤钳阻断肝上、下下腔静脉以检查有无渗漏，灌注压力不宜过高，以免导致胰腺肿胀。修剪供体腹腔干和肠系膜上动脉的开口，预先分别与取自供体的髂外、髂内动脉端-端吻合，使前两者连接为一个出口，即髂总动脉出口。从髂总动脉注入冰冻肝素盐水，仔细检查、结扎漏液处。脾不切除，待植入受体开放血流后再切去。用 UW 液冲洗胆道，甲硝唑再冲洗肠腔。最后，将修整后的供体器官簇重新置于装有 4℃ UW 液的无菌塑料袋中等待移植用。

在腹部器官簇的修整过程中，由于器官簇创面大，特别是胰腺周围，侧支循环多，如何彻底结扎胰周小血管断端，减少开放血流后大出血或术后渗血亦是关键步骤。笔者的做法是先从肠系膜上静脉插管，灌注 UW 液，助手用手指阻断肝十二指肠韧带，有助于发现漏液处。但这一手法不宜持续长时间，以免胰腺水肿造成术后胰腺炎，每次结扎漏液血管时应松开阻断的手指，并暂停灌注，如此可减轻灌注压力对胰腺的影响。一般而言，上腹部器官簇移植的动脉重建多采用带腹腔干和肠系膜上动脉的腹主动脉瓣与受体腹主动脉吻合。另外，Lodge 等提出，如上述血管对合不理想，可采用供体无名动脉的两个分支——右锁骨下动脉及右颈总动脉进行搭桥吻合。笔者所在中心 5 例上腹部器官簇移植在供体器官簇修整时均将取回供体的髂动脉修剪，髂内、外动脉分别与供体的腹腔动脉和肠系膜上动脉吻合，而通过分叉上方的髂总动脉与受体腹主动脉行端-侧吻合（图 11-6）。这一血管整形可适当延长血管蒂，使吻合更方便、对合更理想，减少了腹主动脉的直接损伤，缩短了无肝期，取得了理想效果。供体器官簇修整过程中，修整医师应与受体手术组保持密切联系，确保器官簇修整后能满足受者的要求。

231

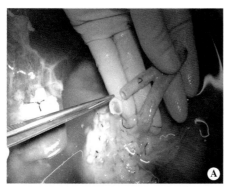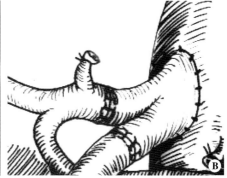

图 11-6　供体器官簇修整时将取回供体的髂动脉修剪，髂内、外动脉预先分别与供体的腹腔动脉和肠系膜上动脉端-端吻合，而通过分叉上方的髂总动脉拟与受体腹主动脉行端-侧吻合

第三节 腹部器官簇移植术前准备

一、术前心理准备

（一）患者术前的各种心理状态

1. 希望心理状态　器官簇移植患者一般受多器官疾病困扰，或是对转移性恶性肿瘤充满恐惧，目前一般治疗方法均告无效，患者多处于极度绝望状态，在得知器官簇移植的可能性后，可重燃生活的希望，这对于疾病治疗及患者本身来讲是积极的，在此种情况下，认真冷静地评估手术的可行性，最大限度地满足患者的求医心理，对移植医生是更大的挑战。

2. 恐惧和焦虑心理状态　患者长期受疾病困扰，特别是现行一般的医疗手段均不能救治，器官簇移植尚未完全成熟，风险极大，患者需冒生命危险就此一搏，决定行此手术需极大的勇气，移植工作者更需理解患者为此做出的心理生理牺牲，认真客观地评估手术的可行性。

3. 抑郁心理状态　患者长期接受其他治疗而效果不明显，会对医生及治疗失去信心，加上对器官簇移植手术成功率的担心，会对自身病情及未来悲观失望，表现为情绪低落、消极应治、睡眠障碍等，甚至有自杀倾向。笔者所在中心曾有一例拟行器官簇移植患者在供体等待过程中因心理障碍而自杀，令人痛心。

4. 其他　除上述心理状态外，有些患者及家属表现为过分乐观，不能客观理智地分析病情而存在侥幸心理，甚至干预医生术前治疗及手术方案的选择，也有患者表现为对即将进行的手术治疗漠不关心。

（二）对患者不良心理状态的引导措施

1. 希望心理　对此类患者要积极引导，向他们灌输正确、完整、客观的器官簇移植知识，消除患者不切实际的夸大幻想。器官簇移植的成功受多方面因素的影响，必须考虑到一切可能发生的意外，还要消除患者不必要的忧虑，让其理解器官簇移植是突破各种困难，逐渐成熟起来的医学成果，国内外已有众多成功的先例。

2. 焦虑心理　对此类患者要积极与之交流沟通，了解患者产生焦虑的原因、既往治疗过程、治疗费用。了解患者对器官簇移植的态度、焦虑程度及心理承受能力，向他们介绍医院开展此项手术的情况及预后情况，指导他们进行放松治疗，如气功疗法、生物反馈治疗等，也可进行行为疗法，还可进行抗焦虑药物治疗。

3. 抑郁心理状态　表现为抑郁心理的患者，应鼓励其看到治疗成功后的生活希望，体会到自身存在的价值及其对亲属、家庭的意义，使他们恢复对生活的信心，对其进行支持治疗、认知疗法、人际心理治疗等，必要时可应用抗抑郁药物。

二、术前营养状态

器官簇移植患者因为术前患多器官功能不全，胃肠、肝等功能均受到严重影响，特别是小肠吸收功能障碍和肝衰竭导致的营养不全和水、电解质平衡紊乱，致使患者生理状态受到严重影响并给治疗带来许多矛盾、棘手的问题，因此患者术前营养状态的评估和支持非常重要。

术前营养状态评估一般分为客观营养评估和主观整体营养评估，前者受到肝功能和小肠功能不全的影响，其影响因素见表 11-1。

表 11-1　器官簇移植术前患者客观营养状态评估的影响因素

指标	影响因素
体重	水肿、腹水、利尿药的使用
人体测量学	敏感度、特异性和可靠性；误差的多种来源；参考值没有把水平衡状况和皮肤弹性方面的不同考虑在内
肌酐高度指数	营养不良、衰老、体重和蛋白摄入减少；肾功能；严重的肝病改变肌酐的合成速率
氮平衡试验	肝肾综合征能影响氮的分泌
3-甲基组氨酸测定	膳食摄入、创伤、感染和肾功能
内脏蛋白水平	内脏蛋白合成减少；水平衡状况、吸收不良、肾功能障碍
免疫功能试验	电解质紊乱、感染、肝肾功能障碍

主观营养评估基于完整的病史、体格检查和疾病与并发症。主观整体营养评估已被证实为一种有效和可靠的用于评价营养状态的方法，与客观营养评估的结果一致，适用于多器官功能障碍患者的营养评估。器官簇移植受体的主观整体营养评估指标见表 11-2。

表 11-2　器官簇移植受体的主观整体营养评估指标

病史	体重改变（腹水或水肿导致）
食欲	味觉改变和早期饱胀感；饮食恢复（热量、蛋白质、钠）；胃肠功能障碍（恶心、呕吐、腹泻、便秘）
体格检查	肌肉消耗；脂肪储备；腹水或水肿
疾病与并发症	疾病和其他能影响营养状况的并发症，如肝性脑病、消化道出血、肾功能障碍、感染
营养评价	营养良好；轻度（或怀疑）营养不良；严重营养不良

器官簇移植无论是良性疾病还是恶性肿瘤，营养是贯穿其中的中心问题之一。移植前因为小肠功能衰竭或是恶性肿瘤造成的恶病质、营养不良十分普遍，并且器官簇移植在很多情况下就是要解决或是重点解决患者的营养吸收问题。营养支持的目标是阻止营养不良进一步加重或发展。术前营养支持可以增强免疫力，促进伤口愈合，并补充能量储备。有证据表明，如果足够早地提供满意的营养支持，则有助于维持移植前的生活质量，减少围手术期的病死率，并缩短移植后恢复时间。而术前营养学评估就是一种判断肝移植患者是否存在营养不良及其程度，是否需要营养支持，以及是否预后良好的有效方法。

三、术前凝血功能异常的血液制品准备

器官簇移植手术切除器官多、操作复杂、手术时间长、失血量大，患者病情多较复杂，特别是一些良性疾病，如小肠功能衰竭长期胃肠外营养合并肝衰竭患者，其凝血系统受到

较大影响，因此器官簇移植较其他手术更需注意凝血系统的评价和改善，务必使患者术前处于尽可能满意的凝血状态，并做好术中血液制品的准备，使手术顺利施行。

术前对受体凝血功能状况做全面的评估。凝血酶原时间（PT）、活化部分凝血酶时间（APTT）、纤维蛋白原（FIB）和血小板计数（PLT）是最基本的凝血检测指标。器官簇移植围手术期需大量血液及血液制品进行支持治疗，因此血库与手术室的密切配合非常重要，术前应将手术计划及大量出血的可能性通知血库或输血科，以便准备充足的血源来满足大量输血的需求。

第四节　腹部器官簇移植手术要点、难点及对策

一、上腹部器官簇（肝胰十二指肠）移植

（一）脏器切除

进腹后探察腹腔，手术切除范围包括肝、胰、十二指肠、全胃、脾、全部网膜，并清扫腔静脉旁、腹主动脉旁、胰头后、结肠中动脉、肠系膜上动脉、肝总动脉、脾动脉、胃左动脉旁淋巴结。

（二）器官簇移植

手术创面彻底止血，将移植物置入原位，供肝植入采用改良背驮式。先行肝上下腔静脉吻合。供体腹腔动脉和肠系膜上动脉与受体肾动脉开口以上的腹主动脉行端-侧吻合，供体肠系膜上静脉与受体肠系膜上静脉行端-端吻合。同时开放肠系膜上静脉和腹主动脉血流，无肝期控制在 50 分钟左右，此时因无肝期较短，可不做体外静脉转流。开放血流后见血管搏动良好，移植肝红润，胰、十二指肠色泽鲜亮。封闭包埋供体十二指肠残端，受体食管断端与空肠行端-侧吻合（空肠断端双层封闭），距该吻合口约 40cm 行供体十二指肠水平部与受体空肠端-侧吻合（Roux-en-Y 吻合），在该吻合间置 20cm 受体空肠。经受体空肠置入"罩"状管至供体十二指肠降部减压，于 Roux-en-Y 吻合口远端约 15cm 处行空肠造瘘以备术后肠内营养和药物注入。放置四条腹腔引流管于右膈下、温氏孔、胰后和食管空肠吻合口处。

二、全腹器官簇移植

除上腹部器官簇移植外，各种原因导致的小肠功能衰竭进而影响其他器官功能，如长期静脉营养导致的肝衰竭等，必须行包含肝、胰、十二指肠和空肠的全腹器官簇移植。供体切取手术与上腹部器官簇（肝胰十二指肠）移植相同，为整块切取器官簇，供体修整时应保留足够的小肠，并注意保护肠系膜上动脉和肠系膜上静脉的完整性。受体手术方面：因患者此时一般为良性疾病，并考虑到术后正常生理功能恢复的需要，切除器官范围应尽可能减小。一般仅切除受累的器官如肝，而保留受体的胃、胰、十二指肠和结肠，如存在

恶性肿瘤等情况，则将后者所列多种器官一并切除。全腹器官簇移植的动脉静脉吻合方式与上腹部器官簇（肝胰十二指肠）移植基本相同，而消化道重建则因受体切除器官范围不同而有所差异。保留受体胃、胰、十二指肠的全腹器官簇移植消化道重建方式：供体十二指肠近端和受体十二指肠末端封闭，供体空场近端与受体残余的十二指肠末端行侧－侧吻合，供体小肠末端与受体残存的结肠近端行端－侧吻合，并将末端开口于腹壁造瘘。受体因肝切除而残留的门静脉断端与下腔静脉行端－侧吻合（图 11-7）。不保留受体胃、胰、十二指肠的全腹器官簇移植消化道重建方式：将供体器官簇的小肠距空肠起始部 20cm 处离断，其远端上提并与食管行端－端吻合，与近端部分行 Roux-en-Y 吻合，小肠末端开口于腹壁造瘘。

另外，最初开展的全腹脏器移植，即除前述器官外又增加了胃和结肠的全腹器官簇移植，因后两者导致的并发症较多，其又非生命必需器官，目前已较少施行。供体器官簇切取与修整同前述上腹部器官簇移植，受体手术切除范围包括腹膜前全部腹腔脏器。血管重建：供体腹腔动脉和肠系膜上、下动脉分别与受体腹主动脉在相应部位吻合，供体肝后下腔静脉与受体下腔静脉在相应部位吻合。消化道重建：供体食管与受体食管残端行端－端吻合，供体结肠末端于腹壁造瘘。最后经胃及空肠置管，以利减压、引流和肠内营养。

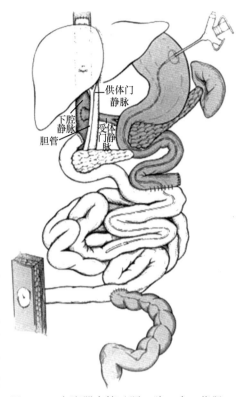

图 11-7　全腹器官簇（肝、胰、十二指肠、小肠）移植

第五节　术后监测与处理

术后常规进入重症监护室进行监护，除生命体征等常规监护外，重点还需严密观测引流液的颜色、性状及血糖水平的变化。其余内容详见本章第七节。

第六节　免疫抑制方案

巴利昔单抗＋他克莫司＋激素＋吗替麦考酚酯四联免疫抑制方案。术中移植器官血流开放后及术后第 4 天分别经静脉给予巴利昔单抗 20mg 行免疫诱导治疗。术中静脉给予甲泼尼龙 500mg；术后第 1 天 500mg，第 2 天 60mg q6h，以后递减；至术后第 8 天开始口服甲泼尼龙片 48mg qd，以后每 3 天减量 8mg，至 4mg qd 维持。术后第 1 天开始口服他克莫司，起始剂量 2 ～ 3mg q12h，以后根据血药浓度调整剂量，谷值浓度维持 8 ～ 12μg/L。术后第 1 天开始给予吗替麦考酚酯，剂量为 750mg q12h。

巴利昔单抗能抑制 T 细胞的活化、增殖，用于移植后诱导治疗较传统的抗 T 细胞抗体更有效、更安全。吗替麦考酚酯可抑制淋巴细胞分裂、增殖，其免疫抑制作用明显强于硫唑嘌呤。在单独小肠和胰腺移植中，有学者认为维持他克莫司血药浓度 15 ～ 25μg/L 才能有效预防排斥反应。笔者的经验是，器官簇移植中由于植入肝脏，他克莫司血药浓度稳定至 8 ～ 12μg/L 才可以有效预防排斥反应和毒副作用的发生。由于激素的应用与术后高血糖及新发糖尿病有关，因此，对于因肝脏疾病合并糖尿病行肝胰十二指肠器官簇移植的患者，激素能否更早期撤除，还需要进一步探讨。

对于肝胰十二指肠器官簇移植后排斥反应的监测，尚无可靠指标，要结合临床表现、实验室检查和影像学检查综合评价。常规检查移植肝功能、胰腺内外分泌功能，结合彩超检查，必要时活检。对于十二指肠，主要观察患者术后肠道功能的恢复情况，十二指肠引流管引流液的情况，彩色多普勒超声检查肠道血供，必要时通过十二指肠减压管放置内镜行黏膜活检。

第七节　术后常见并发症的预防与处理

据国际小肠移植登记处 2003 年 5 月资料，目前全世界共有 170 例器官簇移植手术施行（成人 93 例，儿童 77 例），分布在美国匹兹堡移植中心、迈阿密大学移植中心、加州大学洛杉矶分校等移植中心，目前人 / 移植物年生存率可达 56%/38%，另有报道为 54% 和 42%，成人与儿童的存活率相近。移植的目标是延长存活期、提高生活质量、经胃肠道饮食、减少胃肠外营养、促进生长等。各种术后并发症的发生，严重影响器官簇移植的综合疗效。目前统计，导致患者死亡及移植器官失功的主要原因是出血、感染、肠瘘、移植排斥、移植后淋巴增生症等。

一、外科技术并发症

外科技术并发症常见的有术后大出血、胆道和血管的瘘或狭窄、肠穿孔、伤口裂开、腹腔内脓肿及乳糜性腹水等。小肠移植患者在移植前通常都具有多次腹部手术史，腹部粘连加大了手术难度。术后出血多由于血管吻合口瘘、原先存在肝功能障碍所致的凝血功能障碍及既往手术所致的血管化的粘连。胆道并发症（胆瘘和胆道狭窄）通常发生在肝、小肠联合移植的胆总管空肠 Roux-en-Y 吻合术，新近的保留十二指肠的肝小肠联合移植的技术改进，由于保留了肝门，因而无须胆总管空肠吻合而避免了胆道并发症。血管并发症发生较少但后果严重，通常发生的是血栓形成和单独小肠移植的肠系膜上静脉和门静脉吻合口流出道阻塞。而胃肠道并发症主要是胃肠道出血和吻合口瘘的发生。为减少吻合口瘘的发生，在移植术后早期应通过移植肠造口进行有效减压。此外，因小肠广泛切除而使腹腔容积变小或收缩，以致没有足够的腹腔容积容纳移植物加大了小肠移植的技术难度，通常可通过选择身材较小的供体及减少移植物体积等方法来解决。

二、内环境紊乱

多器官移植是腹部最大、最复杂的手术，持续时间长，创伤大，出血及输血多，对下腔静脉、门静脉和主动脉等大血管的干扰大，术中血流动力学变化及对机体代谢和内环境的影响也大。在移植术中有必要系统地监测血流动力学及水、电解质的变化，可采用动脉导管和肺动脉漂浮导管，以多功能监测仪观察记录术中各阶段的心率、收缩压、平均动脉压、中心静脉压、肺动脉压、心排血量、心脏指数、每搏量、心搏指数、肺血管阻力、外周血管阻力等参数；术中分不同时段抽取外周静脉血和动脉血进行血液电解质、生化检测和血气分析，针对移植的不同阶段的内环境改变采取相应的综合性措施。迅速纠正酸中毒，防治高血钾、高血糖、低血钙、高血磷，用血管活性药物调节心率和血管阻力，补足血容量。对下腔静脉阻断后和无内脏期末严重的酸血症，予大量补碱治疗并在吻合大静脉后放血，尽量缩短无内脏期，采用静脉 - 静脉转流可减轻和纠正酸血症。

三、胰腺功能的维护

多器官联合移植后移植胰腺的功能对机体的代谢状态影响很大，关系到手术的成败，而移植后移植胰腺并发症发生率高，是重要的术后早期致死原因。实验研究表明，多器官切取是保留早期胰腺内外分泌功能的技术，原位胰十二指肠移植可保留胰岛素正常肠 - 胰轴。供器官的切取、灌注和移植过程中注意避免捏挤胰腺，强调保护胰腺及其血供，联合使用奥曲肽、前列腺素 E_1 和丹参可有效防治术后移植胰腺炎。术中切除受体胰腺后根据血糖浓度补充外源胰岛素，以防治高血糖，排放出移植器官最初的循环血液；移植胰腺功能良好时，尽快停用胰岛素，以免发生严重的低血糖。并根据情况，测 C 肽、血糖浓度、血胰岛素、血淀粉酶和脂肪酶来监测胰腺的功能。

四、免疫排斥

移植后排异反应一直是制约多器官移植发展的重要环节，目前免疫排斥的处理主要是应用免疫抑制剂，如他克莫司、环孢素、甾类激素、细胞毒药物等，可单一用药也可联合用药，目前多主张联合用药，但具体的用药方案尚无统一的标准。监测移植物排斥反应可基于临床观察、内镜检查、内镜引导活检的组织病理学分析。小肠排斥的治疗取决于排斥的严重程度，包括增加他克莫司剂量，增加一类类固醇或类固醇的再循环。

五、感染

移植后必须长期应用免疫抑制剂防止排异反应，但易引起局部或全身感染，应用更昔洛韦和巨细胞病毒特异免疫抗体预防巨细胞病毒感染，用氟康唑或伊曲康唑防止真菌感染；根据血、粪、尿、痰、创口渗出液及腹腔渗出液快速培养结果决定全身应用抗生素的种类。

第八节　临床效果评价

　　多器官移植是目前器官移植外科最尖端、难度系数最大的一种外科技术，其通过多个器官整体移植达到治愈多个器官疾病的效果。最早在 1989 年 Starzl 等报道了 10 例转移性恶性肿瘤行腹部多器官移植病例，其中围手术期死亡 2 例，死亡原因分别为消化道瘘和原发性移植肝无功能，其余 8 个病例随访时间为 3 ~ 9 个月，缺乏远期随访资料。中山大学附属第一医院在 2009 年前曾施行 5 例上腹部转移性恶性肿瘤多器官移植，其中 3 例为胰腺癌合并肝内转移；术后最长存活 326 天，3 例死于多器官功能衰竭，2 例死于肿瘤复发，长期预后均不佳。

　　鉴于转移性恶性肿瘤腹部多器官移植预后不佳。国内外已较少开展该类型手术，转向针对终末期肝病合并胰腺功能障碍的良性疾病的腹部多器官移植。Pirenne 等报道了 2 例上腹部多器官移植治疗终末期肝病合并 1 型糖尿病的病例，取得了较为满意的长期疗效，至报道时受者分别已经存活 2 年和 4 年，且移植肝和胰腺的功能良好。2007 年，Kristin L. Mekeel 等报道了 3 例先天性囊性纤维化患者因病变累及肝和胰腺行腹部多器官移植术，5 年生存率为 100%。德国 Arno Kornberg 等于 2009 年报道了 14 例腹部多器官（肝胰十二指肠）移植病例，受者均为肝硬化合并 2 型糖尿病，中位随访时间为 92.5 个月，围手术期无受者死亡。随访期间 2 例经内镜活检显示胰腺排斥（14.3%），1 例（7.1%）于术后第 7 年出现糖尿病复发，需胰岛素治疗，5 年和 7 年累计生存率均为 64.3%，预后与单纯肝移植基本一致。

　　简化式腹部多器官移植的特点之一是将大部分复杂的动脉吻合工作转移到器官修整时进行，通过预先完成的髂血管动脉整形，减少无肝期时间，使多器官动脉吻合与传统肝移植相差不大，减少了术后并发症，促进了受者康复。Starzl、Arno Kornberg 报道的多采用腹腔干和肠系膜上动脉共同的腹主动脉袖片与受体肝胃韧带间的腹主动脉吻合；但该处暴露困难，位置较深，严重影响吻合，并且长时间阻断腹主动脉，影响全身循环稳定，并可能影响肾脏供血，造成肾损伤。复杂的吻合方式除了延长手术时间，还可能导致意想不到的术后并发症。Deylgat 等曾报道了一例采用腹主动脉搭桥的腹部多器官移植，因术后搭桥动脉压迫幽门管致胃出口梗阻，需再次手术解除梗阻。肠道吻合方面，通过对最近 15 例受者的观察，直接行供受体十二指肠空肠侧 - 侧吻合是安全可靠的，相对于 Roux-en-Y 吻合术其更符合人体消化道生理，长期随访患者无消化功能不良症状。Starzl 等也曾提出多种吻合方式，包括供受体十二指肠空肠端 - 侧吻合、十二指肠空肠袢式吻合；Arno Kornberg 等则多采用供受体十二指肠侧 - 侧吻合，优势在于可行胃镜活检观察供体十二指肠及胰腺有无排斥。门静脉吻合方面，供体门静脉后壁开口时需修剪出足够大的缺口，否则当受体门静脉行斜形端 - 侧吻合时容易出现吻合口挤压塌陷狭窄。

　　国际上也有较多中心采用肝和胰腺联合移植方式，但这种方式明显增加了手术步骤，增加了受体手术创伤和手术时间。简化式腹部多器官移植并未增加手术并发症及死亡率，手术时间与肝移植相似，长期疗效可与单纯肝移植相似，受者可获得良好的长期存活及满意的生活质量，是一项值得推广的技术手段。

（何晓顺）

参 考 文 献

何晓顺，鞠卫强，林建伟，等 . 2013. 上腹部多器官移植 14 例临床分析 . 中华器官移植杂志，34（6）：328-332.

鞠卫强，何晓顺，郭志勇，等 . 2012. 肝胰十二指肠器官簇移植术后的免疫抑制治疗 . 中华普通外科文献（电子版），6（1）：17-22.

夏穗生 . 1999. 临床移植医学 . 杭州：浙江科学技术出版社 .

尹路，彭承宏，周光文，等 . 2004. 肝肠器官簇移植 1 例报告 . 外科理论与实践，9：517-518.

詹文华，何晓顺，朱晓峰，等 . 2004. 亚洲首例胰腺癌并肝脏多发转移患者上腹部器官簇移植成功 . 中华胃肠外科杂志，7：335.

MaddreyWC. 2004. 肝脏移植 . 刘永锋译 . 第 3 版 . 北京：人民卫生出版社 .

Abu-Elmagd K，Bond G. 2003. Gut failure and abdominal visceral trans-plantation . Proc Nutr Soc，62：727-737.

Abu-Elmagd K，Reyes J，Bond G，et al. 2001. Clinical intestinal trans-plantation：A decade of experience at a single center. Ann Surg，234：404-416，discussion 416-417.

Abu-Elmagd KM，Zak M，Stamos JM，et al. 2004. De novo malignan-cies after intestinal and multivisceral transplantation. Trans-plantation，77：1719-1725.

Aguirrezabalaga J，Gomez M，Novas S，et al. 2002. Combined liver-pancreas transplantation：Contribution of five cases. Transplant Proc，34（1）：211-212.

Black P，Plaskon LA，Miller J，et al. 2003. Cystoenteric conversion and reduction cystoplasty for treatment of bladder dysfunction after pancreas transplantation. Transplantation，55：1913-1917.

Blanchet P，Droupy S，Eschwege P，et al. 2003. Urodynamic testing predicts long-term urological complications following simultaneous pancreas-kidney transplantation. Clin Transplant，17：26-31.

Chen ZS，Meng FY，Chen XP，et al. 2009. Combined en bloc liver/pancreas transplantation in two different patients. World J Gastroenterol，15（20）：2552-2555.

Cook K，Sollinger HW，Warner T，et al. 1983. Pancreaticocystomy：An alternative method for exocrine drainage of segmental pancreatic allografts. Transplantation，35：634-636.

Deylgat B，Topal H，Meurisse N，et al. 2012. Gastric outlet obstruction by a donor aortic tube after en bloc liver pancreas transplantation：A case report. Transplant Proc，44（9）：2888-2892.

Ding J，Guo CC，Li CN，et al. 2003. Postoperative endoscopic surveillance of human living-donor small bowel transplantations. World J Gastroenterol，9：595-598.

GrantD，Abu-Elmagd K，Reyeson J，et al. 2005. 2003 report of the intestine transplant registry：A new era has dawned. Ann Surg，241（4）：607-613.

Gruessner AC，Sutherland DER. 2005. Pancreas transplant outcomes for United States（US）and non-US cases as reported to the United Network for Organ Sharing（UNOS）and the International PancreasTransplant Registry（IPTR）as of June 2004 . Clin Transplant，19：433-455.

Guaraldi G，Cocchi S，De Ruvo N，et al. 2004. Outcome，incidence，and timing of infections in small bowel/multivisceral transplanta-tion . Transplant Proc，36：383-385.

Henn C，Kapellen T，Prenzel F，et al. 2014. Combined heterotopic liver-pancreas transplantation as a curative treatment for liver cirrhosis and diabetes mellitus in cystic fibrosis. Pediatr Transplant，18（1）：E6-E9.

Kato T. 2002. Intestinal and multivisceral transplantation. World J Surg，26：226.

Kato T，Ruiz P，Thompson JF，et al. 2002. Intestinal and multivisceral transplantation. World J Surg，26：226-237.

Kelly WD，Lillehei RC，Merkel FK，et al. 1967.Allotransplantation of the pancreas and duodenum along with the kidney in diabetic nephropathy. Surgery，61：827 - 837.

Kornberg A，Kupper B，Barthel E，et al. 2009. Combined en-bloc liver-pancreas transplantation in patients with liver cirrhosis and insulin-dependent type 2 diabetes mellitus. Transplantation，87（4）：542-545.

Linde P，Boog PJ，Baranski AG，et al. 2006. Pancreas transplantation：Advantages of both enteric and bladder drainage combined in a two-step approach. Clin Transplant，20：253-257.

Lodge JP. 1997. Alternative techniques for arterialization in multivisceral grafting. Transplant Proc，29：1850.

Mekeel KL，Langham MJ，Gonzalez-Perralta R，et al. 2007. Combined en bloc liver pancreas transplantation for children with CF. Liver Transpl，13（3）：406-409.

Moon JI，Tzakis AG. 2004. Intestinal and multivisceral transplantation . Yonsei Med J，45：1101-1106.

Pirenne J，Deloose K，Coosemans W，et al. 2004. Combined 'en bloc' liver and pancreas transplantation in patients with liver disease and type 1 diabetes mellitus. Am J Transplant，4（11）：1921-1927.

Quigley EM. 1996. Small intestinal transplantation：Reflections on an evolving approach to intestinal failure. Gastroenterology，110：2009 - 2011.

Starzl TE. 1989. Transplantation of multiple abdominal visera. JAMA，261：1449.

Tzakis AG. 1990. Upper-abdominal exenteration in transplantation for extensive malignancies of upper abdomen：An update. Transplantation，51：727.

Tzakis AG，Tryphonopoulos P，Kato T，et al. 2003. Intestinal transplant-tation：Advances in immunosuppre-ssion and surgical techniques . Transplant Proc，35：1925-1926.

第十二章　脾移植手术

目前对于脾功能的研究十分有限，随着人们对脾功能的深入了解，尤其是脾在免疫学方面研究的不断深入，在条件允许的情况下，尽量行脾保留手术，已成为全球外科医师的共识，脾移植是保留脾功能的主要方式。

早期脾移植主要用于器官移植技术的学习，研究移植器官及血管的变化。因对脾功能的认识不全面，20世纪60年代开始少量脾移植的研究和临床应用。20世纪70年代临床研究发现脾切除术后患者出现对感染的易感性增加，即脾切除术后凶险性感染（overwhelming post splenectomy infection，OPSI），当时认为脾移植是预防OPSI的重要方法，因此，临床开始了以自体脾组织移植为先导的脾移植研究。

我国很多医院已经广泛开展了自体脾组织移植和同种异体脾移植，而前者已成为临床常规术式，同种异体脾移植又分为带血管脾移植、脾组织薄片移植和脾细胞输注移植。1989年夏穗生教授与姜洪池教授实施了世界首例部分脾移植手术，移植脾功能维持约1.5年，该手术具有以下意义：部分脾切除后，断面不会发生出血或坏死后继发性出血；移植部分脾后可产生足够的凝血因子Ⅷ；为减体积脾移植和劈裂式脾移植奠定了实践和技术基础。

第一节　自体脾组织片大网膜内移植术

脾具有抗肿瘤、合成凝血因子Ⅷ及多种免疫球蛋白的功能，在感染免疫中起重要作用。鉴于脾切除术后感染概率较其他腹部清洁手术高，严重者可发生OPSI，人们尝试对外伤性脾破裂患者实施保脾手术，如脾修补术、脾部分切除术、脾动脉栓塞或结扎，但半数脾破裂患者因出血量大或脾蒂损伤需行全脾切除术，为避免OPSI的发生，自体脾组织移植应运而生。20世纪80年代Chattejee等将大鼠、兔的脾组织片移植至皮下、肌肉、网膜等获得满意疗效。我国自1984年起对该手术方式进行系统研究，获得肯定效果。目前自体脾组织网膜移植作为全脾切除术后弥补脾功能的有效方法已得到普遍认同。自体带血管脾移植术后脾立即得到血供，移植脾可迅速生长，但其手术难度大、术后并发症多而无法得到广泛运用。下面以自体脾组织移植为例讲述该手术的临床运用要点。

一、适应证

明确脾外伤程度，符合脾切除标准是实施该手术的前提，自体脾组织移植主要适用于以下情况。

1. 严重的脾破裂。

2. 多处深且大的脾破裂，无法行脾缝合、修补或部分切除术者。

3. 脾门撕裂，脾蒂血管离断，发生紧急大出血者。

4. 脾蒂血管损伤合并脾上部损伤者。

5. 外伤性迟发型脾破裂，但部分脾组织尚有活力者。

6. 闭合性腹外伤，无空腔脏器破裂者。

二、禁忌证

1. 合并严重的脑、胸等处的联合外伤。

2. 有腹腔内污染或空腔脏器破裂者。

3. 凝血机制异常或病理性脾。

三、术前准备

当脾破裂须紧急手术时，应在术前准备的同时防治失血性休克，使手术在最短的时间内施行。严重脾破裂的患者，由于大量内出血，多伴有失血性休克，需大量快速输血，必要时可行动脉加压输血，并备充足的血。同时应注意其他脏器的多发性损伤，并给予处理。术前应做胃肠减压，以免胃膨胀，妨碍显露。还应给予足量抗生素，以预防感染。当术前准备基本完成，手术器械备齐后，应在抗休克治疗下，尽早手术止血，不应等待休克纠正。

四、麻醉

持续硬脊膜外麻醉、全身麻醉均可，对于老年患者及病情较重者，可同时气管内插管辅助全身麻醉。术中要注意监测血压、心率变化，充分供氧，维持血压平稳，给予充分补液，维持足够尿量。

五、手术步骤

实行自体脾组织移植患者多为外伤性脾破裂，脾手术切除过程同急诊脾切除术，其后步骤如下。

1. 将切下的破裂的脾连同血管钳放置在盛有 4℃平衡液的容器内（平衡液 1000ml 内加入肝素 12 500U，庆大霉素 12 万 U，青霉素 160 万 U）。

2. 提起血管钳，连同脾门的脾组织一起剪除，放尽脾内的积血。以冷平衡液冲洗脾。用解剖剪将包膜剪开，沿包膜游离脾，切取 1/3 以上的健康脾组织，将其切成（2～4cm）×2cm×0.4cm 的若干脾组织片（图 12-1），放于配好的 4℃溶液中进行漂洗。

3. 展开大网膜，术者用无齿镊提起大网膜前叶，剪一小孔，将已制备好的脾组织块逐一置入大网膜内，使其平铺于血运丰富的位置。各脾片以圆针固定，以防脱落或重叠。最后平展大网膜，关腹。

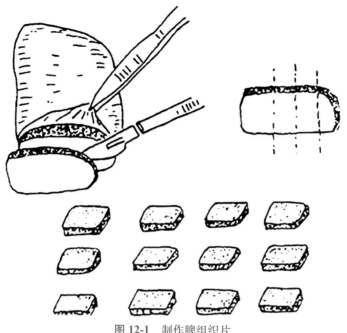

图 12-1　制作脾组织片

国外学者也有在脾切除后将其切割分为几大块，将脾实质面置于孔径为 0.2cm 的特制摩擦器上，轻轻加压摩擦，得到标准颗粒组织。然后用汤匙将脾组织颗粒薄薄一层平铺在大网膜上，最后卷起大网膜，使之与网膜有充分的接触。

六、术中要点、难点及对策

1. 移植脾组织块大小应占全脾的 1/3 左右，如为脾组织颗粒则应为原脾的 50% ~ 80%。

2. 脾片大小要适度，过大、太厚不易成活。

3. 移植的脾片应不含有脾包膜，以利于脾组织产生的激素物质进入血液循环。

4. 将脾组织片植于大网膜两层之间，易于早期建立血运和移植物存活（图 12-2）。

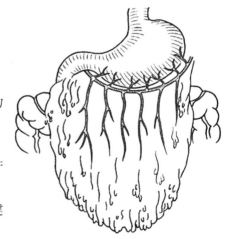

图 12-2　大网膜包裹脾组织

243

第二节　同种异体带血管的脾移植术

同种异体脾移植适用于治疗先天性疾病和终末期肿瘤，其手术方式包括同种异体脾组织移植和同种异体带血管脾移植。脾组织移植第一节已论及，在此不再赘述。完整的脾是脾动脉和脾静脉组成的血液滤过装置，在此基础上脾才能发挥其清除颗粒抗原和提呈抗原的功能。随着活体肝移植的发展，姜洪池等将活体肝移植技术运用于同种异体脾移植，取得较为满意的疗效。

一、适应证

1. 重症血友病甲，缺乏抗血友病球蛋白即第凝血因子Ⅷ活性部分。
2. 免疫缺陷性疾病，如先天性免疫缺陷症、丙种球蛋白缺陷病。
3. 类脂质沉积症（戈谢病及尼曼－皮克病）。
4. 放射病。
5. 晚期恶性肿瘤作为抑制治疗。
6. 多器官联合移植。

重症血友病是同种异体脾移植的主要适应证，但如何延长移植脾的有功能存活期是目前急需解决的问题。

二、禁忌证

1. 血清中HIV阳性。
2. 脑、心、肺功能严重减退。
3. 不可控制的心理变态。
4. 未控制的全身感染。
5. 严重精神发育迟滞。
6. 其他脏器功能衰竭，如肝衰竭伴明显黄疸、腹水及门静脉高压、食管静脉曲张、大出血者。

三、术前准备

全面检查，确保无手术禁忌。术前胃肠减压，留置尿管，尽量行胃肠道准备。器官移植常规准备，如备无菌生理盐水冰块、器官移植灌洗液、血管吻合器械、灌洗管等。

四、麻醉

全身麻醉及连续硬膜外麻醉，平卧位。

五、手术步骤及难点与要点

如为尸体脾应先灌洗再切取。活体供者先切取脾，后灌洗降温，手术过程中应注意保护脾，远离脾门游离脾动、静脉。灌洗过程中以9.8kPa压力下低温灌洗至脾静脉流出液体清亮为止，放入两层无菌袋中备用。受体手术过程如下。

1.手术切口根据脾移植种类及移植脾部位而定。如移植脾在左侧髂窝，可取左腹直肌切口延伸至耻骨结节上3～4cm，向左外横断部分腹直肌使切口呈"L"形。如移植脾在右髂窝，可先经左肋缘下斜切口取脾，再经右下腹斜切口移植至右髂窝（图12-3）。

2.脾切除过程大致同脾切除。

3.以右下腹切口为例，右半结肠推向内侧，经腹膜后间隙到达下腔静脉，显露髂总动、静脉并选取质量较好的血管段进行游离。注意结扎淋巴管，避免淋巴瘘。

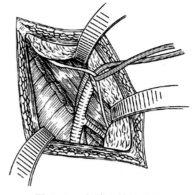

图 12-3　右髂血管的显露

4.取出移植脾，以纱布包裹，露出脾门血管，并以适量冰屑保温。将移植脾放于髂窝处，使脾静脉在前，脾动脉在后。

5.脾静脉与髂总静脉行端-侧吻合。以沙氏钳钳夹部分预先游离的髂总静脉壁，根据脾静脉大小在髂总静脉剪去椭圆形静脉壁，以 3-0 尼龙线连续吻合后壁及前壁（图12-4）。

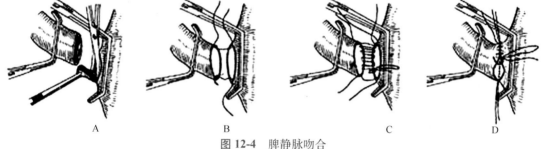

图 12-4　脾静脉吻合

A.椭圆形切除髂总（外）静脉壁；B.两角定点悬吊；C.连续外翻缝合后壁；D.同法缝合前壁

245

以无损伤钳夹闭髂总动脉近心端，结扎远心端。根据移植脾动脉大小剪去髂总动脉上椭圆形动脉壁，以 5-0 尼龙线吻合，先吻合内侧，后翻转移植脾吻合外侧。

吻合完成后先开放静脉，再开放动脉，可见脾颜色迅速变红，并逐渐饱满。吻合过程中应注意髂血管的修剪，使其与吻合血管口径一致，同时避开髂静脉瓣。吻合完毕前用肝素水冲洗管腔，吻合完成后注意观察动、静脉血流情况，尤其是脾动脉（图12-5）。

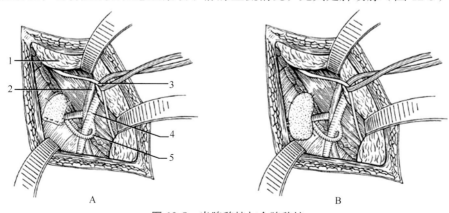

图 12-5　半脾移植与全脾移植

1.腹膜；2.髂总静脉；3.输尿管；4.髂总动脉；5.髂内动脉

6. 仔细止血，必要时固定脾数针，放置引流管后关腹。

六、术后处理

1. 持续抗凝治疗，72 小时后改用低分子右旋糖酐 500ml/d。
2. 应用抗生素预防感染，定期检测血尿常规和肝肾功能。
3. 凝血因子缺乏患者术后继续输新鲜全血或 AHG 补充外源性因子Ⅷ，监测因子Ⅷ。
4. 常规应用环孢素、硫唑嘌呤及泼尼松等抑制剂抗排斥反应。
5. 应用 B 超监测移植脾存活情况。

第三节　同种脾细胞移植要点、难点及对策

　　脾细胞移植又称脾细胞输注，主要用于治疗先天性血友病甲及晚期肝癌。其原理是利用脾细胞的造血、抗感染、抗肿瘤及免疫调节和分泌功能。临床上脾细胞移植已在晚期肝癌及严重血友病治疗中取得一定效果，如能攻克排斥反应，该治疗方法将成为最简单安全有效的移植方式。

一、脾细胞悬液的制备

　　可取人胎脾细胞和成年脾细胞为原料，人胎脾细胞因纤维组织少，其制备方法相对简单，下面主要讲述成年脾细胞悬液的制备，其主要分为剪碎离心法、组织捣碎法和研磨法。

　　1. 剪碎离心法　将脾组织剪碎成薄片，悬浮于生理盐水中，通过筛网过滤、离心后得到脾细胞。该方法因脾组织利用率低，容易污染，目前已淘汰。

　　2. 组织捣碎法　脾切取后经脾动脉低温灌洗，去除脾门组织及脾包膜，将剩余脾组织剪成 0.5cm 大小组织块，同冰屑以 2∶1 比例混合后放入捣碎罐中，以 2500r/min 捣碎 5 分钟，将匀浆以枸橼酸葡萄糖溶液稀释，筛网过滤 2 次后制得脾细胞悬液。该方法减少污染，制作时间短，获得脾细胞较多。

　　3. 研磨法　在捣碎法上加以改进，将脾组织与冰屑混合后以研磨法分离脾细胞，相比捣碎法，其操作简单快捷，组织利用率高，是目前常用的方法。

二、细胞计数及活力测定

　　采用常规血细胞计数法计算脾细胞数量。根据活细胞和死细胞对染色剂的不同反应，一般以锥虫蓝拒染法检测细胞活力。

三、脾细胞的保存

脾细胞悬液保存时间短，一般以枸橼酸葡萄糖液于4℃保存，不宜超过6～8小时。

四、脾细胞输注数量、次数及途径

目前尚无确切标准计算移植脾细胞的数目，理论上临床治疗应＞10^9个细胞，特别是晚期肿瘤患者，细胞数越多越好。陈知水教授在治疗中最高用量达880亿。国内学者祁岩超研究表明，使用胎脾细胞移植时，隔日输注一次，最多可输注30次。临床常用的有腹腔注射、浅表静脉注射、肝内移植法等，可根据病情需要选择输注方式，目前尚无定论。

五、脾细胞移植后并发症

1. 排斥反应　是移植术后限制移植物存活时间的主要因素，而脾细胞移植后排斥反应诊断困难，又无典型或严重表现，如大剂量使用免疫抑制剂费用较高，且毒副作用明显。因此，目前不主张长期大剂量使用免疫抑制剂，仅于移植时使用地塞米松或氢化可的松3天。

2. 过敏反应　主要表现为发热、寒战、皮肤潮红或丘疹等，予以皮质激素后可明显缓解，如过敏反应严重应立即停止输注脾细胞。

（万赤丹）

参 考 文 献

陈知水，夏穗生. 1996. 脾移植术的解剖学基础及临床操作体会. 临床外科杂志，（2）：59-60.

姜洪池. 2010. 脾移植现状及展望. 中国实用外科杂志，（5）：261-263.

姜洪池，吴业权，夏穗生. 1994. 脾移植的现状与展望. 中国实用外科杂志，（12）：745-746，763.

姜洪池，朱化强. 1994. 脾移植的进展与前景. 器官移植，12：745.

刘慎微，刘乐欢，姜汉英，等. 1995. 同种脾细胞输注治疗血友病甲. 中华器官移植杂志，16（2）：19.

乔海泉，姜洪池，代文杰，等. 1999. 脾移植术后并发症预防及处理. 临床外科杂志，（6）：355-356.

张铁民，姜洪池，乔海泉，等. 2003. 亲属供脾脾移植治疗血友病甲的围手术期处理. 中国普通外科杂志，（10）：772-774.

朱燕辉，赵振伟，易石坚，等. 2009. 自体脾泥移植治疗创伤性脾破裂. 中国普通外科杂志，（7）：772-773.

第十三章　胰腺移植手术

胰腺移植是指将带有血管并有活力的胰腺全部或节段体尾部移植给另一个体，使受者获得其缺乏的胰腺内分泌功能。成功的胰腺移植能维持正常的糖代谢功能并可以阻止或逆转糖尿病血管并发症的进展，胰肾联合移植则能同时治疗糖尿病及糖尿病性肾衰竭。胰肾联合移植分为两种：肾移植后胰腺移植（pancreas after kidney transplantation，PAK），指亲属肾移植或尸体肾移植一段时间后施行胰腺移植；胰肾同期移植（simultaneous pancreas and kidney transplantation，SPK），指同期植入来自同一供者的胰腺和肾。供肾植入左侧髂窝，手术步骤同单纯肾移植。供胰植入右下腹腔，供胰腹腔干和肠系膜上动脉连同腹主动脉片与髂总动脉或髂外动脉端－侧吻合，供胰门静脉与髂总静脉或髂外静脉端－侧吻合。胰液引流方式主要有胰液肠引流术式、胰液膀胱引流术式两种，胰管阻塞术式现极少应用。

第一节　胰腺移植手术的适应证和禁忌证

一、适应证

1. 1 型糖尿病伴终末期肾衰竭已在透析者，或血清肌酐达 300 ~ 500 μmol/L 的透析前期患者。

2. 1 型糖尿病患者已行肾移植后，如移植肾功能良好，应在移植肾出现继发糖尿病肾病病变的临床表现前施行二期胰腺移植。

3. 2 型糖尿病伴终末期肾衰竭。由于 2 型糖尿病同时存在胰岛素抵抗和胰岛素相对不足，理论上，功能完全正常的胰腺能克服 2 型糖尿病的胰岛素抵抗；临床上，2 型糖尿病患者接受胰肾联合移植术后，受者和移植物的存活率与 1 型糖尿病组无明显差异。因此，血清 C 肽浓度下降、需用胰岛素的 2 型糖尿病患者，如伴有肾衰竭（进展期糖尿病肾病或依赖于透析治疗，血肌酐＞ 265 μmol/L）、没有或轻微冠心病、无糖尿病血管并发症（如截肢）等，也是胰肾联合移植的适应证。

4. 需用胰岛素才能有效控制血糖的移植后糖尿病并发肾衰竭。

二、禁忌证

（一）绝对禁忌证

1. 恶性肿瘤未治疗或治愈后未满 2 年者。

2. 全身活动性感染（包括结核病）。

3. 6 个月内曾发作心肌梗死。

4. 难治性心力衰竭或左心室射血分数 < 40%。

5. 冠状动脉造影提示冠状动脉严重狭窄，需放置支架或行冠状动脉旁路移植者。

6. 肝炎活动期（尤其是伴有肝功能损害）。

7. AIDS 活动期。

8. 各种进展期代谢性疾病（如高草酸尿症等）。

9. 消化性溃疡活动期。

10. 伴发其他重要脏器终末期疾病，如肺、肝衰竭等；或一般情况差，不能耐受移植手术。

11. 伴有精神病或心理异常者，依从性差者。

12. 嗜烟者、酗酒者或吸毒者。

13. 严重周围血管病变或进行性周围肢端坏死、卧床不起。

14. 严重胃肠免疫病、不能服用免疫抑制剂者。

如有下列情况应视为胰液膀胱引流术式的禁忌证：

1. 未治愈的尿道感染。

2. 下尿道狭窄。

3. 糖尿病晚期损害引起的神经性膀胱排尿功能障碍、膀胱挛缩或膀胱扩张，膀胱残余尿量测定 > 100ml。

（二）相对禁忌证

1. 年龄 < 18 岁或 > 60 岁。

2. 近期视网膜出血。

3. 有症状的脑血管病。

4. 过度肥胖（体重指数 > 30kg/m^2）。

5. 乙型肝炎表面抗原阳性或丙型肝炎抗体阳性而肝功能正常者。

6. 癌前病变。

第二节 供体选择、获取与保护

一、胰腺供体选择

与肾移植、肝移植不同，糖尿病患者不宜作为胰腺供者。由于普通人群糖尿病发病率较高，糖尿病发病与遗传、年龄、肥胖等因素有关。因此，胰腺供者的选择比其他器官供者更为严格。

（一）胰腺捐献者应符合下列条件

1. 捐献者身份明确，无民事、刑事及医疗纠纷等，符合器官捐献的基本条件。

2. 无高血压、糖尿病史。

3. 年龄　国外胰腺供者年龄一般不超过 50 岁。鉴于国内每年胰腺移植例数不多，不存在胰腺短缺问题，建议选择 40 岁以下人群作为胰腺供者。

4. 体重指数＜ 25kg/m²。

5. 无胰腺外伤史。

6. 血淀粉酶、脂肪酶正常。

7. 血流动力学和氧合状态相对稳定，实质器官功能评估符合肾脏捐献者要求。

8. 糖化血红蛋白（HbA1c）正常（4.27% ~ 6.07%）。潜在器官捐献者可能出现血糖升高，血糖是诊断糖尿病的标准，但空腹血糖容易受到进食和糖代谢等相关因素的影响，而 HbA1c 测试通常可以稳定可靠地反映出检测前 120 天内的平均血糖水平，且受抽血时间、是否空腹、是否使用胰岛素等因素干扰不大。因此，HbA1c 升高提示供者患有糖尿病或糖耐量异常，不宜捐献胰腺。

（二）有下列情况者不宜作为胰腺供者

1. 有明确糖尿病。

2. 严重高血压。

3. 慢性胰腺炎　B 超检查简便易行、经济实用，有助于胰腺疾病的诊断，是目前公认的检查胰腺疾病的有效首选方法。B 超显示胰腺形态及实质回声的异常改变、较明显的扩张胰管（＞3mm）或胰管不规则、胰腺结石和（或）胰内钙化灶、较明显的胰腺囊肿，基本可诊断为慢性胰腺炎。

4. 恶性肿瘤（未转移的皮肤基底细胞癌、脑胶质瘤者除外）。

5. 未治愈的严重全身性细菌、病毒或真菌感染。

6. HIV 阳性。

7. 活动期梅毒。

二、供胰质量评估

目前，还没有心脏死亡器官捐献供胰评估标准。正常胰腺长 15 ~ 20 cm，呈淡黄色，头部扁平，体尾部略呈三菱形，质地较肾略软。获取胰腺后需仔细观察胰腺大小、形态、颜色和质地，灌注是否充分，有无淤血或外伤。供胰能否用于移植，需考虑以下因素。

1. 胰腺局部或弥漫性肿大、胰周脂肪变性或包裹性积液提示急性胰腺炎。胰腺周围粘连，胰腺被膜增厚或见斑片状钙化灶，胰腺质地坚硬或呈结节状，触及结石或囊肿，均提示慢性胰腺炎。如有以上征象，胰腺不宜用于移植。

2. 如果肉眼难以判断胰腺是否正常，可在胰腺体尾部取小块胰腺组织，行冰冻快速切片检查有无病理改变，协助判定是否适合用于移植。

3. 供胰热缺血时间应＜10分钟，冷缺血时间＜12小时。

三、供胰获取

（一）无心跳供者供胰切取术

采用原位灌注腹部多器官整块切取法，整块切取肝、全胰、十二指肠、脾、双肾及部分小肠。

1. 在供者心搏停止前给予全身肝素化，充分准备好各种手术器械和器官灌注保存液。

2. 腹部大"十"字形切口，进入腹腔后，将小肠推向上方，在脐下水平面切开后腹膜，在双侧髂总动脉分叉处近侧游离腹主动脉 3～4cm，用粗索线结扎腹主动脉远端，其近端绕套另一索线，在两索线间剪开腹主动脉前壁，插入一根带气囊与多侧孔的导管直至膈下。气囊充气后完全阻断主动脉腔，以 1～4℃ HCA 液或 HTK 保存液做重力灌洗，高度约1.0m，量约 2000ml，续灌 UW 液 1000ml。结扎插管处近端索线并固定灌洗管，随即用同法在动脉插管相同平面经下腔静脉插入大号硅胶引流管，排出血液和灌洗液。距胰腺颈部下缘 10cm 处游离缘小肠系膜根部，插入 16 号 Foley 导管或硅胶导管，结扎固定，灌注 1～4℃ HTK 液或 UW 液 2000～3000ml。

3. 切开降结肠后方腹膜和肾脂肪囊后，游离左肾及左输尿管，在髂血管平面切断，然后切开升结肠后方腹膜，游离右肾和右输尿管。游离完毕后，双肾仍放回原位。

4. 游离胰腺及十二指肠　切断脾胃韧带、胃结肠韧带，以脾为蒂提起胰尾，游离胰上缘至门静脉，避免损伤门静脉，再游离胰下缘至左肾上极。用棉索线结扎、离断十二指肠起始部。在肠系膜上静脉灌注管平面以下横断小肠系膜及肠系膜动、静脉，近 Treitz 韧带处用棉索线结扎、切断空肠，肠道两侧断端用碘伏消毒。

5. 最后分别于腹主动脉插管水平面以下和膈肌胸腔侧横断主动脉、下腔静脉，整块切取肝、胰带十二指肠、脾、双肾，放入盛有冷保存液和冰块的大盆中。剪开胆囊底部，用生理盐水灌洗胆囊和胆总管的同时，助手切取双侧髂血管。尽快将器官和备用血管放入充满 1～4℃ UW 液的三层无菌塑料袋内，装入有碎冰块的轻便保温箱中，尽快运送至受者手术室内。

6. 注意事项

（1）切开腹壁进入腹腔时，避免误伤胃肠道，防止胃肠内容物外溢污染腹腔。

（2）尽量缩短热缺血时间。

（3）肝脏和胰腺联合切取时，不可经门静脉插管，而且经肠系膜上静脉插管处不能太靠近胰腺下缘，以免损伤胰内的门静脉属支。

（4）游离供体器官时操作应准确迅速、轻柔，避免误伤、挤压、牵拉胰腺和肾脏，造成器官损伤或血管撕裂伤；输尿管需保留足够长度。

（5）术中宜尽量保留供肾及输尿管周围脂肪组织，避免在肾门区过分游离解剖。

（6）供胰应充分灌洗，但也要避免过度灌洗。

（二）脑死亡供者供胰切取术

供体为脑死亡有心跳者，准备步骤类似尸体多器官切取，但切取前需用有效维持呼吸及循环的各种方法，维持收缩压不低于 80mmHg。切取过程与尸体多器官切取基本相同，不同点是"先游离，后灌洗"。

1. 脑死亡供者依赖设备维持正常心肺功能和血液循环，采用腹部正中切口，上至剑突，下抵耻骨联合进入腹腔，首先探查肝、胃、十二指肠、小肠、胰腺及双肾等器官有无异常。

依次游离、结扎胃结肠韧带、脾胃韧带、脾结肠韧带，显露胰腺，沿十二指肠球部和供胰上缘仔细游离、结扎、离断胆总管，肝侧胆总管不予结扎，以便胆汁能自由流出。游离肝总动脉末端及肝固有动脉和胃十二指肠动脉起始处，并用红色软胶管标记，游离门静脉并用蓝色软胶管标记。游离腹主动脉、下腔静脉远段及肠系膜上静脉主干。

2. 将小肠推向右上腹，在骶骨前切开后腹膜，依次游离腹主动脉和下腔静脉远段，双侧输尿管、双肾、肝、脾、胰腺和十二指肠，除肠系膜上动脉和腹腔动脉外，结扎切断腹主动脉的其余分支。游离腹主动脉、肾静脉平面以下的下腔静脉远段及肠系膜上静脉主干。

3. 全身肝素化，粗索线结扎腹主动脉远心端，在结扎线上方剪开腹主动脉，插入改装的 22 号 Foley 气囊导管直至膈下，气囊充气（或生理盐水）阻断腹主动脉，结扎固定导尿管，灌注 1 ~ 4℃ HCA 液或 HTK 保存液做重力灌洗，高度约 1.0m，量约 2000ml，续灌 UW 液 1000ml。结扎插管处近端索线并固定灌洗管，随即用同法在动脉插管相同平面经下腔静脉插入大号硅胶引流管，排出血液和灌洗液。距胰腺颈部下缘 10cm 处游离缘小肠系膜根部，插入 16 号 Foley 导管或硅胶导管，结扎固定，灌注 1 ~ 4℃ HTK 液或 UW 液 2000 ~ 3000ml，灌注高度为 100 ~ 120cm。

4. 剪开胆囊底部，冲洗胆囊后，紧贴十二指肠上缘经胆总管插入 8 号硅胶管，用生理盐水或 UW 液 50 ~ 100ml 冲洗胆总管，避免冷藏状态下胆汁引起胆道黏膜自溶。

5. 于十二指肠起始处用粗索线结扎、切断，活力碘消毒，沿胃小弯游离肝胃韧带、肝左叶。在肠系膜上静脉灌注管平面以下用一大号血管钳钳夹、切断小肠系膜，近 Treitz 韧带处切断空肠，肠道断端用活力碘消毒。以脾为抓持物提起胰体尾部，充分游离至脊柱旁。切断肝镰状韧带、膈肌，游离肝脏，近右心房切断肝上下腔静脉、胸主动脉。在腹主动脉插管处以下横断腹主动脉和下腔静脉。助手双手托起双侧肾及输尿管向上翻，术者用中弯钳钳夹腹主动脉和下腔静脉，沿脊柱前缘向上锐性游离，将肝、胰、十二指肠、脾、双肾连同腹主动脉、下腔静脉一并切取，迅速置入盛有 1 ~ 4℃ UW 液的容器中。切取双侧髂血管。

6. 注意事项

（1）血流动力学不稳定的供者，需要采用心脏死亡供者切取器官的方法，即先原位灌注，在完全冷灌注下整块切取供肾和其他器官。

（2）注意有无变异的肝动脉。避免过多游离肝十二指肠韧带和肝动脉，以免肝动脉痉挛，引起术后肝功能紊乱。

（3）脑死亡供者若需同时切取其他多个器官，应先开始摘取心脏和肺，随即开始整块摘取肝、胰和肾。

四、供体胰腺的修整与保护

1. 切取和灌洗完成的器官置入无菌密封容器或三层塑料袋内，放入保温箱，保存温度为 0 ~ 4℃。尸体供胰、肾是整块切取，在移植前需分离，进一步修整。

2. 取出整块胰、脾、双肾、十二指肠和部分小肠等器官，浸泡在盛有 1 ~ 4℃ UW 液或仿细胞内液型器官保存液的消毒盆中，并加入无菌小冰块。如果供胰灌洗不充分，可施行补充灌洗。

3. 分离双肾，交给另一组医生修整。

4. 分离肝脏，确认并游离腹腔干和肠系膜上动脉起始部，游离腹腔干的分支肝总动脉、脾动脉起始部和胃左动脉。注意有无肝左叶的变异动脉直接发自腹主动脉、腹腔干或胃左动脉。游离肝总动脉主干和胃十二指肠动脉，距胃十二指肠动脉起始部 1cm 处分别横断肝总动脉和胃十二指肠动脉，将肝固有动脉连带的肝总动脉末段和胃十二指肠动脉起始部留给肝脏。靠近胰腺上缘游离、横断门静脉和胆总管，结扎胰侧胆总管。离断肝与胰腺之间的结缔组织后，将肝完全分离。

5. 修剪保留带腹腔动脉和肠系膜上动脉的腹主动脉袖片，结扎胃左动脉。

6. 仔细分离十二指肠起始段和远侧段，结扎胰侧小血管和结缔组织。将十二指肠内容物轻轻挤压向肠管远侧段，保留十二指肠节段 10 ~ 12cm，在胰腺钩突部横断十二指肠，肠管断面用活力碘消毒，去除多余肠管，用 Vicryl 4-0 可吸收线连续缝合关闭十二指肠节段两侧断端，亦可用闭合器离断十二指肠两端需去除的肠管，丝线间断缝合将肌层包埋。

7. 仔细结扎胰头部，尤其是肠系膜根部的结缔组织，以免术中、术后出血，发生淋巴瘘，尽可能去除胰体、尾周围脂肪组织，否则术后极易发生胰周脂肪组织坏死，引起胰周感染，甚至腹腔感染。最后切除脾脏。

8. 胰腺常与肝联合切取，按照肝移植优先的原则，一般将肝总动脉和门静脉大部分留给供肝，供胰血管则在修整时进行重建。供胰上缘门静脉与一段髂外静脉或髂总静脉端－端吻合，门静脉延长 2 ~ 3cm。在受者平卧时，髂外动脉的水平面高于髂外静脉，因此，延长后门静脉的总长度应略长于腹腔干。

9. 供胰动脉重建有以下两种情况。

（1）如肝固有动脉连带肝总动脉末段和胃十二指肠动脉起始部留给供肝（图 13-1），则将胃十二指肠动脉与肝总动脉残端用 7-0 线端－端吻合（图 13-1），如果长度不够，亦可在胃十二指肠动脉与肝总动脉之间间置一段口径相近的供体动脉；或将胃十二指肠动脉与胃左动脉用 7-0 线端－端吻合。如果分别结扎胃十二指肠动脉和肝总动脉残端，一般不影响胰头部血供，但在供胰十二指肠上动脉和十二指肠下动脉交通支缺如时（3% ~ 5%），可能导致胰头部血供障碍。

（2）如果将腹腔干连同肝总动脉留给肝脏，胰腺带有脾动脉和肠系膜上动脉（有腹主动脉袖片），处理方法如下。

1）在胰腺下缘结扎肠系膜上动脉远端，脾动脉与肠系膜上动脉端－侧吻合（图 13-2）。

2）用一段供体肠系膜上动脉分支或髂动脉"搭桥"，两端分别与脾动脉端－端吻合，与肠系膜上动脉端－侧吻合（图 13-3）。

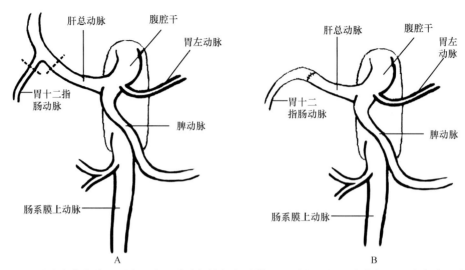

图 13-1 肝总动脉末端和胃十二指肠动脉起始部留给供肝，胃十二指肠动脉与肝总动脉端－端吻合

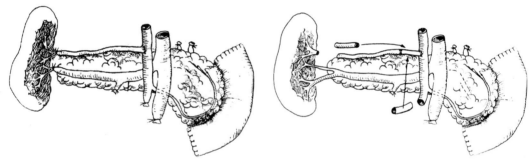

图 13-2 脾动脉与肠系膜上动脉端侧吻合　　　　**图 13-3** 脾动脉与肠系膜上动脉之间置供者动脉

254

3）用"Y"形髂血管的髂内和髂外动脉分别与脾动脉和肠系膜上动脉端－端吻合（图 13-4）。

4）用一段带有袖片的供者髂内动脉与脾动脉端－端吻合，其袖片与肠系膜上动脉带的腹主动脉袖片合并成大袖片（图 13-5）。

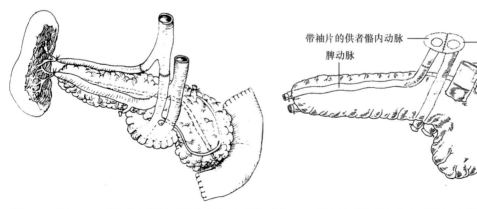

图 13-4 用"Y"形髂内和髂外动脉分别与脾动脉　　**图 13-5** 带有袖片的供者髂内动脉与脾动脉端－端吻合，
　　　　和肠系膜上动脉端－端吻合　　　　　　　　　　　其袖片与肠系膜上动脉带的腹主动脉袖片合并成大袖片

5）修整完毕，仍保存于 1 ~ 4℃的相应保存液中，以待植入受者体内。

第三节　胰腺移植术前准备

一、一般支持疗法

在等待移植期间，患者应进高维生素饮食，建议每日 25 ~ 30 kcal/kg，其中糖类 50%、蛋白质 20%（摄入量每日 1.3 ~ 1.5g/kg）、脂肪 30%。若有严重的消耗性并发症，如败血症，最好能进行肠道外营养治疗。及时纠正低蛋白血症，治疗贫血，对于严重的营养不良患者，可在透析过程中补充营养物质，如在血透时静脉内补充氨基酸、使用含氨基酸的腹透液等措施。重组人生长激素可以促进蛋白质合成代谢，有助于纠正负氮平衡状态。

二、加强血液透析，消除水、钠潴留

患者初入院时，首先加强宣教，嘱患者严格控制水、盐摄入，每天称体重，并酌情增加血液透析次数，使体重逐步下降。水、钠潴留消除后，患者一般情况可明显改善，心功能状态好转，高血压易于控制。

三、控制血糖

严格控制血糖可防止过度分解代谢，减少感染，改善胃麻痹和直立性低血压，降低心力衰竭和心肌梗死的发生率。因此，移植前应进行糖尿病饮食，严格控制血糖，胰岛素的需要量应个体化，根据血糖值进一步调整胰岛素用量，血糖控制的目标值是空腹血糖 7.1mmol/L（140mg/dl）、餐后血糖 11.1 mmol/L（200mg/dl）以下。

四、控制高血压，改善心功能

术前通常需将血压控制在 130 ~ 140/85mmHg 以下。绝大多数糖尿病肾病患者的高血压为容量依赖性，降压治疗最有效、最稳妥的方法是透析间期控制水、盐摄入，清除过多的细胞外液，保持理想的干体重。通过血液透析减少容量负荷，达到理想体重后血压可趋于正常，降压药可以减量或停用。降压治疗可酌情首选 ACEI 或血管紧张素受体拮抗剂、钙离子通道阻滞剂、α₁ 受体阻滞剂、第三代 β 受体阻滞剂（如卡维地洛降血压效果好，且不影响血糖）等，必要时可联合应用。

五、其他准备

1.术前日血液透析、晚上清洁灌肠。

255

2.术日备血，上胃管、导尿管。

3.术日复查血常规、血生化、血糖、血淀粉酶、胸片、心电图等。

4.术中备用药品、物品　甲泼尼龙、生长抑素或奥曲肽、低分子右旋糖酐、白蛋白、胃酸抑制剂、肝素、呋塞米、胰岛素、广谱抗生素、双 J 管等。

第四节　胰腺移植手术要点、难点及对策

一、麻醉与体位

气管内插管，全身麻醉。

体位取平卧位，可做桡动脉穿刺持续监测动脉压，放置中心静脉导管，监测中心静脉压，留置胃管、尿管，记录引流量和尿量。

二、胰腺植入手术步骤

（一）切口

双侧中下腹腹直肌旁切口或双侧右下腹"L"形切口。施行胰液空肠引流术式时，亦可仅做中下腹部正中切口，胰腺和肾均置于腹腔内。

（二）供肾植入

供肾植入左侧髂窝，供肾静脉与髂外静脉端-侧吻合，供肾动脉与髂内动脉端-端吻合或与髂外动脉端-侧吻合。输尿管重建方法同肾移植。

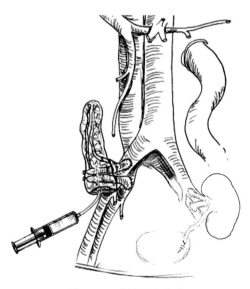

图 13-6　胰管阻塞术式

（三）供胰植入

胰腺一般植入右侧，在腹膜外或腹腔内显露、游离髂总动、静脉及髂外动、静脉上段，以备血管吻合。

1.胰管阻塞术式　在施行血管吻合前，在切断胰创面上找到主胰管开口，用一次性注射器吸入摇匀的化学黏合剂，如硅橡胶或 TH 胶 4 ~ 8ml 自胰管注入，并立即结扎胰管。应仔细检查胰腺断面，如有血管和小胰管残端，应予以结扎或缝扎。供胰植入腹膜外，胰尾向上方，脾静脉（或带门静脉袖片）与受者髂总静脉或髂外静脉端-侧吻合，脾动脉（或带腹腔干袖片）与受者髂总动脉或髂外动脉端-侧吻合（图 13-6）。

2. 胰液膀胱引流术式　移植胰植入腹膜外或腹腔内，将胰头部向下，先用 5-0 Prolene 线将带有肠系膜上动脉和腹腔干的腹主动脉袖片与髂总动脉或髂外动脉端 - 侧吻合，随即以 5-0 Prolene 线做移植胰门静脉与髂总静脉或髂外静脉端 - 侧吻合。在血管缝合最后两针前，用肝素生理盐水灌注血管腔内。吻合完毕后，先后开放静脉与动脉血供，可见胰腺与十二指肠逐渐恢复色泽。接着做供胰所带十二指肠断端的游离侧面与膀胱底部前侧壁双层吻合，吻合口长约 3cm，先做后壁外层间断缝合浆肌层，切开十二指肠和膀胱壁后做后壁内层的黏膜连续缝合，然后做前壁缝合，先行黏膜连续缝合，再做间断的浆肌层缝合加固（图 13-7）。亦可用环形吻合器吻合（图 13-8）。

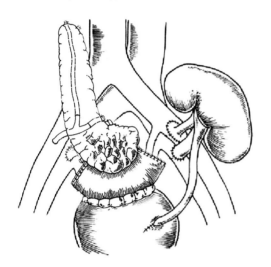

图 13-7　胰液膀胱引流术式

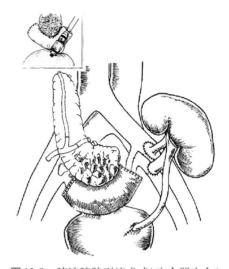

图 13-8　胰液膀胱引流术式（吻合器吻合）

3. 胰液空肠引流术式　移植物植入腹腔内，将胰头部向上，采用全胰带十二指肠节段与受者 Roux-en-Y 空肠做侧 - 侧吻合（图 13-9）或端 - 侧吻合（图 13-10）或端 - 端吻合（图 13-11）。

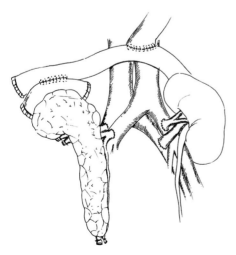

图 13-9　全胰带十二指肠节段与受者 Roux-
　　　　 en-Y 空肠侧 - 侧吻合

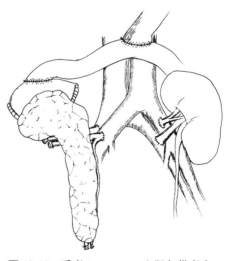

图 13-10　受者 Roux-en-Y 空肠与供者十二
　　　　　 指肠端 - 侧吻合

先按常规法做空肠 Roux-en-Y 术，然后切开移植物十二指肠的侧面 2～3cm，与受者 Roux-en-Y 空肠做侧－侧吻合，后壁用 Vicryl 4-0 可吸收线全层连续缝合，浆肌层丝线间断缝合，全壁黏膜层和浆肌层分别用 Vicryl 4-0 可吸收线连续缝合，浆肌层丝线间断缝合加固。也可将十二指肠或全胰带十二指肠瓣与 Roux-en-Y 空肠短袢端－侧吻合。笔者采用改良的胰液空肠引流术式，即移植胰腺十二指肠节段与受者空肠仅行侧－侧吻合，不做 Roux-en-Y 型吻合（图13-12）。带有肠系膜上动脉和腹腔干的腹主动脉袖片与髂总动脉端－侧吻合，移植胰门静脉不与髂总静脉或髂外静脉端－侧吻合，而与受者肠系膜上静脉端－侧吻合，即为移植胰静脉－门静脉回流术式（图13-13）。移植胰腺十二指肠节段与受者空肠也可用吻合器吻合（图13-14）。

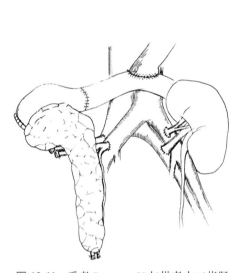

图 13-11　受者 Roux-en-Y 与供者十二指肠节段端－端吻合

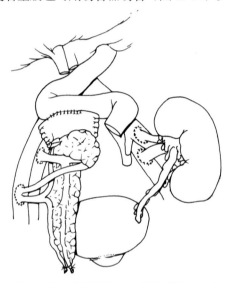

图 13-12　移植胰腺十二指肠节段与受者空肠仅行侧－侧吻合

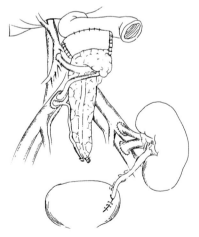

图 13-13　移植胰静脉－门静脉回流术式（1）

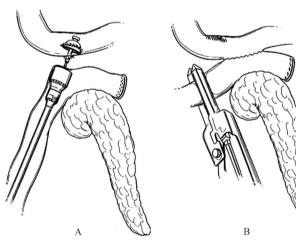

A　　　　　　　　　　　B

图 13-14　用吻合器吻合十二指肠与受者空肠

近年有学者报道，某些受者因血管插管或血管病变等因素左侧髂血管不宜做血管吻合，将胰腺、肾同时植入右侧腹腔，利用供者"Y"形髂血管的髂总动脉与受者右侧髂总动脉端－

侧吻合，"Y"形髂血管的髂外动脉穿过回肠系膜，与供胰动脉端－端吻合，"Y"形髂血管的髂内动脉与供肾动脉端－端吻合，供体延长之门静脉与肠系膜上静脉行端－侧吻合，供体十二指肠与受体空肠侧－侧吻合（图13-15）。

该术式的优点：①仅做腹部单切口，可减少创伤，缩短手术时间；②对于左侧存在严重髂血管病变或左侧移植肾功能丧失的患者，仍然可以施行胰肾联合移植术；③对于左侧血管无明显病变或病变较轻的受者，为将来再次肾移植保留了一侧髂血管。

Friedell 等常规采用胰腺、肾脏同侧移植法，但不应用供者髂血管搭桥，供胰血管和供肾血管分别与受者髂血管吻合（图13-16）。

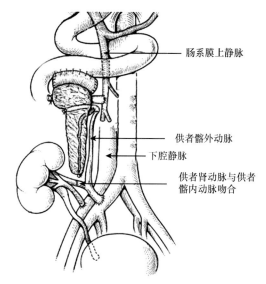
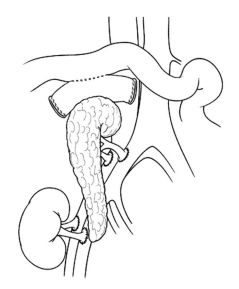

图 13-15　移植胰静脉－门静脉回流术式（2）

图 13-16　供胰和供肾植入右侧腹腔，供肾血管与髂外血管吻合、供胰血管与髂中动脉吻合

三、术中操作难点和要点

1. 肝和胰联合切取时，不可经门静脉插管，而且经肠系膜上静脉插管处不能太靠近胰腺下缘，以免损伤胰内的门静脉属支。

2. 器官切取时务必切取双侧髂血管，供胰修整时重建胰血管用。否则将增加移植胰血管吻合时的难度，甚至可能导致移植失败或放弃胰肾联合移植。

3. 供胰修整时，沿十二指肠球部和供胰上缘仔细游离、结扎胆总管，注意有无肝右叶的变异支经过胰腺后面，避免损伤供肝侧胆总管周围营养血管。游离腹腔干和肝总动脉时注意有无变异的肝左动脉，可能发自胃左动脉或腹腔干。修整过程始终维持低温，修整动作应轻柔，避免挤压、拉扯胰腺。

4. 供者十二指肠节段保留 10 ~ 12cm，过长时术后易引起肠内容物淤滞，导致移植胰胰腺炎；过短可能影响十二指肠和胰头部血供，并发吻合口瘘或胰瘘。

5. 供胰血管重建前注意胰头方向，胰液肠引流术式时胰头朝向头侧，切不可将供胰的方向放错，否则必须做空肠 Roux-en-Y 吻合，将空肠短祥拖入盆腔内或临时改做胰液膀胱引流术式。

6. 血管开放前供胰应在低温保护下操作，避免在体内复温，即二次热缺血。

7. 当遇到受者动脉管腔内有粥样硬化斑块时，应予以清除。

8. 术中应保持血压平稳，开放移植胰血流前应纠正低血压，必要时术中适量输血。

9. 开放移植胰血流时，注意防止高血钾导致的心律失常。

10. 供胰恢复血流后，移植胰表面活动性出血缝扎止血。

11. 供胰十二指肠节段与受者上端空肠吻合处尽可能靠近 Treitz 韧带，但两者之间不能有张力。否则易发生肠梗阻或吻合口瘘。

12. 在移植胰血管吻合完毕恢复血供后，选择合适位置放置移植胰，避免血管扭曲或折叠。

13. 由于移植胰表面易渗出，且渗出液中含大量消化酶，手术过程中要严格止血。

14. 关腹前，胰周要放置多根引流管，并且术后保持通畅，防止胰腺周围积液、积血，术后并发感染。

第五节 术后监测与处理

一、术后监护

1. 患者术后置于监护病房，待麻醉苏醒、呼吸平稳、意识清楚，试脱机 1 ~ 2 小时，生命体征稳定后方可拔除气管插管，拔管前后注意吸痰，并鼓励患者咳出痰液，防止误吸。

2. 监测重要体征（血压、脉搏、体温、呼吸）、中心静脉压、血氧饱和度、心电图。

3. 观察、记录 24 小时出入水量、尿量。

4. 标明肾周和腹腔引流管，保持通畅，记录各引流物的性质及引流量。

二、术后实验室检查

1. 术后即刻检查血常规、血生化，以后每日 2 次；1 周后，每日 1 次。

2. 血糖 术后早期每 2 ~ 4 小时检测 1 次。恢复饮食后，检测三餐前空腹血糖、餐后 2 小时血糖。疑有排斥反应时，酌情增加检测次数。

3. 尿糖 三餐前及餐后 2 小时，必要时查尿酮。

4. 血、尿淀粉酶 术后 1 周内每日 4 次，以后每天 1 次。疑有排斥反应时，酌情增加检测次数。

5. 空肠造瘘管引流液淀粉酶 每日 1 ~ 2 次。

6. 凝血机制全套 1 周内每日 4 ~ 6 次，以后每日 1 ~ 2 次，最好能检测血栓弹力图。

7. 痰、尿、引流物酌情送一般细菌和真菌培养及药敏试验。

8. 彩色超声检查 定期检查，必要时随时检查，观察移植肾、移植胰血管阻力指数、有无积液或积血、血栓形成等。

9. 多排螺旋 CT　扫描速度快、分辨率高、无损伤，可明确移植胰组织水肿状况，胰腺周围有无积血、积液，利用数字化成像技术可进行移植物血管重建。根据术后病情酌情选择此项检查。

10. 服用环孢素或他克莫司 3 ～ 4 天后测定血药浓度，每周 1 ～ 2 次。

11. 术后第 3 ～ 4 周查空腹糖耐量试验、血清胰岛素和 C 肽释放试验。

三、术后一般处理

1. 维持水、电解质与酸碱平衡，尤其是胰液膀胱引流术式，应补充足量碳酸氢钠，防止胰液丢失引起的代谢性酸中毒。

2. 移植胰功能未恢复前应给予适量胰岛素，控制血糖水平。

3. 预防性应用广谱抗生素 3 ～ 5 天；血肌酐水平恢复正常和接近正常后，静脉注射更昔洛韦，250 mg/d，10 ～ 14 天，预防 CMV 感染。

4. 肾周引流管术后 48 ～ 72 小时拔除，胰周引流管术后 4 ～ 5 天后视引流量酌情拔除。

5. 抗凝治疗　参见术后并发症的预防与处理（四、胰血栓形成）。

6. 生长抑素的应用　参见术后并发症的预防与处理（二、移植胰胰腺炎）。

7. 术后第 3 ～ 4 天拔除胃管，第 5 ～ 6 天开始进半量流质饮食 2 ～ 3 天，全量流质 2 ～ 3 天，半量半流质 2 天，全量半流质 2 天，逐渐过渡到普通饮食，在此期间，要特别注意查血淀粉酶，适量补充氨基酸和脂肪乳剂。

8. 术后 5 ～ 7 天拔除导尿管后可开始下床活动。

261

第六节　免疫抑制方案

胰腺移植的免疫抑制治疗与肾移植基本相同。由于糖尿病病变的特殊性、移植胰排斥反应发生率和移植物失功率高，以及术后免疫抑制剂引起的副作用，如高血压、高脂血症和移植后糖尿病（PTDM）等因素，胰腺与胰肾联合移植术后免疫抑制剂的选择与应用比单纯肾移植更复杂。

一、常用抗体诱导治疗

由于胰腺是高免疫原性器官，易发生排斥反应。因此，胰腺和胰肾联合移植常需早期诱导治疗。用于诱导治疗的抗体分两大类：①清除 T 细胞的多克隆抗体，抗 T 细胞免疫球蛋白（ATG）；②不清除 T 细胞的单克隆抗体，即抗 CD52 单抗（阿伦单抗），抗 CD25 长效单抗（巴利昔单抗或达利珠单抗）。目前应用抗体诱导治疗的病例超过 80%，其中最常用的是兔抗 T 细胞免疫球蛋白（rATG），约占 50%，其次为巴利昔单抗，再次为阿伦单抗。

二、早期免疫抑制治疗方案

1. 巴利昔单抗 20mg，分别于术前 24 小时、术后第 4 天静脉注射，或达利珠单抗 50mg，分别于术前 24 小时、术后第 14 天静脉注射。

2. 术中用甲泼尼龙 500mg，术后第 1 ~ 2 天 250 ~ 500mg/d，以后 1 ~ 2mg/（kg·d）开始，逐渐递减，术后 1 周减至 20 ~ 30mg/d，术后 1 ~ 3 个月 5 ~ 10mg/d 维持。术后早期，血糖控制不理想时，肾上腺皮质激素的用量可以更低或短期停用。

3. 术中、术后第 1 天、第 2 天，静脉注射环磷酰胺 200mg/d，每天 1 次，术后第 3 天开始口服 MMF 1.5 ~ 2.0g/d，分 2 次服用。

4. 术后第 3 天开始口服他克莫司，0.05 ~ 0.1mg/（kg·d），与 MMF 合用时，术后 1 个月内，他克莫司血浓度维持在 8 ~ 10ng/ml，以后为 5 ~ 8ng/ml。环孢素口服起始剂量为 4 ~ 6mg/（kg·d），并根据环孢素血浓度调整用量。必须强调的是，环孢素吸收、代谢和排泄的个体内差异和个体间差异较大，应根据受者年龄、性别、体重及身体状况等，选择个体化免疫抑制治疗方案。

早期停用激素或小剂量激素维持：由于长期使用激素引起的肥胖、高血压、高脂血症及胰岛素抵抗、白内障、骨质疏松症、骨无菌性坏死等副作用是影响移植物长期存活的危险因素，胰腺与胰肾联合移植后减少激素的用量或撤除激素尤为重要。

三、维持治疗

最常用的维持治疗方案为皮质激素、MMF、他克莫司三联用药。20 世纪 80 ~ 90 年代中期，几乎所有胰肾联合移植受者均应用环孢素。他克莫司问世后，由于其疗效优于环孢素，越来越多的移植中心在胰肾联合移植后常规使用他克莫司 +MMF 方案。他克莫司用于胰肾同期移植的优势在于：①免疫抑制作用强，排斥反应发生率低；②能降低移植后血栓形成发生率；③具有拟激素样作用，可减少激素用量或停用激素，有利于预防移植后糖尿病。因此，他克莫司和 MMF 联合应用使胰腺移植术后早期不用抗 T 细胞制剂诱导、远期撤除激素成为可能，是目前胰腺移植术后最受青睐的免疫抑制方案，尤其是肾移植后胰腺移植和单纯胰腺移植。

第七节　术后常见并发症的预防与处理

由于糖尿病合并尿毒症患者的易感性及全身血管病变、手术创伤大、移植胰腺外分泌处理的难点、术后应用较强免疫抑制剂等因素，胰肾联合移植术后的外科并发症明显高于肾、肝、心等脏器移植。外科并发症是胰肾联合移植失败的主要原因。因此，提高胰肾联合移植的成功率，关键在于预防术后早期与胰腺外分泌相关并发症，避免移植后再次手术。

一、术后出血

术后腹腔内出血的主要原因为术中止血不彻底、抗凝治疗过量、移植胰胰腺炎和局部感染等。出血可发生在移植胰、胰膀胱吻合口、十二指肠节段和血管吻合口等部位。

预防术后腹腔内出血应注意：①术中精心操作，仔细止血；②术后抗凝治疗应严密监测凝血机制、血凝流变学指标，并及时调整抗凝用药方案；③加强抗感治疗。并发腹腔内出血时，应立即调整或停用抗凝剂，及时输血，控制高血压。为防止血栓形成，一般不主张使用止血药，但凝血功能异常时，可适量输入冷沉淀、凝血酶原复合物、血小板或新鲜血浆等，及时纠正凝血功能紊乱。如出血量大或经输血等保守治疗无效，应急诊手术探查，及时处理。

二、移植胰胰腺炎

胰腺炎是术后最常见的并发症之一，主要与手术损伤、缺血再灌注损伤、肠液或尿液反流、排斥反应、感染、进食不当等因素有关。多为水肿性，但也可发展为出血、坏死以致移植胰丧失。临床表现为移植部位腹壁区疼痛、腹胀、压痛，血、尿淀粉酶显著升高。如果高水平的血淀粉酶突然下降，要警惕移植胰大面积坏死或并发移植胰血栓形成，及时做移植胰影像学检查。预防方法在于胰腺切取时采用无损伤技术，缩短缺血时间，应用UW保存液，保持胰周引流通畅。

治疗：①胃肠减压；②移植术后禁食，采用全胃肠外营养，进食后限制蛋白和脂肪饮食；③选用胰外分泌抑制剂如生长抑素持续静脉注射，6mg/d，5~7天；或奥曲肽，皮下注射0.1mg，1次/6小时，5~7天；④治疗腹腔感染；⑤怀疑坏死性胰腺炎时，应及早手术，清除移植胰及周围坏死组织并充分引流。

三、胰漏与胰瘘

供胰修剪时胰腺实质的损伤、植入胰胰腺炎、排斥反应、血供障碍导致的胰腺组织或十二指肠残端坏死、移植胰周围感染、输出道狭窄或梗阻均可引起胰漏，胰漏局限后形成假性胰腺囊肿或胰瘘。胰漏发生后，受者应禁食，给予静脉内营养及胰液分泌抑制剂，并及时引流移植胰周围积液，积极控制局部感染，留置Foley导尿管，以减少瘘口流量。如胰周引流通畅，一般几周后胰漏大多可自行闭合。长期不愈者，应做瘘道或膀胱造影详细了解瘘口的位置，做瘘道的根治性切除，并做瘘口修补。

四、移植胰血栓形成

移植胰血栓形成是胰腺移植术后严重并发症，是术后早期移植胰丧失的主要原因之一。其发生率在不同移植中心的差异较大。

引起移植胰血栓形成的原因如下所述。

1. 糖尿病患者因血小板功能亢进，许多凝血因子升高，内源性抗凝物质减少，而处于高凝状态。

2. 胰腺是血供低压力区，加上脾切除后，脾动脉血流量减少约 10%，其残端结扎后，血流易于淤滞。

3. 胰腺缺血和再灌注损伤激活凝血系统并消耗抗凝血酶Ⅲ（AT Ⅲ）。

4. 手术损伤加重胰组织水肿，进一步减少胰血流量。

5. 移植胰胰腺炎或排斥反应。

6. 吻合口狭窄，移植胰动脉、静脉扭曲或受压等外科因素。

有效防治胰腺移植血栓形成有利于提高移植胰存活率，但胰腺移植术后血栓形成和出血是一对矛盾。因此，是否需抗凝治疗尚有不同观点，有的移植中心常规抗凝，血栓形成发生率达 20% 左右，有的中心不抗凝，而血栓形成发生率仅 0.6% ~ 0.8%。最近有文献报道，应用血栓弹力图监测，仅 34% 胰腺移植受者需抗凝治疗。我国的供体条件较好，保存时间一般为 10 小时左右，需用抗凝治疗的比例可能更低。至于选用何种抗凝药，如何应用，是单一用药还是联合应用，则应根据情况采用个体化治疗方案，降低血栓形成率和抗凝治疗所致的出血发生率。

主要防治方法如下所述。

1. 肝素 300 ~ 500U/h，静脉注射，术后应用 5 ~ 10 天。有学者认为用低分子肝素更安全。

2. 术中静脉滴注 40% 低分子右旋糖酐 250ml，术后每天 250 ~ 500ml，共 7 ~ 10 天，然后改用阿司匹林 50 ~ 100mg/d、川芎嗪 150 ~ 300mg/d；国外不少移植中心常选用华法林，开始时 10 ~ 15mg/d，3 日后根据凝血酶原时间或凝血酶原活性来确定维持量，其用量为 2 ~ 10mg/d。

3. 一旦血栓形成，保守治疗难以奏效，如果血栓尚未完全堵塞血管，急诊行取栓术可使部分患者恢复移植胰功能。如血管完全栓塞，移植胰很快缺血坏死，应该尽快切除移植胰，如有新的供胰，应争取在切除移植胰腺后再行胰腺移植。

五、其他并发症

由于胰腺移植术后免疫抑制剂用量较大，且术后常并发胰腺炎、胰漏等，极易引起腹腔感染，导致胰周围积液、脓肿、腹膜炎等，严重感染也可导致移植胰丧失。胰液膀胱引流或空肠引流术式均可能发生吻合口瘘，可能与吻合技术、排斥反应、感染及胰酶激活有关。此外，还可并发肠梗阻（11%）、肠穿孔（2%）等。

第八节　临床效果评价

胰腺移植虽然与肝、心脏等肾外器官移植同时期应用于临床，但是，由于胰腺外分泌处理、移植胰腺排斥反应难以诊断的特殊性，以及受者糖尿病状态引起全身血管病变，胰腺移植在移植总数和移植效果上曾远远落后于肾、心脏和肝等器官移植。直至 20 世纪 90 年代中期，随着新型强效免疫抑制剂的临床应用、器官保存技术的改进和移植手术方式的日趋成熟，胰腺移植受者和移植胰腺的存活率均显著提高，胰腺移植跨入了肝移植、心脏移植的等同行列。胰腺移植的焦点问题已由外科技术的改进、并发症的防治转向如何提高受者和移植胰的长期存活、降低免疫学风险、免疫抑制剂的合理应用及防治术后感染等方面。

胰岛素剂型和注射方式的改进可获得良好的血糖控制，但为了避免低血糖引起的并发症，胰岛素治疗难以持续维持正常血糖水平。胰腺移植是目前治疗 1 型和部分 2 型糖尿病最有效的方法，成功的胰腺移植可以维持血糖在正常水平。胰腺移植的长期效果主要体现在提高生存质量，改善糖尿病血管病变，部分逆转或阻止糖尿病肾病、心脏疾病、脑血管和周围血管疾病等并发症的进一步发生发展。

一、胰腺移植受者的生存质量

糖尿病是一组由遗传和环境因素相互作用，因胰岛素分泌绝对或相对不足，以及细胞对胰岛素敏感性降低，引起糖、蛋白质、脂肪、水和电解质等一系列代谢紊乱的临床综合征。糖尿病病程长，病情控制不良易致残，甚至危及生命，严重影响人们的身心健康。糖尿病患者的躯体健康、躯体角色功能、躯体疼痛、总体健康、精力、社会功能、情绪角色功能、心理健康八个维度评分与生存质量总评分均低于正常人。多种因素导致糖尿病患者生存质量的全面下降，开始血液透析后达到极限程度。

胰腺移植手术成功后胰腺功能逐渐恢复正常，一般术后 1 ~ 2 周 C 肽恢复正常，并可停用胰岛素。胰肾联合移植的大部分患者肾功能表现为肌酐在 1 周内降至正常范围之内，停止透析。随着全身情况的逐渐恢复，患者出院时自我感觉良好，战胜多年顽疾后对未来的生活充满憧憬。

成功的胰腺移植能维持正常的糖代谢功能，并可以阻止或逆转糖尿病血管并发症的进展，胰肾联合移植则能同时治疗糖尿病及糖尿病性肾衰竭，可明显延长患者存活率。已列入肾移植等待名单，但依然透析的糖尿病患者，平均生存时间为 8 年，而接受肾移植者为 22 年。透析 4 年的糖尿病患者死亡率为 40%，接受胰肾联合移植的患者 4 年死亡率仅为 10%。

胰腺移植不仅延长了糖尿病患者的生命，还提高了其生活质量。一般在术后 2 ~ 3 年后随访、再次测评，胰腺移植，尤其是胰肾联合移植对于糖尿病患者的躯体健康、躯体角色功能、躯体疼痛、总体健康、精力、情绪角色功能、社会功能、心理健康八个维度均有显著改善。甚至在除社会功能外，其他七个维度上评分类似于我国正常人群的生命质量。

值得注意的是，受者术后需终身维持免疫抑制治疗、定期检测、防治可能的并发症及药物本身的不良反应。由于胰腺移植不是抢救生命的必须治疗方法，因此，术前应当对长期胰岛素的治疗优势与移植手术可能的并发症、免疫抑制剂的毒副作用等进行利益／风险的综合评估。

二、胰腺移植对糖尿病并发症的影响

胰腺移植后可以生理性维持血糖瞬间正常水平，其长期效果为可明显改善或减缓糖尿病肾病、心脏疾病、周围血管疾病等并发症的进展。

（一）胰腺移植对糖尿病肾病的影响

糖尿病肾病是引起终末期肾衰竭最常见的原因之一，约有 30% 的 1 型及 20% 的 2 型糖尿病患者并发糖尿病肾病，一旦出现糖尿病肾病的临床症状，控制血糖可以延缓肾衰竭发生的速度，但并不能够阻止糖尿病肾病的发展。

胰腺移植后是否可以逆转糖尿病肾病引起的实质性病变？对未并发尿毒症的 1 型糖尿病患者施行单独胰腺移植，分别在移植前、移植后 5 年和移植后 10 年检测肾功能，并进行肾活检。随着胰腺移植后良好的血糖控制，移植后 5 年、10 年时，尿白蛋白逐渐下降至正常水平，肾功能改善，增厚的肾小球和肾小管基底膜，以及系膜体积分数都有不同程度的好转，但逆转肾小球病变一般需要血糖代谢恢复正常至少 5 年以上。

与单纯的肾移植（KTA）相比，接受胰肾联合移植的患者，由于血糖代谢的持续改善，10 年死亡率明显降低。对于年龄 < 50 岁、并发糖尿病肾病的患者实施胰肾同期联合移植，其糖尿病肾病的改善效果明显优于接受血液透析和单独肾移植的患者。成功的胰肾联合移植完全可以避免移植肾发生糖尿病肾病，术后定期进行移植肾活检，光镜及电镜观察均未见肾小球基底膜增厚等早期糖尿病肾病的特征性形态学改变。

（二）胰腺移植防治糖尿病神经病变

终末期糖尿病患者大多伴有进行性的多发神经病变。外周神经病变包括感觉异常、感觉减退、肌肉无力和肌肉痉挛；自主神经功能障碍包括胃肠功能紊乱、性功能障碍、多汗和心血管功能障碍等。一般采用测量神经传导速度、感觉和运动神经的分布范围来研究外周神经病变的程度。无论是单纯胰腺移植还是胰肾联合移植，都可明显改善糖尿病神经病变。但胰腺移植术后早期神经病变依然存在，只是部分好转，长期的周围神经病变往往较难逆转，需要很长时间才能恢复。如果在神经病变早期进行移植，疗效较为明显。糖尿病肾病患者如果只接受单纯肾移植，受者糖尿病神经病变将继续发展，只有成功的胰肾联合移植患者才出现稳定持续的神经病变的改善。

胰腺移植也可明显改善糖尿病自主神经病变引起的内脏功能紊乱。接受胰肾联合移植的患者，术后 1 年毛细血管对体位的反应、Valsalva 比率、胃动电流描记、全胃肠道症状评分明显优于接受单纯肾移植的患者，说明胰肾联合移植可显著改善糖尿病自主神经病变，使心功能、毛细血管收缩功能和胃肠功能得以恢复。

（三）胰腺移植对糖尿病心脏病变的影响

心血管事件包括心肌梗死、心律失常及不明原因的心脏意外，是糖尿病合并尿毒症患者的主要死亡原因。糖尿病引发的心脏疾病主要是冠状动脉疾病、自主神经病变和糖尿病心肌病。糖尿病并发心脏疾病，特别是易发生充血性心力衰竭的情况，实施胰肾联合移植可明显改善心功能和自主神经病变，降低急性心肌梗死、急性肺水肿和高血压的发生率，以及心血管疾病的死亡率。

在血压正常、无症状、合并肾衰竭的糖尿病患者中，术前普遍存在心脏功能障碍，其中 30% 的患者伴有舒张期功能障碍。一般来说，胰腺移植可以明显改善糖尿病患者的心力衰竭或心肌缺血情况，左心室舒张期各种功能指标可逐渐恢复到正常范围，舒张期功能障碍得以逆转，左心射血分数显著升高；对伴有高血压的情况，实施胰肾联合移植后血压明显降低，急性心力衰竭和心肌梗死的发生率也随之降低，因而提高受者存活率。

（四）胰腺移植防治糖尿病血管病变

胰腺移植对大血管病变的改善作用并不明显。有研究提示，糖尿病患者接受胰肾联合移植或单纯肾移植后，大血管病变仍然不断发展。虽然胰肾联合移植后患者的糖基化血红蛋白和三酰甘油明显低于单纯肾移植患者，但只能降低大血管疾病发生的危险因素，不能阻止大血管疾病的进一步发展。接受胰肾联合移植者较单纯肾移植者外周血管疾病的发生率有所降低，但对改善外周血管病变的作用亦不显著。

血管疾病的发生与多种因素有关，动脉粥样硬化斑块通常由动脉壁的局部因素引起，这些因素在大血管疾病的发生中起重要作用。研究发现，胰腺移植后患者血糖控制在正常范围，血压和血脂亦有一定改善，可以减少动脉硬化的危险因素、改善血管内皮细胞的功能障碍和防止动脉内膜增厚。但随着受者年龄增长、免疫抑制剂的动脉血管副作用，可能会掩盖胰腺移植对血管的改善作用。

胰腺移植对糖尿病微血管病变有明显的改善作用。通常采用测量皮肤的营养状况和血流量来反映糖尿病微血管病变的情况。与单纯肾移植患者相比，接受胰肾联合移植的患者，其微血管的反应性及对温度的调节能力明显好转，同时毛细血管内的氧张力、再次氧合时间、红细胞的流动速度和皮肤温度均得以改善。

（五）胰腺移植防治糖尿病视网膜病变

约 2/3 的 2 型糖尿病患者在 10 年内发生不同程度的糖尿病视网膜病变。目前关于胰腺移植后视网膜病变的研究结果存在一些差异。有报道称，胰肾联合移植和单纯肾移植 2 年后视网膜病变及视力变化无明显差异，而且视网膜病变继续发展，视力进一步减退。另有研究者在胰腺移植后 3 ~ 5 年后观察患者视网膜病变，其中 32% 的患者视力有了明显改善，46% 的患者玻璃体积血的次数明显减少、出血程度也显著减轻。因此，胰腺移植是否能改善糖尿病视网膜病变取决于病变的程度，处于早期的视网膜病变，胰腺移植才有改善作用；而对于较重的视网膜病变，胰腺移植的改善作用可能有限，而且需要很长时间才能在一定程度上改善；对不可逆的视网膜病变，胰腺移植将无济于事。

三、常见胰腺移植类型术后疗效比较

单独胰腺移植（PTA）、肾移植后胰腺移植（PAK）和胰肾同期移植（SPK）三种不同类型的胰腺移植对患者预后的影响和移植的效果不尽相同。对于不伴尿毒症的 1 型糖尿病患者，虽然胰腺移植可以恢复糖代谢而维持正常的血糖水平，从而减轻甚至逆转糖尿病的肾损伤，但是，PTA 后免疫抑制剂的肾毒性使移植后肾脏的损伤情况复杂化，部分患者移植若干年后因慢性肾衰竭需接受肾移植。此外，PTA 后缺乏有效的免疫学监测手段，排斥反应的发生率较高，移植胰长期存活率明显低于 SPK。

近年来，术后早期选择安全性较高的生物制剂（rATG、抗 CD25 单抗等）诱导，应用高选择性强效免疫抑制剂如 MMF 和他克莫司，以及首选胰液膀胱引流术式，使免疫学因素导致的移植胰失功显著减少，大大提高了移植胰的存活率，PTA 后移植胰 1 年存活率达 80%～90%，取得了与 SPK 同等的效果。美国明尼苏达大学施行的亲属活体胰腺移植，患者和移植胰 1 年存活率均为 100%，移植胰年存活率为 83%，5 年存活率为 69%，移植效果显著。

对于 1 型糖尿病和部分 2 型糖尿病患者，可选择 PTA 或 PAK。如果仅施行 PTA，既不能改善心血管和外周血管病变，也不能防止移植肾发生糖尿肾病，患者 10 年生存率比非糖尿病者低。

PAK 和 SPK 各有利弊。尽管 PAK 时在肾移植后应用免疫抑制剂使受者免疫反应性降低，但胰、肾来自不同供体，移植肾排斥征象不能作为胰腺排斥的标志，因而，移植胰存活率较同期移植低，而 SPK 可以一次纠正原发性糖尿病和继发性尿毒症；胰、肾可取自同一供体，抗原性单一，移植肾较移植胰易于发生排斥反应或肾排斥反应出现较早，且肾排斥反应易于观察、诊断，在治疗肾排斥反应的同时也可预防胰腺排斥反应，其移植效果明显好于 PAK。因此，目前绝大多数中心主张施行 SPK。SPK 约占 75%，PAK 占 18%，PTA 仅为 7%。

胰液引流方式主要有两种：空肠引流和膀胱引流。在欧美，空肠引流术式占胰腺移植的 80% 以上。两种术式各有利弊，空肠引流术式符合生理，但术后早期外科并发症发生率略高；膀胱引流术式术后早期外科并发症较少，但代谢性酸中毒、尿道感染等远期并发症发生率高，严重者需再次手术改为肠引流术式。UNOS 的资料显示，肠道引流是最常用的术式，在美国肠道引流术式 SPK 超过 85%。胰管处理方式对受者和移植胰总存活率无任何影响，胰液空肠引流术式的技术失败率已降至 10% 以下，非常接近膀胱引流术式（6%～8%）。

胰液空肠引流术式的胰腺移植，移植胰静脉血回流有体循环静脉回流和门静脉回流两种途径。理论上，门静脉回流途径是最理想的术式，具有三大优点：①可以避免移植胰体循环回流导致的高胰岛素血症和脂质代谢紊乱；②胰岛素直接进入肝脏，更有利于促进糖代谢，以免引起胰岛素抵抗；③由于移植胰的静脉血直接进入"免疫特惠器官"肝脏，可减少排斥反应的发生。但是，临床前瞻性研究显示，术后随访 8 年，体循环静脉和门静脉回流两种术式的糖代谢、脂代谢、受者和移植物的存活率、排斥反应和外科并发症发生率都没有显著差异。

（明长生）

参 考 文 献

刘永锋，郑树森 . 2014. 器官移植学（研究生）. 北京：人民卫生出版社，330-354.

罗鲜樟，明长生，宫念樵，等 . 2013. 胰肾联合移植术后外科并发症的临床分析 . 中华器官移植杂志，34：341.

明长生 . 2008. 终末期糖尿病肾病患者移植术前的评估与处理 . 中华器官移植杂志 . 29：47.

明长生 . 2009. 胰液空肠引流式胰、肾联合移植的手术技巧 . 国际外科学杂志，36：720.

明长生 . 2016. 中国胰腺移植诊疗指南（2016 版）. 中华器官移植杂志，37：627.

明长生，罗鲜樟，宫念樵，等 . 2012. 胰肾联合移植 53 例术后长期存活的临床观察 . 中华器官移植杂志，33：523.

Boggi U，Amoreseb G，Marchetti P. 2010. Surgical techniques for pancreas transplantation. Curr Opin Organ Transplant，15：102-111.

Fridell JA，Mangus RS，Mull AB，et al. 2011. Early reexploration forsuspected thrombosis after pancreas transplantation. Transplantation，91：902-907.

Fridell JA，Shah A，Milgrom ML，et al. 2004. Ipsilateral placement of simultaneous pancreas and kidney transplantation and kidney allografts. Transplantation，78：1074-1076.

Goodmana J，Becker YT. 2009. Pancreas surgical complications. Curr Opin Organ Transplant，14：85-89.

Gruessner AC. 2017. Simultaneous pancreas and kidney transplantation-Is it a treatment option for patients with type 2 diabetes mellitus? An analysis of the international pancreas transplant registry. Curr Diab Rep，17（6）：44.

Gruessner AC，Gruessner RW. 2016. Long-term outcome after pancreas transplantation：A registry analysis. Curr Opin Organ Transplant，21：377-385.

Gruessner AC，Gruessner RWG. 2016. Pancreas transplantation of US and non-US cases from 2005 to 2014 as reported to the United Network for Organ Sharing（UNOS）and the International Pancreas Transplant Registry（IPTR）. Rev Diabet Stud，13（1）：35-58.

Gruessner RWG，Sutherland DER，Kandaswamy R，et al. 2008. Over 500 solitary pancreas transplants in nonuremic patients with brittle diabetes mellitus. Transplantation，85：42-47.

Kelly WD，Lillehei RC，Merkel FK，et al. 1967. Allotransplantation of the pancreas and duodenum along with the kidney in diabetic nephropathy. Surgery，61：827-837.

Khubutia MS，Pinchuk AV，Dmitriev IV，et al. 2016. Surgical complications after simultaneous pancreas–kidney transplantation：A single-center experience. Asian Journal of Surgery，39：232-237.

Laftavi MR，Gruessner A，Gruessner R. 2017. Surgery of pancreas transplantation. Curr Opin Organ Transplant，22（4）：389-397.

Lam VWT，Pleass HCC，Hawthorne W，et al. 2010. Evolution of pancreas transplant surgeryans. ANZ J Surg，80：411-418.

Manrique A，Jiménez C，López RM，et al. 2009. Relaparotomy after pancreas transplantation-causes and outcomes. Transplant Proc，41：2472-2474.

Meirelles Júnior RF，Salvalaggio P，Pacheco-Silva A，et al. 2015. Pancreas transplantation-review. Einstein，13：305-309.

Nghiem DD. 2008. Ipsilateral portal enteric drained pancreas-kidney transplantation-a novel technique. Transplantation Proceedings，40（5）：1555-1556.

Nagai S，Powelson JA，Taber TE，et al. 2015. Allograft pancreatectomy：indications and outcomes. Am J Transplant，15：2456-2464.

Orlando G，Orlandoa，Stratta RJ，et al. 2011. Pancreas transplantation for type 2 diabetes mellitus. Curt Opin Organ Transplant，16：110-115.

Ramessur Chandran S，Kanellis J，Polkinghorne KR，et al. 2013. Early pancreas allograft thrombosis. Clinical Transplant，27（3）：410-416.

Rogers J，Farney AC，Orlando G，et al.2014. Pancreas transplantation with portal venous drainage with an emphasis on technical aspects. Clin Transplant，28（1）：16-26.

Sollinger HW，Odorico JS，Becker YT. 2009. One thousand simultaneous pancreas–kidney transplants at a single center with 22-year follow-up. Ann Surg，250：618-630.

Stratta RJ，Gruessner AC，Odorico JS，et al. 2016. Pancreas transplantation：an alarming crisis in confidence. Am J Transplant，16：2556-2562.

Stratta RJ，Fridell JA，Gruessner AC，et al. 2016. Pancreas transplantation：a decade of decline. Curr Opin Organ Transplant. 21（4）：386-392.

Troppmann C. 2010. Complications after pancreas transplantation. Curr Opin Organ Transplant，15（1）：112-118.

Woeste G，Moench C，Hauser IA，et al. 2010. Incidence and treatment of pancreatic fistula after simultaneous pancreas kidney transplantation. Transplant Proc，42（10）：4206-4208.

Young CJ. 2009. Are there still roles for exocrine bladder drainage and portal venous drainage for pancreatic allografts? Curr Opin Organ Transplant，14（1）：90-94.

第十四章　角膜移植手术

角膜移植手术是用透明的角膜片置换浑浊或有病变部分的角膜，以达到增视、治疗角膜疾病和改善外观的目的。

角膜移植手术分为板层角膜移植术、全层（穿透性）角膜移植术和角膜内皮移植术。成分角膜移植是近年来日益受关注的手术，"缺什么补什么"是一种精准治疗，可以最大限度地利用材料，同时最大限度地减少受体的损伤以减少并发症。

第一节　板层角膜移植术

板层角膜移植是角膜移植的主流手术，占角膜移植的 40% 左右，是一种部分厚度的角膜移植。近年来更多的学者认为，凡是能做板层角膜移植者尽量行板层角膜移植，因为穿透性角膜移植并发症较多，角膜移植排斥反应尤其内皮排斥反应，往往造成内皮功能失代偿，而使移植失败。随着深板层角膜移植技术的提高及飞秒激光在角膜移植手术中的应用，加之角膜共聚焦显微镜及眼前节光学相干断层扫描（OCT）的应用，角膜病变的深度更易判断，同时板层角膜移植的视觉质量提高，学者们更青睐板层角膜移植。未累及角膜内皮的病变尽可能考虑行板层角膜移植。谢立信等对真菌在角膜内生长方式的研究使得近年来对真菌性角膜缘的板层角膜移植开展得越来越广泛。凡是保守治疗效果不佳者，尽快行板层角膜移植，使得真菌性角膜炎治疗效果越来越好。

一、分类

1. 根据深度　可分为前板层及深板层角膜移植术。手术时切除角膜表层的病变组织，留底层组织作为移植床。深板层移植床通常很薄，甚至仅留后弹力层和内皮层。

2. 根据面积　可分为部分板层和全板层角膜移植。全板层角膜移植因包括角膜缘，术后排斥反应的可能性大大增加，因此，有学者认为，凡是有健康角膜缘者最好保留自体角膜缘，否则带角膜缘的全板层角膜移植如果用药不到位或机体排斥反应过重，绝大多数最终会因排斥反应而导致移植失败。

二、适应证

1. 凡角膜病变未侵犯角膜基质深层或后弹力层，而内皮生理功能健康或可复原者，均可行板层角膜移植术。包括各种原因引起的未累及后弹力层及内皮层的角膜浑浊及角膜病变，如各种炎症、肿瘤、外伤、先天异常、角膜变性。

2. 感染（病毒、细菌、真菌、阿米巴）所致药物等保守治疗不能控制的角膜炎或溃疡，但尚未累及后弹力层及内皮层。近年来真菌感染的板层角膜移植是一研究热点，尤其是谢立信等对真菌生长规律的研究，以及角膜共聚焦显微镜及眼前节 OCT 的应用，使医生更易判断角膜病变的深度，采用板层角膜移植的成功率大大提高。

3. 一些感染性角膜溃疡如真菌性角膜溃疡等导致的将要穿孔（如后弹力层膨出）或已经有的小穿孔，虽然经药物等保守治疗可得到有效控制，但一些溃疡迁延不愈或真菌性角膜炎病灶中央隆起且周围有浅沟难以愈合的患者，任其自然愈合会造成严重瘢痕及新生血管，也考虑板层角膜移植。

4. 一些条件差不能做穿透性角膜移植的角膜，为改良角膜条件先做板层移植。如各种化学伤、烧伤及毒性角膜病变，角膜干细胞缺陷，角膜大量新生血管，严重角膜表层血管化，角膜基质溶解及后遗症等，往往一次角膜移植不能成功，或不能完全去除病变或浑浊，需要一次或多次基质改良才能成功或行角膜穿透移植。

5. 圆锥角膜的板层角膜移植也是近年来越来越多学者开展研究的项目，尤其是飞秒激光的应用及深板层角膜移植技术的改良，使圆锥角膜板层角膜移植的视觉质量大大提高，也减少了圆锥角膜穿透移植的远期并发症。

三、禁忌证

1. 严重干眼。
2. 糖尿病血糖未控制。
3. 严重全角膜新生血管化且角膜缘缺陷仅做部分板层（不带角膜缘）角膜移植者。
4. 活动性眼表炎症或角膜炎，如活动性沙眼、急性结膜炎症期、泪囊炎、内翻倒睫。

四、术前准备

1. 常规眼部检查　如泪道冲洗、视力及矫正视力、泪膜破裂时间、眼压等。
2. 常规全身检查　如对高龄患者查血糖、心电图等。术前最好进行受体的传染病相关检查，如乙型肝炎、丙型肝炎、AIDS、梅毒等检测，以防止患者术后出现此类疾病造成纠纷。
3. 术前三天滴用抗生素眼液或手术当天频繁点用广谱抗生素滴眼剂。
4. 了解角膜厚度、病变累及角膜的范围及深度，有条件的中心可行角膜共聚焦显微镜及眼前节 OCT 检查。
5. 移植的植片除了需要有活性角膜缘的板层移植需要准备新鲜及角膜保存液短期保存

的角膜外，一般可采用冷冻干燥保存的角膜。

6. 如果病变较深，术中穿孔的风险较高，建议术前缩小瞳孔，降低眼压，最好准备可行穿透性角膜移植的材料备用。

五、手术过程

1. 表面麻醉，也可采用结膜下浸润麻醉、球周或球后麻醉，不易配合的患者如儿童等采用全身麻醉。

2. 开睑，1：2000 庆大霉素生理盐水或络合碘冲洗结膜囊，上下直肌牵引缝线并固定。

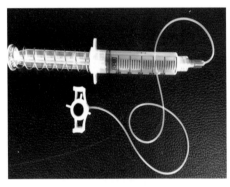

图 14-1 真空负压环钻

3. 除非为涉及角膜缘的板层，否则一般不打开结膜。选择适当大小的环钻环切至一定深度，如果要确保控制深度、减少风险，可采用负压环钻环切（图 14-1）。

4. 病变角膜剖切至透明植床。

5. 选用对应厚度的植片，植片直径较植床大 0.25 ～ 0.5mm。

6. 10-0 尼龙线间断或连续缝合。

7. 抗生素眼膏包眼。

六、术后监测与处理

1. 观察植片与植床的对合，植片与植床的层间有无积液、积血等。

2. 观察角膜移植排斥反应发生情况。

3. 观察原发病复发情况。

4. 非感染性角膜移植术后应用抗生素及激素 1 个月左右，再继续应用抗排斥药物如 1% 环孢素滴眼剂或他克莫司滴眼剂 3 ～ 6 个月；感染性角膜移植一般先应用抗生素，观察确定无复发后，再加用激素；如果是细菌感染，1 周内不复发可加用激素；棘阿米巴及真菌感染要观察 2 周以上不复发才可谨慎加用。

5. 板层角膜移植后一般 3 个月至半年左右拆线，如果部分缝线已松或缝线处有新生血管，则可随时拆除。

七、手术要点、难点及对策

1. 移植片与植床大小的契合　一般植片比植床大 0.25mm，植床直径＞ 8mm 时可考虑大 0.5mm；圆锥角膜移植手术时有术者建议等大，或根据角膜扩张情况适当减小植片，也有人认为可以与普通角膜移植手术相同。

2. 移植片与植床厚度的契合　术前可通过眼前节 OCT 判断厚度；术中根据实际厚度切

削植片。板层植片可采用自眼球上徒手法切削，可以自巩膜开始采用找准厚度层次撕开；也可在眼球或人工前房上（图 14-2，图 14-3）采用负压环钻控制切削深度，还有用飞秒激光定量切削深度。

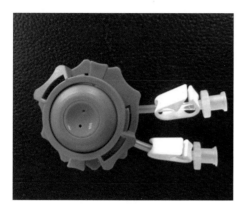

图 14-2　为一次性应用的人工前房

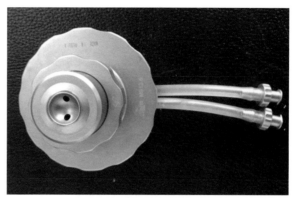

图 14-3　可重复消毒的人工前房

徒手取板层一般宁厚勿薄，如果厚可采用加深植床，或采用植片边缘后层适当修剪。同时，在缝合时适当调节进出针位置、深度，使植片与植床形成较好的契合，使术后快速上皮化，以减少并发症。

3. 深度判断　术前通过裂隙灯显微镜检查病变深度，也可应用共聚焦显微镜及眼前节 OCT 扫描了解病变深度。术中切除病灶至角膜完全透明，通过边缘深度测定厚度，或通过轻轻触碰残余角膜基床感受张力了解角膜残余厚度。

4. 如何将角膜病灶切除干净　术前通过裂隙灯显微镜检、共聚焦显微镜、眼前节 OCT 扫描了解深度以利于术中判断是否切削至相应深度。健康角膜基质剖切时两个界面挂

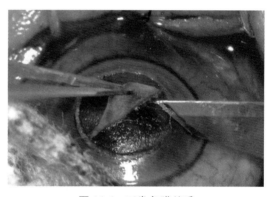

图 14-4　正常角膜基质

丝可完全认为已至正常角膜基质（图 14-4）；伴有前房积脓在术中无法判断深度时，可在术中剖切至一定深度时，前房穿刺放脓，以了解病灶是否累及全层。

5. 板层角膜移植缝线　一般要求缝合的跨度为切口边缘各 1mm，深度穿透角膜板层植片，结扎松紧度以刚好扎紧切口为宜。缝合时可用 10-0 或 11-0 尼龙线，根据术者熟练程度及患者角膜情况来决定连续缝合或间断缝合。光学性角膜移植建议连续缝合，一般先于 4 个象限间断缝合 4 针，待连续缝合完成预结扎后再拆除间断缝线，调整连续缝线松紧结扎，并将线结埋入角膜基质。治疗性角膜移植，植片接近角膜缘，尤其是角膜有新生血管时只能采用间断缝合，间断缝合根据植片大小调整间距。一般直径为 6 ~ 7mm，缝合宜为 8 针；如直径为 7 ~ 8mm，缝合宜在 12 针；如直径在 8mm 以上，缝合宜为 16 针左右。

有条件或有经验的术者也可采用生物胶黏合板层角膜，不缝合或仅在 4 个象限间断缝合 4 针。术毕戴绷带型角膜接触镜。

6. 深板层角膜移植如何剖切至后弹力层　可采用分层剖切的方法，在深层剖切时两个界面的挂丝如果突然减少表明接近后弹力层。在残余角膜基质较少时，为减少角膜穿孔的风险，可向基质上滴低渗盐水如注射用水，可使基质暂时变厚，便于手术操作，以利于将角膜基质与后弹力层分开。

同时也有较多专家介绍深板层角膜移植的方法，在去除前部基质后，在基质与后弹力层之间通过注射水、黏弹剂、气体等将两层分开，再采用放射状分开后弹力层前基质，然后自切口边缘分别剪除。

7. 植片准备　板层角膜植片可在眼球上徒手取得（图 14-5），也可在眼球或人工前房上用环钻或负压环钻钻取一定深度后，剖切板层或用分离器（图 14-6）或薄型虹膜恢复器钝性分离取得。如果保存的眼球眼压较低影响剖切，可自视神经向眼内玻璃体注气或注水以维持眼压，用纱布环绕眼球以固定眼球及维持眼压，也可用飞秒激光取得板层角膜（图 14-7）。

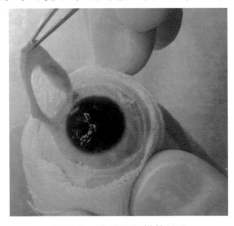

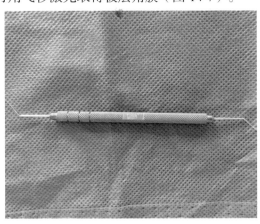

图 14-5　徒手取得供体植片　　　　　　　　图 14-6　板层分离器

没有同种异体角膜供体时，还可应用对应厚度的人工生物角膜。目前已有市售的脱细胞角膜基质，这种材料为标准化生产，去除了细胞及其抗原成分，可常温保存，随时可以获得，可解决板层角膜急需的问题（图 14-8 为已获国家批准上市的脱细胞角膜基质产品）。

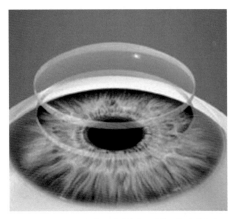

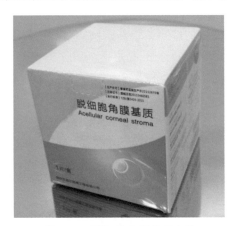

图 14-7　飞秒激光制作板层角膜示意图　　　　图 14-8　脱细胞角膜基质产品

8.涉及角膜缘的板层角膜移植　剪开结膜，止血后暴露角膜缘，去除病灶。如为蚕食性角膜溃疡，进行缘的病灶一定要切干净，后弹力层暴露的病灶一定要小心剥离，尽量减少穿孔。一旦穿孔，可行双板层角膜移植，最好不要做角膜缘的穿透性角膜移植，因为排斥反应发生率很高，同时可能发生虹膜周边前粘连、继发青光眼及角膜内皮功能障碍等（图14-9）。

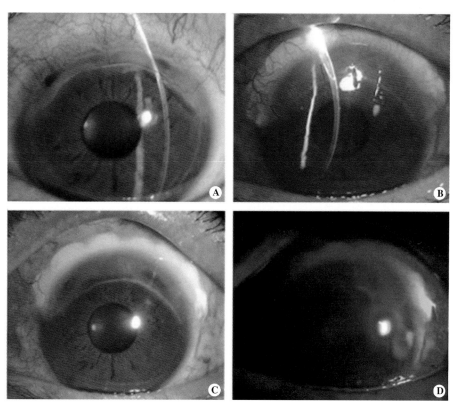

图 14-9　角膜边缘变性部分区域后弹力层膨出，移植后角膜缘重建良好

八、常见的并发症与处理

1.植片感染

（1）原因：术前未掌握好适应证、禁忌证，抗生素应用不到位，术中未注意无菌操作，植片污染，缝线松动未处理，植片融解。

（2）处理：细菌培养＋药敏试验，根据药敏试验结果应用抗生素；也可经验性全身局部应用广谱抗生素；此时局部应用抗生素应频点，控制病情后再根据药物的半衰期用药。治疗无效时，去除植片，继续抗感染治疗；如果感染控制，可以继续移植；如果病灶较浅，可不继续移植植片，任病灶上皮化。如果病灶深，不能明确感染是否控制或是真菌感染，可先行结膜瓣遮盖术，待感染控制后再考虑是否继续行角膜移植。

2.排斥反应　部分板层移植较少见排斥反应，一般为上皮或基质排斥反应：局部充血、新生血管、上皮排斥线、基质浸润或浑浊水肿等。可局部应用抗排斥反应药物，如激素、环孢素、他克莫司等滴眼剂，严重者全身应用，一般用药 3 ~ 6 个月。如果是带角膜缘的板层角膜移植，容易发生角膜移植排斥反应，术后应强化抗排斥反应治疗，时间在 1 年以上，高危患者应用抗排斥药物可达 2 年。发生排斥反应时，全身、局部应用激素，长期用药可选环孢素、他克莫司局部或全身应用。

3. 缝线脱落　可能是缝合打结过松的问题，也可能是植片溶解，或是新生血管长入时缝线变松。

4. 术中角膜穿孔　术中发现小穿孔可换位置剥离板层。小的穿孔如 3mm 以下，术毕前房自动形成，层间无积液，可不做特殊处理；如前房不良或渗漏明显，可前房注气；较大的穿孔，如没有活性内皮材料，可应用保存的带后弹力层的角膜修补；大的穿孔，需改为穿透性角膜移植。

5. 层间积液、积血或异物存留（图 14-10，图 14-11）　术中尽量采用不掉絮的物品擦血，认真冲洗层间。术后积水及积血较少，可加压包扎；较多，可以放液或冲洗层间，有角膜植床穿孔、双前房者，立即修补穿孔或改为穿透性角膜移植。

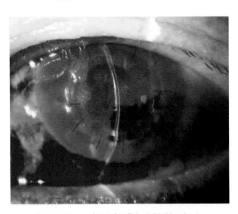

图 14-10　术后角膜板层层间积血

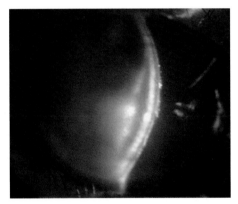

图 14-11　术后角膜板层层间积液

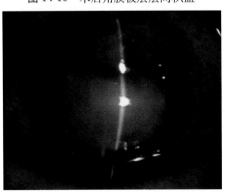

图 14-12　角膜植片部分溶解

6. 植片溶解（图 14-12）或脱落　发生后首先寻找原因，如感染复发或新发感染、缝线过早松脱、双前房植片较长时间浸润水中、角膜无知觉、严重干眼、糖尿病、严重排斥反应、植片难以上皮化，也可能是植片本身的原因，如植片质量问题或保存不当、人工生物角膜质量问题等。

治疗：控制感染及抗炎，如为感染性或不能排除感染，可在应用抗生素的同时应用非甾体抗炎药、环孢素及他克莫司等；如为非感染性，应积极应用激素或加大浓度及点药次数，同时应用生长因子及全身应用维生素促进修复。松动的缝线小心拆除，还可加用绷带性角膜接触镜。如溶解已经上皮化暂不做特殊处理，如较深应再次移植。

7. 移植区新生血管　可能是炎症反应、排斥反应、缝线反应、角膜缘缺陷等原因，应根据情况处理，包括减轻炎症反应、应用抗排斥反应药物、适当早拆线等。

8. 术后视力不良 植片或层间浑浊、层间不平、角膜散光等。

九、临床效果评价

1. 视力评价 治疗性一般不评价视力，以达到治疗目的，角膜上皮化完全，如为角膜缘移植，角膜缘重建好，角膜上皮修复好，翼状胬肉或假性翼状胬肉不复发；屈光性角膜移植要考虑视力预后，若植片透明、大小及厚度匹配，缝线松紧合适，层间光滑无异物残留，视力可能恢复好，一般手术达到接近后弹力层的深板层视力好，视力不佳可配镜、戴 RGP 角膜接触镜或行激光角膜屈光手术。

2. 植片评价 板层角膜移植一般植片成活好。如果是严重烧伤的全角膜新生血管化合并干眼可能会导致严重排斥、新生血管重生等，严重者角膜上皮修复不良及角膜移植片融解（图 14-13）。

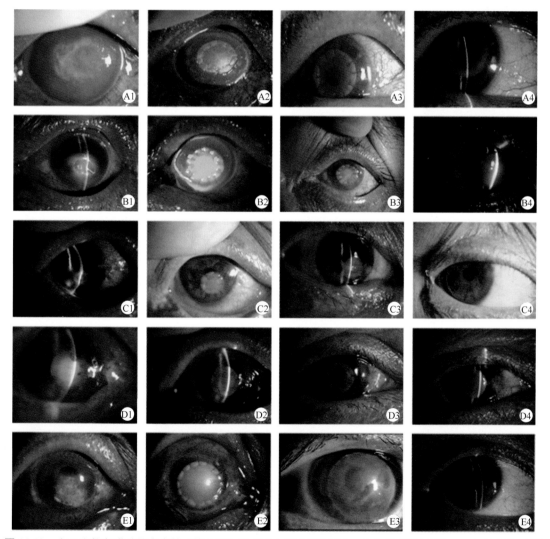

图 14-13 人工生物角膜移植术术前（第 1 列）及术后 1 周（第 2 列）、1 个月（第 3 列）、6 个月（第 4 列）

第二节　穿透性角膜移植术

穿透性角膜移植术是以全层透明角膜代替全层浑浊或病变角膜的方法。适应证按其手术目的可分为光学性、治疗性、成型性、美容性等。各种原因所致的角膜全层浑浊或内皮细胞衰竭均可行穿透性角膜移植。

一、适应证

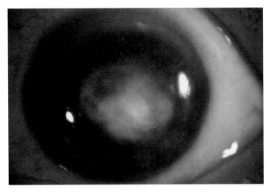

图 14-14　穿透性角膜移植术前，累及全层的角膜
白斑

1.各种原因所致的角膜浑浊　包括先天性或后天性角膜浑浊、角膜变性或营养不良（图 14-14）。

2.感染（病毒、细菌、真菌、阿米巴）所致药物不能控制的角膜炎或溃疡。

3.圆锥角膜（变性期）。

4.角膜血染。

5.严重的角膜外伤、撕裂伤、化学伤。

6.后弹力层膨出、角膜瘘。

7.角膜内皮功能失代偿、角膜大疱性病变。

未累及角膜内皮的病变尽可能考虑行板层角膜移植，单纯角膜内皮病变可行角膜内皮移植，全层病变可选择穿透性角膜移植。

二、禁忌证

1.严重干眼。

2.糖尿病血糖未控制。

3.严重角膜全新生血管化做穿透角膜移植。

三、术前准备

一般检查及处理同内眼手术。

1.控制原发病病情。

2.患者术前 3 天抗生素滴眼液滴眼或当天频点。

3.角膜供体准备，穿透性角膜移植和角膜内皮移植要求内皮细胞计数在 3000/mm^2 以上。

4.穿透性角膜移植术前 1 小时 1% 毛果芸香碱滴眼 2 次缩瞳及降低眼压。

5.感染性角膜病做病原学检查。

6.怀疑干眼者尤其是化学烧伤应排除干眼，一般检查泪膜破裂时间，并做泪液分泌试验。

四、手术要点

1. 局部麻醉（球旁或球后麻醉、眼轮匝肌局部麻醉） 不太配合的患者可行全身麻醉。

2. 开睑 上、下直肌牵引缝线固定。

3. 根据角膜病变范围选择环钻，去除病变角膜。

4. 钻取移植片 一般比植床大 0.25mm。

5. 固定植片 10-0 尼龙缝线间断或连续缝合固定。

6. 重建前房 穿透性角膜移植从植片缘注入生理盐水或消毒空气，重建前房。

7. 散光检查 有条件者可使用角膜散光盘在显微镜下调整缝线松紧度（图 14-15）。

8. 术毕结膜下注射庆大霉素 2 万 U、地塞米松 2.5mg，抗生素眼膏包双眼。

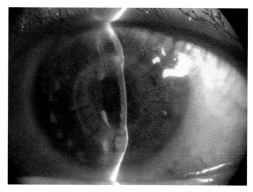

图 14-15 穿透性角膜移植术后 10 天，角膜植片透明

五、术后监测及处理

1. 术后每天换药，双眼包扎 2 ~ 3 天。

2. 抗生素的应用视病情而定，一般全身用药 1 ~ 3 天，局部抗生素应用 2 ~ 4 周。

3. 根据病情全身及局部应用糖皮质激素并逐渐减量。

4. 针对原发病的不同感染继续使用有效的抗感染药物。

5. 每日裂隙灯显微镜观察术眼充血，缝线，植片透明度、厚度，前房，瞳孔及眼压。

6. 防治排斥反应 除激素外，局部及全身还可应用环孢素、他克莫司等。

7. 拆线 穿透性角膜移植间断缝线可在术后半年至 1 年拆线，部分缝线松脱或新生血管长入缝线可提早拆线；连续缝线可在 1 年以上拆线。

六、手术要点、难点及对策

1. 眼压控制 控制不良时，术中突然切开前房时容易发生虹膜不断脱出（反复恢复虹膜易造成虹膜色素脱失、虹膜损伤引起瞳孔散大或变形、前房积血、眼内感染机会增加等）、眼内容物脱出、暴发性脉络膜出血、视力丧失、术后黄斑囊样水肿、浅前房所致内皮功能障碍、眼球萎缩等。术前一定要仔细检查眼部及测量眼压，眼压过高手术应非常谨慎。眼压偏高一定要加以控制后再手术，术前可点用降眼压药物，口服碳酸酐酶抑制剂，静脉用高渗剂脱水如甘露醇控制眼压。即使术前眼压不高，也要尽量降低眼压以防止术中、术后出现相关并发症，降低手术风险。要充分麻醉眼球，建议做眼轮匝肌的麻醉以防患者术中用力闭眼增加眶压，手术开始前压迫眼球以软化眼球、降低眼压。也有专家建议如遇紧张患者，防止患者术中憋气用力或猛动，可考虑全身麻醉。

2. 术中易发生低眼压及处理　术前已是低眼压、眼球或巩膜太软（如儿童、高度近视尤其是病理性近视）、玻璃体液化、无晶状体眼或玻璃体切割术后（水眼）等，术中眼内水液的突然流失、眼压突然降低、巩膜塌陷，造成术中暴发性脉络膜出血、视力突然丧失、术后黄斑水肿、切口切除及缝合不整齐造成切口关闭不严及漏水、术后严重散光等而致视力下降甚至视物变形。可于手术开始前采用巩膜张力环（图14-16）缝合于巩膜浅层并牵引固定眼球（图14-17），防止巩膜塌陷。术中眼内多注射黏弹剂，不配合的患者采用全身麻醉，防止术中患者用力使眼内容物脱出过快过多。角膜病灶环切时切勿一次全层切开，可先做80%左右厚度的角膜环切，再用刀片逐渐加深，切穿前房时应缓慢放房水，前房注入黏弹剂，同时加快手术进程，准备好植片后再切开前房，然后迅速缝合。也有学者建议先行多点角膜切穿，前房注入黏弹剂后将植片在多个切开处做预置缝线，然后再全部切除病变角膜并移走，同时快速结扎预置缝线，前房再次注入黏弹剂维持眼压，并迅速做全周缝合，前房注射平衡液置换黏弹剂，最后前房注气维持至正常眼压。术中一定要防止低眼压时间过长造成严重并发症。

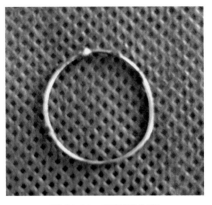
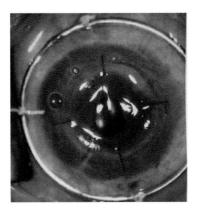

图 14-16　巩膜张力环　　　　**图 14-17　巩膜张力环牵引固定眼球**

3. 植床确定　确定瞳孔中心点后，采用手动环钻或负压真空环钻环切角膜，有条件的医院可应用飞秒激光。应用手动环钻时，要受力均匀，防止倾斜及部分角膜提前穿透。横跨瞳孔的穿透性角膜移植的植床一般不宜太小，直径最好在6mm以上，太小影响术后视力；一些不涉及瞳孔的微小穿孔的角膜移植不在此列。直径太大如超过8mm，或切口离角膜缘2mm以内，排斥反应发生率大大增加。如果是感染性角膜病变，尤其真菌性角膜炎及棘阿米巴性角膜炎，切口最好在病灶边缘1mm以上。如果是不涉及瞳孔的穿孔，可以考虑小植片的穿透性角膜移植，如果穿孔区比表层病灶小，可行楔形穿透或双板层角膜移植（图14-18），这样可适当减少抗原载量，减少排斥反应，如果穿孔小于3mm，没有活性内皮供体，也可采用干燥或甘油保存的角膜。缝合时正对瞳孔中央的区域尽量不缝合，以免造成散光及视力下降。

4. 穿透性角膜移植的难点是切穿角膜全

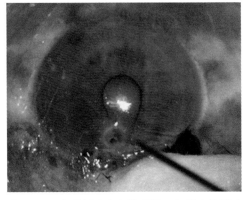

图 14-18　角膜周边小角膜穿孔，虹膜少许脱出

层时，眼压突然降低带来的风险，除以上所述外，应注意术前、术中应用缩瞳剂充分缩小瞳孔；在切除病变角膜移走至植片4针缝合前禁止滴水等动作，防止患者眨眼挤压眼球造成眼内容物脱出；如存在虹膜前粘连，在切穿角膜前先用黏弹剂行充分分离。如术中发现后房压力高、虹膜不断外脱，可先预置植片缝线，再移走切除角膜片，同时快速结扎缝线。紧张的或可能配合不佳的患者可以在全身麻醉下手术。

5. 植片准备　如果是手法取得，应特别注意边缘处理，一般先将角膜自眼球取下，将角膜片以内皮面向上置于切枕上，选择适当大小的环钻，用锤子锤下或植片专用切取装置取得；也可从眼球上或将角膜片置于人工前房上用负压环钻取得；还有用飞秒激光取得植片的报道。

6. 切口缝合　是穿透性角膜移植较为重要的一个环节，切口两边缝线跨度太窄结扎过紧易造成切开处隆起及角膜散光；缝合过浅结扎后易使植片与植床的后缘哆开或对合不良，造成后层尤其是内皮愈合不良，导致切口抗张力下降，甚至角膜内皮功能障碍。一般要求缝合的跨度为切口边各1mm。深度以接近后弹力层为宜，穿透角膜可能造成内皮损伤及术后线孔漏水。松紧度以刚好扎紧切口不漏水为宜，不宜太紧，太紧易造成散光及前房变浅，在刚开始缝合时，因为前房浅、眼压低，容易扎得过紧，可在缝合完成后再做调整，或根据角膜曲率检测调整。缝合时可用10-0或11-0尼龙线，根据术者熟练程度及患者角膜情况来决定连续缝合还是间断缝合。光学性角膜移植建议连续缝合，或采用双连续缝合，一般先于4个象限间断缝合4~8针，待连续缝合完成预结扎后再拆除间断缝线，调整连续缝线松紧，结扎并将线结埋入角膜基质。治疗性角膜移植，植片接近角膜缘，尤其是角膜有新生血管时只能采用间断缝合，间断缝合根据植片大小调整间距，一般直径为6~7mm，缝合宜为8~12针，如直径在7mm以上，宜缝12~16针。

7. 前房成形　术毕形成前房用平衡液或气体（图14-19），注气时一定要无菌，可用多层纱布过滤或于酒精灯火上抽取，尽量防止气体注入后房。注气或注水时维持前房及保持眼压适中。术后浅前房可能增加房角粘连及继发青光眼，同时也可能导致移植片的内皮功能障碍。

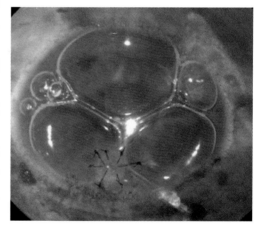

图14-19　小的带内皮的楔形穿透角膜移植术术毕前房注气

七、常见并发症的预防及处理

1. 术后创口愈合不良　处理方法包括重新缝合、配戴角膜绷带镜。

2. 浅前房　可能为创口漏水、脉络膜脱离、后房压力过高。首先针对病因治疗，如创口漏水是由于双眼加压包扎，则有效后再改成单眼加压包扎；后房压力过高采用甘露醇降低后房压力；脉络膜脱离采用激素、扩瞳药及碳酸酐酶抑制剂等治疗。经过保守治疗无效时可选择再次缝合、降低后房压力、脉络膜脱离区上腔放液等手术。

3.感染 怀疑感染时可立即行涂片、培养等病原学检查,有条件的医院可行眼表活体共聚焦显微镜检查;病原未明之前可经验性使用广谱抗生素,明确病原后尽量使用敏感药物。

4.继发性青光眼 首选降眼压药物治疗、活跃瞳孔、激素抗炎。疗效不佳时可考虑滤过性手术治疗。

5.移植排斥反应 穿透性角膜移植的排斥反应可有急性排斥反应、亚急性排斥反应及慢性排斥反应;也可分为上皮型排斥反应、基质型排斥反应及内皮型排斥反应等。发现排斥反应时应用激素加大局部联合全身应用,局部抗排斥药物使用频率应强化,尤其是内皮排斥反应必须争分夺秒抢救内皮,必要时联合应用抗排斥药物,如激素联合环孢素或他克莫司;应用激素应注意毒副作用,有效后应逐渐减量至停药。如果需要较长时间使用激素或激素应用有禁忌,应更换至环孢素或他克莫司局部和(或)全身应用(图14-20)。儿童易发生排斥反应,并且对激素敏感,容易出现激素毒副作用,如眼压升高等,因此,儿童应用高浓度激素一般不超过2～3周。

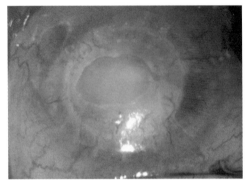

图14-20 角膜移植术后2年,排斥反应,植片新生血管化

6.供体角膜内皮功能失代偿 由于供体质量原因或术后排斥反应造成角膜内皮细胞损坏,一般无有效治疗方法,可结合患者实际情况选择对症处理或再次行角膜移植手术。

八、临床效果评价

1.视力评价 同板层角膜移植(图14-21,图14-22)。

2.植片评价 角膜植片与植床对合良好,内皮细胞功能健全。

3.未出现明显的并发症。

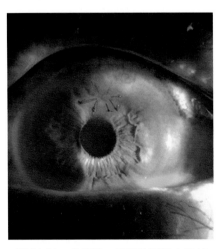

图14-21 术后第4天瞳孔原视力恢复

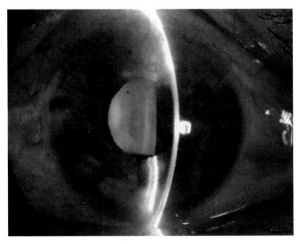

图14-22 术后半年角膜拆线后,角膜厚度正常,前房深,视力1.0

第三节　角膜内皮移植术

角膜内皮移植术，又称后板层角膜移植术，适用于内皮功能失代偿，为减少穿透性角膜移植的并发症，尤其是排斥反应而设计。

各种原因导致的角膜内皮疾病及角膜内皮损伤，可造成角膜内皮功能障碍，严重者导致角膜内皮功能失代偿，引起角膜水肿、角膜上皮水疱。轻者影响患者视力，重者形成角膜大疱的异物感及患者疼痛，传统手术采用穿透性角膜移植，但由于并发症较多，现有些专家改为角膜内皮移植术。

一、适应证

1. 角膜内皮功能失代偿，而角膜基质正常。
2. 角膜内皮功能失代偿，如果伴有角膜基质糜烂、瘢痕及新生血管，应改为穿透性角膜移植。

二、禁忌证

1. 严重干眼。
2. 糖尿病血糖未控制。
3. 角膜基质浑浊及伴有新生血管。

三、术前准备

1. 裂隙灯的检查　通过裂隙灯观察角膜内皮疾病患者角膜内皮损伤的程度；同时了解角膜基质有无浑浊、瘢痕、新生血管，角膜上皮水疱的部位、大小及有无增厚，因为结膜化组织长入角膜。

2. 角膜内皮镜检查　了解患者角膜内皮细胞数量及病变。

3. 前房深度检查　角膜内皮移植手术对患者前房的要求比较高，前房较深的患者在放入角膜内皮植片时相对比较容易，而有些患者眼球较小、前房狭小，并且有些疾病可能导致其前房更浅，植入植片时可能特别困难，术前需要对前房深度进行了解，做到心中有数。

4. 共聚焦显微镜检查　了解导致角膜内皮功能障碍的原因，如Fuchs角膜内皮营养不良、虹膜角膜内皮（ICE）综合征

5. 眼前节OCT、超声生物显微镜（UBM）检查　可观察角膜、虹膜、房角、晶体的结构位置关系。

6. 适当降低眼压及缩瞳。

7. 角膜准备　最好用新鲜角膜，取材在4小时以内，供体年龄不能太大，需要时先用

内皮细胞计检测。

四、手术过程

1. 角膜隧道切口，前房注入黏弹剂，环钻标记后撕除后弹力层。
2. 准备植片，板层刀、手撕或飞秒激光制作后板层或带内皮的后弹力层植片。
3. 植入植片，置换前房黏弹剂。
4. 前房注气，包盖术眼。

五、手术要点、难点及对策

1. 植片准备　最好用新鲜角膜，选择角膜内皮细胞数量达 3000/mm^2 的角膜。在准备及植入过程中始终注意保护内皮。如没有把握，可预备一角膜，在制作角膜内皮移植片过程中发生意外时可作为备用角膜。

可在人工前房固定角膜的情况下应用角膜自动板层刀切除大部分板层，留薄的后板层进行移植；也可在人工负压固定角膜的情况下，徒手剥离取后弹力层及内皮植片；飞秒激光制作植片相对准确、简便且成功率高，但成本也相对较高。在准备及植入过程中应始终注意保护内皮。

2. 植片植入　角膜内皮移植手术中内皮植片的植入是手术成功的最关键步骤。

（1）植入手术过程中一定要轻巧，争取角膜内皮植片能够一次植入到位，避免反复多次放置移植片，造成内皮损伤。

（2）可采用植入器向眼内放置，也可在内皮植片一侧缝一根牵引线，在角膜缘 5 点钟方向做一侧切口，然后将缝线从 5 点钟方向的侧切口勾出，利用缝线和导入植入器将植片植入，这样可以避免反复多次植入对角膜内皮植片造成损伤。也可采用特定的推注器或滑板植入。

（3）角膜内皮移植手术中黏弹剂是不可缺少的。但术毕要去除干净，防止其影响角膜内皮植片与角膜的贴合，如果黏弹剂去除不净，可能术中认为植片贴合较好，但是第二天易出现内皮植片发生脱落，所以也有建议初学者在水灌注维持前房的情况下植入植片。

（4）将角膜内皮植片通过缝线植入之后，再用白内障术中用的灌注头或注吸头用水冲洗置换出黏弹剂，随后将角膜内皮植片复位并注气。建议注气时尽量多一些，但也要适度，因为注气太满可能会产生高眼压，或者气泡进入瞳孔后的后房，加大处理难度。

（5）注入气泡后嘱患者平卧，2 小时后观察患者前房、眼压，如果眼压高，适当降低眼压，3 ~ 4 小时后，如果眼压仍较高，可在裂隙灯下将气泡放出部分或全部，3 小时后角膜内皮植片已经贴附，可减少气泡相关的并发症。

六、术后监测与处理

1. 术后仰卧，低枕或无枕。

2. 观察植片贴附情况、眼压、眼内炎症。术后高眼压超过 5 小时，常规降压无效时可放出部分气体。

3. 抗排斥反应治疗 如内皮排斥反应可导致角膜内皮细胞功能障碍及失代偿，应紧急处理：局部及全身应用抗排斥反应药物。局部应用药物有皮质类固醇激素、环孢素、他克莫司及非甾体药物等。必要时，激素局部应用可采用冲击疗法，如激素高浓度滴眼每小时一次，维持 24 ~ 48 小时，之后根据情况减量或至维持量。

七、并发症的预防与处理

1. 高眼压 寻找原因，对症处理及降压治疗，如果是气体的原因，眼压经常规处理仍然较高，可放出部分气体，有报道认为术后眼压升高超过 3 小时，常规降压措施无效时，甚至可以放出全部气体。

2. 植片移位或脱落 复位，术中尽量清除黏弹剂，以防角膜基质及植片之间的黏弹剂残留，造成植片脱位；术后早期尽量仰卧位，保存气泡，向上顶住植片。如边缘少许脱位，观察，严重者应再次冲洗前房，清除黏弹剂，注入气泡复位。如果再次脱落可反复注气复位。

3. 排斥反应 如内皮排斥反应，应加大抗排斥反应力度，严重者采用全身应用激素的抗排斥反应措施。术后抗排斥反应的治疗应该与穿透性角膜移植是等同的，不能过早停用药物，避免发生排斥，一旦发生排斥，多为内皮型，治疗稍有耽搁就会导致内皮细胞功能障碍，导致手术失败。

4. 眼内炎症 出现后积极治疗，可前房内注射万古霉素。

5. 角膜内皮细胞功能障碍及失代偿，角膜水肿不透明 因此对角膜内皮角膜植片的要求很高，能够做穿透性角膜移植的植片不一定能做内皮移植，一般选择内皮细胞数量在 3000/mm^2 以上的角膜植片，并且角膜要新鲜，这样的角膜内皮细胞功能好、成功率高，效果好。如果仅凭个人感觉不做角膜内皮细胞数量的检查，认为植片透明就移植给患者，可能造成手术失败。

八、临床效果评价

角膜植片与植床贴附良好，内皮细胞功能健全，未出现明显的并发症。

第四节 供体的选择及角膜的采集与保存

一、角膜供体的选择

1. 供体年龄选择 目前对供体的年龄没有一个完全统一的标准，可根据当时当地的实际情况进行选择。我国由于供体匮乏，在供体年龄的选择上较宽松，用于角膜严重感染或外伤的治疗性角膜移植时，为了挽救眼球和恢复部分视功能，年龄的下限为足月新生儿，上限为70岁左右。但对于增视性角膜移植，如圆锥角膜和各种原因导致的角膜白斑，仍应严格选择供体年龄，以3～55岁为宜。角膜板层移植的供体不需要内皮活性，没有严格的年龄界限。

2.角膜移植的禁忌证　具有下列情况的供体眼球不能用于临床移植：死亡原因不明，狂犬病，活动性病毒性脑炎，原因不明脑炎，进行性脑病，白血病，活动性播散性淋巴瘤，HBV、HCV、HIV感染和活动性梅毒。

3.角膜移植的相对禁忌证　活动性巨细胞病毒感染、视网膜母细胞瘤、眼前节恶性肿瘤和眼内腺癌、活动性眼内炎症、结膜炎、巩膜炎、葡萄膜炎、脉络膜视网膜炎。既往眼科手术史：角膜屈光、白内障、青光眼、视网膜手术史。

二、供体角膜的采集与保存

1.人体死亡后，角膜内皮细胞较长时间的缺氧和代谢障碍会导致变性及细胞溶解死亡，但出现这些不可逆病理性改变的确切时间尚不清楚。因此，从死亡到眼球摘除或存放的最长时限还没有定论，大多数学者同意死亡后12小时（夏季和无冷藏措施情况下为8小时）为临界值。

2.如果死亡后6小时内取材，可以获得最佳的供体组织质量，即角膜内皮细胞可以得到最佳活性状态。死亡后到取材间隔时间越长，内皮细胞活性越差。

3.在无菌工作台上用无菌纱布包裹无菌处理过的眼球，暴露供体角膜和部分巩膜，用圆刀片在距离角膜缘2～3mm处切下角膜片，注意勿伤及内皮，将角膜片内皮面朝上放置于角膜保存液中。

第五节　角膜移植术后抗排斥反应用药

角膜移植是迄今为止最成功的器官移植，因为正常角膜具有无血管和淋巴管的特性，可以阻止组织相容性抗原到达局部移植组织，从而隔绝了与免疫系统的接触，因而角膜称为人体中的"免疫赦免区"。然而需要进行角膜移植的病变角膜新生血管形成甚为常见，与血管无关的角膜缘朗格汉斯细胞也在排斥反应中起重要作用，因此角膜移植排斥反应导致移植片浑浊成为移植失败的重要原因。无血管化病变角膜术后排斥反应率低于10%，严重血管化病变角膜排斥反应率可达20%～50%。角膜移植排斥反应属于Ⅳ型变态反应，一般发生在手术2周后，易发生于术后4～18个月，轻、中度角膜移植排斥反应发现后立即用糖皮质激素与免疫抑制剂治疗，角膜植片多能恢复透明，拖延治疗或严重的排斥反应多以移植片浑浊告终。角膜移植术后应常规局部抗排斥治疗。

1.糖皮质激素滴眼液　术后常规应用妥布霉素地塞米松滴眼液，逐渐减量。

2.免疫抑制剂滴眼液局部应用　术后常规应用1%环孢素滴眼液或0.1%他克莫司滴眼液，板层角膜移植术后应使用半年，内皮移植术后应用3个月，穿透性角膜移植术后使用

1 年以上。

3. 若局部应用难以控制排斥反应，可口服泼尼松，待排斥反应控制后逐渐减量。

（张明昌　谢华桃）

参 考 文 献

李凤鸣 . 谢立信 . 2014. 中华眼科学 . 北京：人民卫生出版社 .

李绍伟，陈茂盛，任毅，等 . 2007. 不撕除后弹力层的角膜内皮移植治疗大疱性角膜病变一例 . 中华眼科杂志，
　　43（9）：852-853.

史伟云 . 2012. 角膜手术学 . 北京：人民卫生出版社 .

Bethke W. 2008. Injecting innovation into DSEK. Rev Ophthalmol，15：1.

Ham L，van der Wees J，Melles GR. 2008. Causes of primary donor failure in descemet membrane endothelial
　　keratoplasty. Am J Ophthalmol，145（4）：639-644.

Ide T. 2009. Descemet's stripping automated endothelial keratoplasty injecting device. Expert Rev Ophthalmol，4：
　　5-9.

Kang SJ，Kim MH，Kim MK. 2013. Effects of a novel push-through technique using the implantable collamer
　　lens injector system for graft delivery during endothelial keratoplasty. Korean J Ophthalmol，27（2）：87-
　　92.

Price FW Jr，Price MO. 2005. Descemet's stripping with endothelial keratoplasty in 50 eyes：A refractive neutral
　　corneal transplant. J Refract Surg，21：339-345.

Price FW Jr，Price MO. 2006. Endothelial keratoplasty to restore clarity to a failed penetrating graft. Cornea，
　　25：895-899.

Price MO，Price FJ. 2006. Descemet's stripping with endothelial keratoplasty：Comparative outcomes with
　　microkeratome-dissected and manually dissected donor tissue . Ophthalmology，113（11）：1936-1942.

Terry MA，Wall JM，Hoar KL，et al. 2007. A prospective study of endothelial cell loss during the 2 years after
　　deep lamellar endothelial keratoplasty. Ophthalmology，114：631-639.

Terry MA，Ousley PJ. 2001. Deep lamellar endothelial keratoplasty in the first United States patients：Early
　　clinical results. Corneal，20（3）：239-243.

Zhang MC，Liu X，Jin Y，et al. 2015. Lamellar keratoplasty treatment of fungal corneal ulcer with acellular
　　porcine corneal stroma. Am J Transplant，15（4）：1068-1075.

第十五章 皮肤移植手术

第一节 皮肤移植手术的适应证和禁忌证

皮肤移植术（简称植皮）在创面修复中是一种常用而重要的方法。例如，深度烧伤创面、肉芽组织创面、大面积皮肤缺损遗留等，植皮手术往往是必不可少的治疗方法。皮肤移植术是将自体皮肤由某一部位切下部分或全层厚度后，完全游离移植到另一处。切取的部位称为供皮区，接受移植的部位称为受皮区。皮肤移植的创面必须没有骨、软骨、血管、神经及肌腱外露。肉芽组织新鲜的创面植皮容易成活。

一、刃厚皮片移植

刃厚皮片平均厚度为 0.2 ~ 0.3 mm，组织学上包含皮肤的表皮层和少许真皮乳突层。它的主要优点在于生命力强，能较长时间地依靠血浆渗透维持生存，故存在血运不良的创面或有轻度感染的肉芽创面均易成活。同时，刃厚皮片切取容易，供皮区不受限制，且在同一供皮区可以反复切取，供皮区愈合迅速，遗留轻度瘢痕。其缺点是质地脆弱、缺乏弹性、不耐磨压、后期易挛缩、色泽深暗、外形不佳。适用于：①感染的肉芽创面；②大面积皮肤缺损；③口腔、鼻腔或眼窝黏膜缺损。

二、中厚皮片移植

中厚皮片平均厚度为 0.3 ~ 0.6 mm，包含表皮和部分真皮，相当于全层皮肤厚度的 1/3 ~ 3/4。中厚皮片的厚度介于全厚与刃厚之间，兼有两者的优点，易于成活，挛缩小，柔软、耐磨，功能较好，供皮区能自行愈合，应用范围广泛。但供皮区常遗留增生性瘢痕。适用于：①面部或关节处皮肤缺损；②功能部位的新鲜创面；③健康的肉芽创面。

三、全厚皮片移植

全厚皮片包含表皮与真皮的全部，但不含脂肪组织。因为富含真皮内的弹性纤维、腺体等，成活后弹性较好，柔韧，耐磨压，后期挛缩小，色泽与正常皮肤近似。缺点是成活较困难，仅能在新鲜创面生长，有感染的创面不易成活。适用范围：①颜面部器官皮肤的修复；②功能部位修复；③手掌、脚底等部位。

第二节　皮片的切取与存储

一、取皮方法

1. 刀片、滚轴刀取皮法　适用于断层皮片。此法简单，无须特殊设备，掌握也不困难。主要用刀片或滚轴取皮刀，取皮时，用少许液体石蜡涂抹于供区皮肤及刀片上。助手用一块木板或手掌压住供皮区的一端，术者左手持木板压住供皮区另一端，使两板之间皮肤紧张平坦。右手持刀使刀刃与皮肤成 30° 左右，在两板间做拉锯式动作向前推动切削皮片。一边切，一边将木板后退。取皮的厚度取决于刀片与皮肤间的角度与向下切割的压力，角度越大则越厚。为使皮片厚度均匀，应注意随时调节刀片的角度与向下切割的压力。缺点是不易取下整块较大面积皮片，厚度也不易一致（图 15-1，图 15-2）。

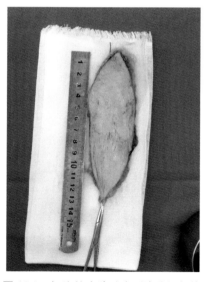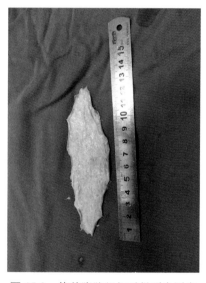

图 15-1　切取的皮肤及皮下脂肪组织块　　图 15-2　修剪脂肪组织后得到全厚皮

2. 鼓式取皮机取皮法　在供皮区及鼓面涂抹胶水或使用双面胶纸，使鼓面与皮肤表面粘连。左手握取皮机轴，右手持连接刀片的金属柄，将取皮机鼓面前缘对准供皮区相应位置，轻轻压下，稍待片刻使其与皮肤充分粘连后，将鼓面稍向后转动，其前缘粘连皮肤即可翘起，轻轻将刀刃放在翘起的皮肤上，左右推拉刀片，即可切开皮肤。然后边切边将鼓面向后转动。在转动时应略带向前推和向下压的力量，直至所需大小的皮片完全切下为止。

3. 电动取皮刀取皮法　电动取皮刀使用方法与滚轴刀类似，取皮时不用拉锯式切取，直接在绷紧的皮肤上推动即可。

二、存储

植皮后多余的皮肤应修薄至刃厚皮片，置于密闭的无菌容器，如注射器中，在 -80℃环境中保存。

第三节 皮肤移植术前准备

一、受区准备

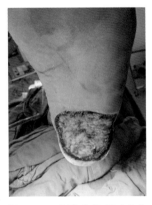

图 15-3 皮肤移植受区准备

外伤创面在 24 小时内，无严重污染时均可考虑植皮。首先应进行彻底清创，将局部清洗干净，清除坏死组织、异物、止血等。

肉芽创面应鲜红、平整、分泌物少、无水肿，皮片才能成活。如分泌物较多，可每日用生理盐水湿敷创面 2 ~ 3 次，肉芽组织有过度增生或水肿，可以剪除或用 3% 高渗盐水湿敷。亦可在手术时将过度增生的肉芽组织刮除，直至底部的纤维板（图 15-3）。

二、供区准备

手术前一日以肥皂或沐浴露清洗供区，去除皮屑，刮去毛发。

第四节 皮肤移植手术要点、难点及对策

一、植皮方法

1. 整张皮片移植 按创面大小切取刃厚或中厚皮片，将皮片平铺于创面，使其大致与创面吻合，用丝线间断缝合，固定几个点。并顺创缘剪除多余的皮片，使皮片与创面吻合且稍有张力。再继续将皮片缝合固定于创缘，以生理盐水冲洗皮片下面，以避免小血块存留，影响其生长。除了缝合法，目前常用皮肤缝合器固定皮片，操作方便、快捷，外翻对合良好。

包扎：普通包扎时使用大网眼凡士林纱布、薄层盐水纱布、湿纱布、干纱布及棉垫覆盖。打包包扎适用于创面活动性大、凹凸不平的部位，或新鲜创面整张皮片移植的受区。即在皮片边缘与创缘间，用丝线间断缝合，每次打结后预留 10cm 线，在皮片上逐层堆积棉花或碎纱布，至适当厚度后，将预留的长线分成数捆，相对交叉打结，以固定皮片，防止敷料移位。打包后加盖适量棉垫，再以绷带加压包扎。负压固定：将海绵修剪成皮片形状，稍超出皮片边缘，置于皮片之上。半透膜封闭后连接负压装置（图 15-4）。

2. 网状植皮 将皮片制作成网状，拉开并固定于创面，即刻增加皮片面积，同时也便于渗出液引流。目前常用轧皮机，可使原皮片扩展 1.5 ~ 10 倍，节约皮源。适用于肉芽创面和新鲜创面而皮源不足时。皮片生长后网孔即可自行愈合。

3. 邮票植皮 在感染较重或长期不愈合的创面，整张皮片不易成活时，可采用邮票植皮法。将皮片剪成类似邮票的形状，散在的植于已准备好的创面上。皮片之间的距离为 0.5 ~ 1.0cm。包扎方法同"整张皮片移植"。

二、取皮后供区处理

以大网眼凡士林纱布作内层敷料，外层以多层干棉垫覆盖，加压包扎。

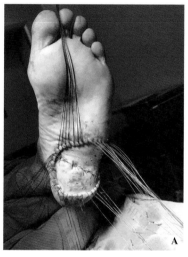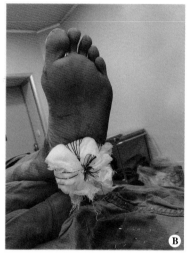

图 15-4 将皮片缝合至受区后，打包固定

第五节 术后监测与处理

全厚皮片的包扎应在植皮术后 14 天打开，刃厚植皮的包扎应在植皮后 5 天打开。打开包扎的目的是评估植皮存活情况，若打开太早则皮片未与创面组织形成牢固愈合，易引起皮片相对创面的位移，使前期新生的毛细血管断裂，同时再次打包及加压包扎通常没有术中肌松情况下紧密，易导致植皮坏死。术后在包扎未打开情况下应通过敷料的颜色及气味判断植皮区情况，若存在腐烂或甜腥味，或敷料表面明显渗出，则提示感染可能，应打开包扎探查。出现感染应及时彻底清创，待创面肉芽新鲜后再次植皮。

第六节 术后常见并发症的预防与处理

植皮术后最常见的并发症为移植皮肤全部或部分坏死。坏死皮肤多呈现液化状。局部坏死的最常见原因是创面不平，包扎不紧密，致使局部移植皮肤未与创面贴合，皮肤缺血坏死。其次是局部感染。移植皮肤的全部坏死多由感染导致。出现移植皮肤坏死后，应清除坏死皮肤，彻底清创，消除创面感染，然后再次植皮。

第七节　临床效果评价

植皮术作为创面重建的最基础手段，手术效果的判定以是否完全消灭创面为准。一般肉芽丰富，无感染，无骨、血管、神经及肌腱外露的创面，经过一次或多次植皮后，均能完全愈合。但是无论哪种皮肤移植，术后远期均存在移植皮肤色素沉积、质地变硬及挛缩的问题。对于同时要求消灭创面、术后外观及功能的情况，应考虑皮瓣移植。

（熊凌云　孙家明）

参 考 文 献

黄跃生 . 2013. 实用烧伤临床治疗学 . 郑州：郑州大学出版社 .

彭代智 . 2007. 皮肤混合移植的现状和未来 . 中华烧伤杂志，6：401-403.

王炜 . 1999. 整形外科学 . 杭州：浙江科学技术出版社 .

伍国胜，陈郑礼，朱世辉，等 . 2015. 深Ⅱ度烧伤创面植皮术后应用负压封闭引流技术的效果 . 中华烧伤杂志，2：102-104.

叶子青，刘淑华，张伟，等 . 2015. 皮肤组织无偿捐献与移植的现状及对策 . 中华医学杂志，4：318-320.

Sun B，Siprashvili Z，Khavari P. 2013. Advances in skin grafting and treatment of cutaneous wounds. Science，346（6212）：941-945.

附　　录

附录 1　人体器官移植条例

中华人民共和国国务院令第 491 号

第一章　总则

第一条　为了规范人体器官移植,保证医疗质量,保障人体健康,维护公民的合法权益,制定本条例。

第二条　在中华人民共和国境内从事人体器官移植,适用本条例;从事人体细胞和角膜、骨髓等人体组织移植,不适用本条例。

本条例所称人体器官移植,是指摘取人体器官捐献人具有特定功能的心脏、肺脏、肝脏、肾脏或者胰腺等器官的全部或者部分,将其植入接受人身体以代替其病损器官的过程。

第三条　任何组织或者个人不得以任何形式买卖人体器官,不得从事与买卖人体器官有关的活动。

第四条　国务院卫生主管部门负责全国人体器官移植的监督管理工作。县级以上地方人民政府卫生主管部门负责本行政区域人体器官移植的监督管理工作。

各级红十字会依法参与人体器官捐献的宣传等工作。

第五条　任何组织或者个人对违反本条例规定的行为,有权向卫生主管部门和其他有关部门举报;对卫生主管部门和其他有关部门未依法履行监督管理职责的行为,有权向本级人民政府、上级人民政府有关部门举报。接到举报的人民政府、卫生主管部门和其他有关部门对举报应当及时核实、处理,并将处理结果向举报人通报。

第六条　国家通过建立人体器官移植工作体系,开展人体器官捐献的宣传、推动工作,确定人体器官移植预约者名单,组织协调人体器官的使用。

第二章　人体器官的捐献

第七条　人体器官捐献应当遵循自愿、无偿的原则。

公民享有捐献或者不捐献其人体器官的权利；任何组织或者个人不得强迫、欺骗或者利诱他人捐献人体器官。

第八条　捐献人体器官的公民应当具有完全民事行为能力。公民捐献其人体器官应当有书面形式的捐献意愿，对已经表示捐献其人体器官的意愿，有权予以撤销。

公民生前表示不同意捐献其人体器官的，任何组织或者个人不得捐献、摘取该公民的人体器官；公民生前未表示不同意捐献其人体器官的，该公民死亡后，其配偶、成年子女、父母可以以书面形式共同表示同意捐献该公民人体器官的意愿。

第九条　任何组织或者个人不得摘取未满18周岁公民的活体器官用于移植。

第十条　活体器官的接受人限于活体器官捐献人的配偶、直系血亲或者三代以内旁系血亲，或者有证据证明与活体器官捐献人存在因帮扶等形成亲情关系的人员。

第三章　人体器官的移植

第十一条　医疗机构从事人体器官移植，应当依照《医疗机构管理条例》的规定，向所在地省、自治区、直辖市人民政府卫生主管部门申请办理人体器官移植诊疗科目登记。

医疗机构从事人体器官移植，应当具备下列条件：

（一）有与从事人体器官移植相适应的执业医师和其他医务人员；

（二）有满足人体器官移植所需要的设备、设施；

（三）有由医学、法学、伦理学等方面专家组成的人体器官移植技术临床应用与伦理委员会，该委员会中从事人体器官移植的医学专家不超过委员人数的1/4；

（四）有完善的人体器官移植质量监控等管理制度。

第十二条　省、自治区、直辖市人民政府卫生主管部门进行人体器官移植诊疗科目登记，除依据本条例第十一条规定的条件外，还应当考虑本行政区域人体器官移植的医疗需求和合法的人体器官来源情况。

省、自治区、直辖市人民政府卫生主管部门应当及时公布已经办理人体器官移植诊疗科目登记的医疗机构名单。

第十三条　已经办理人体器官移植诊疗科目登记的医疗机构不再具备本条例第十一条规定条件的，应当停止从事人体器官移植，并向原登记部门报告。原登记部门应当自收到报告之日起2日内注销该医疗机构的人体器官移植诊疗科目登记，并予以公布。

第十四条　省级以上人民政府卫生主管部门应当定期组织专家根据人体器官移植手术成功率、植入的人体器官和术后患者的长期存活率，对医疗机构的人体器官移植临床应用能力进行评估，并及时公布评估结果；对评估不合格的，由原登记部门撤销人体器官移植诊疗科目登记。具体办法由国务院卫生主管部门制订。

第十五条　医疗机构及其医务人员从事人体器官移植，应当遵守伦理原则和人体器官移植技术管理规范。

第十六条　实施人体器官移植手术的医疗机构及其医务人员应当对人体器官捐献人进行医学检查，对接受人因人体器官移植感染疾病的风险进行评估，并采取措施，降低风险。

第十七条　在摘取活体器官前或者尸体器官捐献人死亡前，负责人体器官移植的执业医师应当向所在医疗机构的人体器官移植技术临床应用与伦理委员会提出摘取人体器官审查申请。

人体器官移植技术临床应用与伦理委员会不同意摘取人体器官的，医疗机构不得做出摘取人体器官的决定，医务人员不得摘取人体器官。

第十八条　人体器官移植技术临床应用与伦理委员会收到摘取人体器官审查申请后，应当对下列事项进行审查，并出具同意或者不同意的书面意见：

（一）人体器官捐献人的捐献意愿是否真实；

（二）有无买卖或者变相买卖人体器官的情形；

（三）人体器官的配型和接受人的适应证是否符合伦理原则和人体器官移植技术管理规范。

经 2/3 以上委员同意，人体器官移植技术临床应用与伦理委员会方可出具同意摘取人体器官的书面意见。

第十九条　从事人体器官移植的医疗机构及其医务人员摘取活体器官前，应当履行下列义务：

（一）向活体器官捐献人说明器官摘取手术的风险、术后注意事项、可能发生的并发症及其预防措施等，并与活体器官捐献人签署知情同意书；

（二）查验活体器官捐献人同意捐献其器官的书面意愿、活体器官捐献人与接受人存在本条例第十条规定关系的证明材料；

（三）确认除摘取器官产生的直接后果外不会损害活体器官捐献人其他正常的生理功能。

从事人体器官移植的医疗机构应当保存活体器官捐献人的医学资料，并进行随访。

第二十条　摘取尸体器官，应当在依法判定尸体器官捐献人死亡后进行。从事人体器官移植的医务人员不得参与捐献人的死亡判定。

从事人体器官移植的医疗机构及其医务人员应当尊重死者的尊严；对摘取器官完毕的尸体，应当进行符合伦理原则的医学处理，除用于移植的器官以外，应当恢复尸体原貌。

第二十一条　从事人体器官移植的医疗机构实施人体器官移植手术，除向接受人收取下列费用外，不得收取或者变相收取所移植人体器官的费用：

（一）摘取和植入人体器官的手术费；

（二）保存和运送人体器官的费用；

（三）摘取、植入人体器官所发生的药费、检验费、医用耗材费。

前款规定费用的收取标准，依照有关法律、行政法规的规定确定并予以公布。

第二十二条　申请人体器官移植手术患者的排序，应当符合医疗需要，遵循公平、公正和公开的原则。具体办法由国务院卫生主管部门制订。

第二十三条　从事人体器官移植的医务人员应当对人体器官捐献人、接受人和申请人体器官移植手术的患者的个人资料保密。

第二十四条　从事人体器官移植的医疗机构应当定期将实施人体器官移植的情况向所在地省、自治区、直辖市人民政府卫生主管部门报告。具体办法由国务院卫生主管部门制订。

第四章　法律责任

第二十五条　违反本条例规定，有下列情形之一，构成犯罪的，依法追究刑事责任：

（一）未经公民本人同意摘取其活体器官的；

（二）公民生前表示不同意捐献其人体器官而摘取其尸体器官的；

（三）摘取未满 18 周岁公民的活体器官的。

第二十六条　违反本条例规定，买卖人体器官或者从事与买卖人体器官有关活动的，由设区的市级以上地方人民政府卫生主管部门依照职责分工没收违法所得，并处交易额 8 倍以上 10 倍以下的罚款；医疗机构参与上述活动的，还应当对负有责任的主管人员和其他直接责任人员依法给予处分，并由原登记部门撤销该医疗机构人体器官移植诊疗科目登记，该医疗机构 3 年内不得再申请人体器官移植诊疗科目登记；医务人员参与上述活动的，由原发证部门吊销其执业证书。

国家工作人员参与买卖人体器官或者从事与买卖人体器官有关活动的，由有关国家机关依据职权依法给予撤职、开除的处分。

第二十七条　医疗机构未办理人体器官移植诊疗科目登记，擅自从事人体器官移植的，依照《医疗机构管理条例》的规定予以处罚。

实施人体器官移植手术的医疗机构及其医务人员违反本条例规定，未对人体器官捐献人进行医学检查或者未采取措施，导致接受人因人体器官移植手术感染疾病的，依照《医疗事故处理条例》的规定予以处罚。

从事人体器官移植的医务人员违反本条例规定，泄露人体器官捐献人、接受人或者申请人体器官移植手术患者个人资料的，依照《执业医师法》或者国家有关护士管理的规定予以处罚。

违反本条例规定，给他人造成损害的，应当依法承担民事责任。

违反本条例第二十一条规定收取费用的，依照价格管理的法律、行政法规的规定予以处罚。

第二十八条　医务人员有下列情形之一的，依法给予处分；情节严重的，由县级以上地方人民政府卫生主管部门依照职责分工暂停其 6 个月以上 1 年以下执业活动；情节特别严重的，由原发证部门吊销其执业证书：

（一）未经人体器官移植技术临床应用与伦理委员会审查同意摘取人体器官的；

（二）摘取活体器官前未依照本条例第十九条的规定履行说明、查验、确认义务的；

（三）对摘取器官完毕的尸体未进行符合伦理原则的医学处理，恢复尸体原貌的。

第二十九条　医疗机构有下列情形之一的，对负有责任的主管人员和其他直接责任人员依法给予处分；情节严重的，由原登记部门撤销该医疗机构人体器官移植诊疗科目登记，该医疗机构 3 年内不得再申请人体器官移植诊疗科目登记：

（一）不再具备本条例第十一条规定条件，仍从事人体器官移植的；

（二）未经人体器官移植技术临床应用与伦理委员会审查同意，做出摘取人体器官的决定，或者胁迫医务人员违反本条例规定摘取人体器官的；

（三）有本条例第二十八条第（二）项、第（三）项列举的情形的。

医疗机构未定期将实施人体器官移植的情况向所在地省、自治区、直辖市人民政府卫生主管部门报告的，由所在地省、自治区、直辖市人民政府卫生主管部门责令限期改正；逾期不改正的，对负有责任的主管人员和其他直接责任人员依法给予处分。

第三十条　从事人体器官移植的医务人员参与尸体器官捐献人的死亡判定的，由县级以上地方人民政府卫生主管部门依照职责分工暂停其 6 个月以上 1 年以下执业活动；情节严重的，由原发证部门吊销其执业证书。

第三十一条　国家机关工作人员在人体器官移植监督管理工作中滥用职权、玩忽职守、徇私舞弊，构成犯罪的，依法追究刑事责任；尚不构成犯罪的，依法给予处分。

第五章　附则

第三十二条　本条例自 2007 年 5 月 1 日起施行。

附录2 人体捐献器官获取与分配管理规定（试行）

国卫医发〔2013〕11号

第一章 总则

第一条 为保障人体器官捐献工作顺利开展，不断完善科学、高效、公平、公正、公开的人体捐献器官获取与分配工作体系，维护人体器官捐献人（以下简称捐献人）及人体器官接受人（以下简称接受人）权益，依据《人体器官移植条例》和《中国人体器官分配与共享基本原则和肝脏与肾脏移植核心政策》（以下简称《基本原则和核心政策》）等法规政策，结合工作实际，制定本规定。

第二条 本规定适用于公民捐献的身故后尸体器官(以下简称捐献器官)的获取与分配。

第三条 国家卫生计生委负责全国人体捐献器官获取与分配的监督管理与协调工作。

县级以上卫生（卫生计生）行政部门负责辖区内人体捐献器官获取与分配的监督管理工作。

第二章 捐献器官的获取

第四条 获取捐献器官，应当在捐献人死亡后进行。

第五条 省级卫生（卫生计生）行政部门必须在国家卫生计生委的统一领导下，成立一个或多个由人体器官移植外科医师、神经内外科医师、重症医学科医师及护士等组成的人体器官获取组织（Organ Procurement Organizations，以下简称OPO）。捐献器官的获取工作必须由OPO按照中国心脏死亡器官捐献分类标准实施。OPO的有关管理规范由国家卫生计生委另行制订。

第六条 OPO应当履行以下职责：

（一）对其服务范围内的潜在捐献人进行相关医学评估；

（二）依照《人体器官移植条例》的规定，与捐献人或其配偶、成年子女、父母（以下简称近亲属）签订人体器官捐献知情同意书等人体器官捐献合法性文件；

（三）维护捐献器官的功能；

（四）将潜在捐献人、捐献人及其捐献器官的临床数据和合法性文件录入中国人体器官分配与共享计算机系统（以下简称器官分配系统，网址：www.cot.org.cn）；

（五）使用器官分配系统启动捐献器官的自动分配；

（六）获取、保存、运送捐献器官，并按照器官分配系统的分配结果与获得该器官的人体器官移植等待者（以下简称等待者）所在的具备人体器官移植资质的医院（以下简称移植医院）进行捐献器官的交接确认；

（七）对捐献人遗体进行符合伦理原则的医学处理，并参与缅怀和慰问工作；

（八）保护捐献人、接受人和等待者的个人信息，并保障其合法权益；

（九）组织其服务范围内医疗机构的相关医务人员参加专业培训，协助卫生（卫生计生）行政部门对人体器官捐献协调员进行定期的培训和考核，开展学术交流和科学研究；

（十）向社会公众提供人体器官捐献知识的普及、教育、宣传等。

第七条　OPO 必须组建具备专门技术和资质的人体器官捐献协调员队伍，制订潜在捐献人识别与筛选医学标准，建立标准的人体捐献器官获取技术规范，配备专业人员和设备，以确保获取器官的质量。

第八条　人体器官捐献协调员应当符合以下条件之一：

（一）具有高等学校医学专业本科及以上学历，持有有效的《中华人民共和国医师执业证书》，具备两年以上临床工作经验，并在医疗机构中从事医疗工作的执业医师；

（二）具有高等学校护理专业专科及以上学历，持有有效的《中华人民共和国护士执业证书》，具备两年以上临床护理工作经验，并在医疗机构中从事临床护理活动的注册护士。

第九条　人体器官捐献协调员应当履行以下职责：

（一）向其服务范围内医疗机构的相关医务人员提供人体器官捐献专业教育与培训；

（二）发现识别潜在捐献人，收集临床信息，协助 OPO 的医学专家进行相关医学评估；

（三）向捐献人及其近亲属讲解人体器官捐献法规政策及捐献流程，代表 OPO 与捐献人或其近亲属签署人体器官捐献知情同意书等相关法律文书；

（四）协助维护捐献器官的功能；

（五）组织协调捐献器官获取与运送的工作安排，见证捐献器官获取全过程，核实和记录获取的人体器官类型及数量；

（六）人体器官捐献完成后 7 日内，向捐献人近亲属通报捐献结果。

第十条　人体器官捐献协调员应当接受省级及以上卫生（卫生计生）行政部门组织的培训和考核，考核通过并在人体器官捐献协调员注册系统（网址：www.cotprs.org）中登记注册后方可开展工作。

第十一条　省级卫生（卫生计生）行政部门应当根据实际工作情况，做好辖区内 OPO 的设置规划并适时调整。

第十二条　省级卫生（卫生计生）行政部门应当明确划分各 OPO 的服务范围，不得重叠，并确保 OPO 的服务范围覆盖辖区内各级各类医疗机构。

第十三条　各级各类医疗机构及其医务人员应当积极配合人体器官捐献工作，参加相关培训。发现潜在捐献人时，应当主动向省级卫生（卫生计生）行政部门为其指定的 OPO 报告。禁止向其他机构、组织和个人转介潜在捐献人。

第十四条　OPO 必须在省级卫生（卫生计生）行政部门为其划定的服务范围内实施捐献器官的获取，不得超范围开展工作。

第十五条　省级卫生（卫生计生）行政部门应当将辖区内的 OPO 名单和服务范围的划

分方案及时报国家卫生计生委备案。变更 OPO 名单或服务范围，应当在变更后 72 小时内报国家卫生计生委备案。

第三章 捐献器官的分配

第十六条 捐献器官的分配应当符合医疗需要，遵循公平、公正和公开的原则（详见《基本原则和核心政策》）。

第十七条 捐献器官必须通过器官分配系统进行分配，任何机构、组织和个人不得在器官分配系统外擅自分配捐献器官。

第十八条 OPO 必须通过器官分配系统适时启动捐献器官的自动分配，严格执行分配结果，确保捐献人及其捐献器官的溯源性。

第十九条 有条件的省（区、市）可向国家卫生计生委提出申请，实施辖区内统一等待名单的捐献器官分配。

第二十条 移植医院必须将本院等待者的相关信息全部录入器官分配系统，按照要求及时更新。

第四章 监督管理

第二十一条 省级卫生（卫生计生）行政部门必须及时公布已经办理人体器官移植诊疗科目登记的医疗机构名单、各 OPO 名单和服务范围，以及经考核合格的人体器官捐献协调员名单和联系方式。

第二十二条 违反本规定，有下列情形之一的，依照《中华人民共和国执业医师法》、《医疗机构管理条例》、《人体器官移植条例》等法律法规的规定，由县级以上卫生（卫生计生）行政部门依法予以处理。涉嫌构成犯罪的，依照《刑法修正案（八）》、《人体器官移植条例》等法律法规规定，移交公安机关和司法部门查处：

（一）未严格按照死亡判定程序进行死亡判定的；

（二）违背公民生前意愿获取其尸体器官，或者公民生前未表示同意，违背其近亲属意愿获取其尸体器官的；

（三）未通过器官分配系统分配捐献器官的；

（四）未执行器官分配结果的；

（五）伪造医学数据，骗取捐献器官的；

（六）OPO 在服务范围外获取捐献器官的；

（七）医疗机构及其医务人员向指定的 OPO 以外的机构、组织和个人转介潜在捐献人的；

（八）涉嫌买卖捐献器官或者从事与买卖捐献器官有关活动的；

（九）其他违反本管理规定的行为。

第五章 附则

第二十三条 本规定由国家卫生计生委负责解释。

第二十四条 本规定自 2013 年 9 月 1 日起施行。

附录3 卫生部关于规范活体器官移植的若干规定

为加强活体器官移植管理，确保活体器官捐献人和接受人的生命安全，根据《人体器官移植条例》，现将有关事项规定如下：

一、活体器官捐献应当遵循自愿、无偿的原则。公民享有捐献或者不捐献其人体器官的权利，对已经表示捐献其人体器官的意愿，有权予以撤销。任何组织或者个人不得强迫、欺骗或者利诱他人捐献人体器官。捐献人体器官的公民应当年满18周岁且具有完全民事行为能力。

二、活体器官捐献人与接受人仅限于以下关系：

（一）配偶：仅限于结婚3年以上或者婚后已育有子女的；

（二）直系血亲或者三代以内旁系血亲；

（三）因帮扶等形成亲情关系：仅限于养父母和养子女之间的关系、继父母与继子女之间的关系。

三、从事活体器官移植的医疗机构应当要求申请活体器官移植的捐献人与接受人提交以下相关材料：

（一）由活体器官捐献人及其具有完全民事行为能力的父母、成年子女（已结婚的捐献人还应当包括其配偶）共同签署的捐献人自愿、无偿捐献器官的书面意愿和活体器官接受人同意接受捐献人捐献器官的书面意愿；

（二）由户籍所在地公安机关出具的活体器官捐献人与接受人的身份证明以及双方第二代居民身份证、户口本原件；

（三）由户籍所在地公安机关出具的能反映活体器官捐献人与接受人亲属关系的户籍证明；

（四）活体器官捐献人与接受人属于配偶关系，应当提交结婚证原件或者已有生育子女的证明；

（五）省级卫生行政部门要求的其他证明材料。

从事活体器官移植的医疗机构应当配备身份证鉴别仪器并留存上述证明材料原件和相关证件的复印件备查。

四、从事活体器官移植的医疗机构及其医务人员在摘取活体器官前，应当履行下列义务：

（一）查验活体器官捐献人与接收人按照本规定第三条要求提交的相关材料的真实性，并确认其关系符合本通知第二条规定；

（二）评估接受人是否有接受活体器官移植手术的必要性、适应证；

（三）评估活体器官捐献人的健康状况是否适合捐献器官；

（四）评估摘取器官可能对活体器官捐献人健康产生的影响，确认不会因捐献活体器官而损害捐献者正常的生理功能；

（五）评估接受人因活体器官移植传播疾病的风险；

（六）根据医学及伦理学原则需要进行的其他评估；

（七）向医疗机构人体器官移植技术临床应用与伦理委员会（以下简称伦理委员会）提出摘取活体器官申请。

五、伦理委员会在收到摘取活体器官审查申请后，应当召集由伦理委员会全体成员参加的专门会议，对下列事项进行审查和讨论，在全体委员一致同意并签名确认后，伦理委员会方可出具同意摘取活体器官的书面意见：

（一）活体器官捐献人和接受人按照本规定第三条要求提供的材料是否真实、合法，其关系是否符合本规定第二条要求；

（二）活体器官捐献人的捐献意愿是否真实；

（三）有无买卖人体器官的情形；

（四）器官的配型和接受人的适应证是否符合人体器官移植技术管理规范；

（五）活体器官捐献人的身体和心理状况是否适宜捐献器官；

（六）对本通知第四条第（四）项的评估是否全面、科学；

（七）捐献是否符合医学和伦理学原则。

医疗机构应当存留完整的伦理委员会会议记录备查。

六、从事活体器官移植的医疗机构在伦理委员会出具同意摘取活体器官的书面意见后，应将相关材料上报省级卫生行政部门，根据回复意见实施。

七、在实施活体器官摘取手术前，应当由主管医师协助手术室工作人员再次确认活体器官捐献人身份。

八、完成活体器官摘取和器官移植手术后，负责活体器官移植的医务人员应当在 72 小时内完成以下工作：

（一）向伦理委员会提交手术报告，包括活体器官摘取和移植简要过程、术中和术后是否发生不良事件或者并发症及处理措施等；

（二）按照要求向相应的移植数据中心上报人体器官移植数据。

九、从事活体器官移植的医疗机构应当保存活体器官捐献人的医学资料，并定期对其随访。

十、医疗机构及其医务人员有下列情形之一的，由所在地省级卫生行政部门依照《中华人民共和国执业医师法》、《医疗机构管理条例》、《人体器官移植条例》的规定，对医疗机构及相关责任人予以处罚；涉嫌犯罪的，移交司法机关查处：

（一）摘取未满 18 周岁公民活体器官用于移植的；

（二）为不符合本规定第二条要求的捐献人与接受人进行活体器官摘取、移植手术的；

（三）摘取活体器官前未按照本规定第四、五条要求履行查验、评估、说明、确认义务的；

（四）未经省级卫生行政部门及医疗机构伦理委员会审查同意，擅自开展活体器官摘取、移植手术的；

（五）完成活体器官摘取、移植手术后，未按照本规定第八条要求报告的；

（六）买卖活体器官或者从事与买卖活体器官有关活动的。

十一、各级卫生行政部门要严格按照本规定及有关文件要求，进一步加强本辖区内医疗机构开展活体器官移植工作的监督管理；对于未能依法履行职责、监管不力，导致辖区内器官移植工作管理混乱的卫生行政部门，将依法追究直接责任人及相关责任人的责任，并予以通报。

十二、本规定自印发之日起施行。

索　引